EL PODER DE LA FLEXIBILIDAD METABÓLICA

ANDREA CALDERÓN

EL PODER DE LA FLEXIBILIDAD METABÓLICA

TRANSFORMA TU SALUD PARA PERDER GRASA, REDUCIR LA INFLAMACIÓN Y VIVIR MÁS AÑOS

zenith

Nota: Este libro debe interpretarse como un volumen de referencia. La información que contiene está pensada para ayudarte a tomar decisiones adecuadas respecto a tu salud y bienestar. Ahora bien, si sospechas que tienes algún problema médico o de otra índole, la autora y la editorial te recomiendan que consultes a un profesional.

Zenith es un sello editorial de Editorial Planeta, S. A.

Avda. Diagonal, 662-664, 08034 Barcelona (España)

www.planetadelibros.com

Primera edición: abril de 2025

ISBN: 978-84-08-30075-5

Depósito legal: B. 4.437-2025

Impreso en España – *Printed in Spain*

PEFC Certificado

Este libro procede de bosques gestionados de forma sostenible

PEFC

PEFC/14-38-00305

www.pefc.es

A mi mayor inspiración y a quien, sin saberlo,
me encaminó al mundo de la nutrición: mamá

A quien siempre es apoyo y nunca dudó de mí: papá

A quien siempre está presente: nana

Y a quien siempre es camino para nuevos pasos: Dani

Sumario

Introducción

La promesa de la flexibilidad metabólica: un nuevo horizonte para vivir bien

Cuando estudiaba el grado de Nutrición Humana y Dietética en la universidad, recuerdo que iba a clase motivadísima. Reconozco que me apasionaba la nutrición y que era un poquito friqui del tema. Tenía clara mi vocación y me ilusionaba muchísimo, pero lo cierto es que, curso tras curso, esa motivación fue decayendo (y si mis compañeros me leen lo pueden corroborar). ¿Por qué? Pues porque muchos de los contenidos que nos daban en clase estaban desactualizados e incluso contradecían frontalmente lo que yo leía fuera del entorno universitario. Sin embargo, en aquel momento, la presencia de dietistas-nutricionistas en redes sociales era escasa, lo que limitaba mi contacto con el mundo profesional real.

Cuando me gradué y empecé a conocer a otros profesionales, me di de bruces con la realidad. Cuantos más estudios sobre nutrición leía, más contradicciones encontraba con lo que yo había estado aprendiendo durante cuatro años de carrera; y cuanto más escuchaba a otros colegas de profesión, más desaprendía. Porque es que a mí me tocó la época en la que te decían en clase que tomar vino y cerveza tenía más ventajas que inconvenientes, que desayunar era imprescindible para una buena salud y que, con la edad, el metabolismo se ralentizaba y la masa muscular se reducía sustancialmente y de forma inevitable. Me hablaron incluso de conceptos como «metabolismo lento» y «metabolismo rápido», y de la suerte que tienen quienes les toca el «rápido», porque pueden comer más sin preocuparse por engordar. Aunque a quienes les toca el «lento» pues... están condenados de por vida. Además, me hablaron del envejecimiento como un proceso inevitable que conllevaba todo tipo de inconvenientes y daños en el metabolismo que no podían evitarse ni modularse de ninguna manera.

Menos mal que, con los años, he ido viendo que la realidad es muy distinta, y mucho más esperanzadora. Salí de la carrera convencida de que el metabolismo, igual que la genética, son las cartas que te tocan, y no se pueden cambiar. En cambio, ahora sé que cada cual decide cómo jugar sus cartas, y que podemos dar la vuelta la partida. Para llegar a esa conclusión he tenido que dedicar muchos años al estudio y la práctica profesional.

¿Y qué hice a continuación? Pues, como la docencia siempre había sido una de mis metas, y ahora con más razón, me puse manos a la obra y lo conseguí. Actualmente imparto nutrición y otras asignaturas relacionadas con las ciencias de la salud en la universidad, y siempre les digo a mis alumnos que en mis clases explico lo contrario de lo que me contaron a mí, literalmente. Todo ello con rigor científico y respaldado por años, e incluso décadas, de evidencia.

Lo que ahora transmito con mucha pasión en clase es que el estilo de vida puede modular nuestra salud metabólica y hormonal, que el envejecimiento se puede retrasar e, incluso, que la edad metabólica (no la cronológica) se puede revertir. Sí, revertir. Me atrevo a decirlo porque es cierto. Puedes tener 40 años con una edad metabólica de 50 por malos hábitos, y rejuvenecer hasta los 35 si los modificas, algo que para mí fue impensable durante años, por eso ahora me encanta comunicarlo, no solo a mis alumnos, sino a la población general, allá donde voy. Soy una divulgadora nata y creo que es porque veo el efecto positivo que tiene esta información en las personas, ya que las empuja a mejorar la salud de su metabolismo, cuyos desajustes son la base de casi todas las patologías crónicas más prevalentes hoy en día.

Así, después de años divulgando y enseñando, me he decidido a dar un paso más: escribir este libro, que espero te ayude a tomar consciencia de lo importante que es cuidar tu metabolismo y de cómo esto te puede hacer ganar años de vida, años de calidad.

Porque veo a diario que las ideas erróneas que me transmitieron en la carrera están muy asentadas en el imaginario popular desde hace décadas. Todos los días me encuentro con personas que me dicen: «Qué suerte tiene la gente que come lo que quiere y no engorda. A mí me engorda hasta la lechuga», o clásicos como «Aprovecha ahora que con los años ya no podrás comer eso» o «Tengo poco músculo porque ya tengo una edad, y mira que salgo a andar»... Creo que es vital desmontar todos estos mitos, sobre todo porque la realidad es mucho más alentadora.

El objetivo de este libro es que sumemos años de juventud interior. Y sí, el envejecimiento es una etapa fisiológica natural que nos llega a todos, de hecho, es posible que dicho proceso empiece en el momento mismo del nacimiento. Pero asociamos al envejecimiento y al paso de los años cosas que no son propias de la edad, sino del cambio de hábitos asociado a ella, que está más influido por factores sociales y culturales que por el calendario.

La edad no es una condena para el metabolismo. Cumplir años no implica necesariamente que vayas a «engordar más comiendo lo mismo», ni a «perder músculo a pasos agigantados», ni que tengas que empezar a «comer como un pajarito». Mi objetivo con este libro es que entiendas un poco mejor cómo funciona la maquinaria más compleja que conozco, el metabolismo, y darte herramientas prácticas para mejorarlo, independientemente de quién seas, en qué etapa vital te encuentres o tu punto de partida. Para mí es un placer emprender este viaje contigo a través de estas páginas. Y si logro contagiarte un poquito de mi motivación y ayudarte a hacer unos cuantos cambios en tu estilo de vida, que tendrán un gran impacto en tu salud, habré cumplido mi objetivo.

¿Cómo lo haremos?

Primero tengo que explicarte algunos conceptos, como el de «flexibilidad metabólica», que serán fundamentales para que entiendas cómo ganar longevidad y vitalidad. Puede que esto ahora te suene muy complejo, pero no te preocupes, porque enseguida verás de qué te hablo. También te explicaré cuáles son las alteraciones metabólicas más comunes, como la resistencia a la insulina o el exceso de grasa corporal, y cómo influyen en tu salud. A continuación, desgranaremos los principales factores que modulan el metabolismo, desde la acción de unos seres ancestrales y «mágicos», nuestras mitocondrias; hasta otros más conocidos, como la composición corporal o la famosa inflamación, muy mencionada últimamente. Y, una vez aclarado esto, te contaré cómo se relaciona todo lo anterior con la esperanza de vida, ya que salud metabólica y longevidad van de la mano. Para ilustrarlo, te enseñaré a contar tus años de forma distinta a como se hace para calcular la edad del DNI; hablaremos de edad metabólica, que es la que realmente cuenta para tu salud.

Cuando tengas bien claro lo importante que es la flexibilidad metabólica para ti y tu envejecimiento saludable, y seas consciente de que puedes modificarla, te enseñaré cómo hacerlo. En la parte 2 del libro veremos herramientas prácticas centradas en uno de los pilares más importantes: la nutrición. Recorreremos ese camino de menos a más, empezando por las bases hasta llegar al estado óptimo, que nos permitirá sacar matrícula de honor en la asignatura de flexibilidad metabólica. Y, por supuesto, también hablaremos de otros pilares como la vida activa, el ejercicio físico y distintos aspectos de estilo de vida, cuya importancia también es clave.

Comenzamos

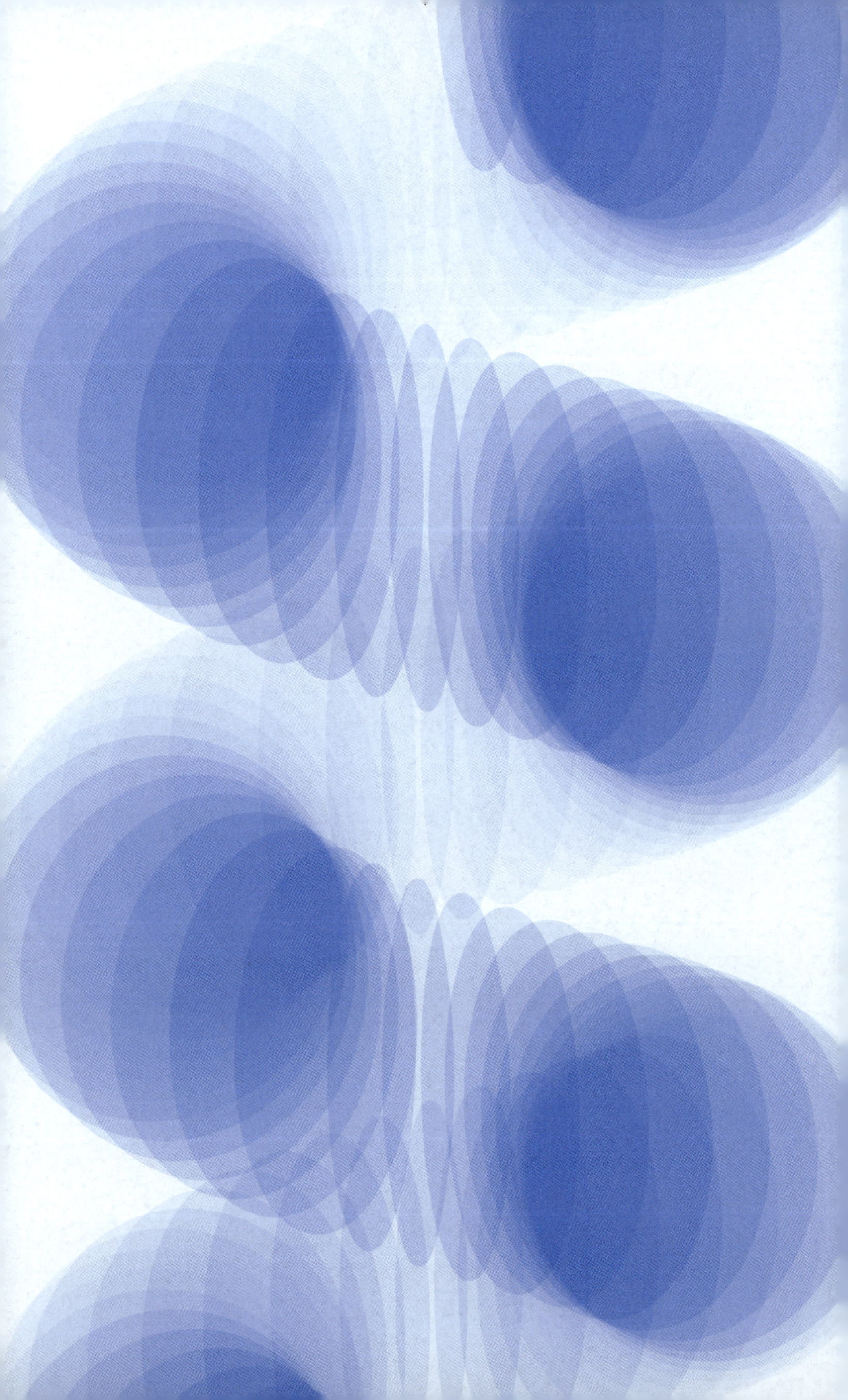

PARTE 1

Descifra tu motor interno

Capítulo 1

Modular tu metabolismo puede cambiar las reglas del juego

¿Qué es y cómo funciona el metabolismo?

El metabolismo opera de forma tan discreta y eficiente que rara vez lo percibimos cuando todo está en orden, lo que hace que no apreciemos adecuadamente su importancia. Por eso, uno de los objetivos del libro es que entiendas por qué ocurren procesos tan complejos en el cuerpo, cómo se han adaptado a la vida y qué medidas puedes adoptar para apoyarlos. Así, evitarás descubrir demasiado tarde las consecuencias de descuidar el metabolismo.

El metabolismo trabaja incansablemente para nosotros todos los días, durante toda nuestra existencia, para regenerar y construir tejidos, proporcionar energía e incluso influir en nuestras emociones y sentimientos. También desempeña un papel clave en el proceso de envejecimiento, ya que no solo afecta a la apariencia externa de la piel, sino también a la salud interna de órganos como los huesos. Es lo suficientemente astuto para tolerar nuestros excesos y perdonarnos en muchas ocasiones, pero tiene un límite, que se vuelve menos transigente con el paso de los años.

Un poco de ciencia para explicarlo...

Llamamos metabolismo al conjunto de reacciones bioquímicas que suceden en el interior de las células de los seres vivos. Gracias a ellas, obtenemos la energía que necesitamos de los alimentos, y la usamos cuando la requerimos (en forma de una molécula llamada ATP y que, para mí, es la molécula de la vida). El metabolismo también nos permite sintetizar sustancias como las proteínas, generar masa muscular, regenerar tejidos dañados, y eliminar toxinas y compuestos no deseados como metales pesados o contaminantes. En definitiva, gracias al metabolismo, vivimos y funcionamos. Por eso creo que es tan importante conocer un poquito más qué pasa en nuestro interior. Considero que, solo si nos entendemos por dentro, seremos capaces de comprender la importancia de cuidarnos y el valor que tiene alimentarnos bien.

Es común comparar el metabolismo con el motor de un coche, que necesita combustible (los nutrientes que ingerimos en los alimentos) para funcionar. Aunque esta analogía es útil, resulta demasiado reduccionista. Un motor opera siempre de la misma manera, mientras que el cuerpo es un sistema dinámico, interconectado con millones de procesos más y con una complejidad que supera con creces la de cualquier vehículo. Además, en un coche solo hay un tipo de combustible —estándar o prémium—, mientras que en nutrición contamos con una amplia gama de nutrientes. Ahora bien, lo que sí es cierto es que, cuanto mejor sea la calidad de tu dieta, mejor será tu salud metabólica, lo que significa que tu «motor» (y todos los que están conectados a él) se mantendrá en óptimas condiciones por más tiempo.

En general, nuestras reacciones metabólicas pueden ser de dos tipos: **anabólicas** y **catabólicas**.

— **Reacciones anabólicas (anabolismo):** son las que sirven para generar sustancias o moléculas complejas a partir de otras más simples. Por ejemplo, con aminoácidos, que serían como los vagones de un tren, construimos proteínas, que sería el tren completo. Los procesos anabólicos son los más perseguidos por los deportistas cuando entrenan fuerza para sintetizar o «ganar» masa muscular. También sirven para crear y almacenar grasas o glucosa que no vamos a usar en ese momento, pero que necesitaremos más adelante. El anabolismo se activa ante la abundancia energética gracias a una importante vía llamada mTOR (mammalian Target of Rapamycin). Por ejemplo, ante un estímulo de ejercicio muscular, puede promover la construcción de proteínas y la síntesis de nuevas fibras musculares.

Para recordar esto, imagina que tu cuerpo es como el martillo de Thor, el Mjolnir. Así como él necesita la fuerza de los dioses para levantarlo, tu cuerpo necesita mTOR para construir y reparar sus tejidos. ¡Es el poder que te permite mantenerte fuerte y en pie!

— **Reacciones catabólicas (catabolismo):** al contrario que las anabólicas, estas son reacciones de degradación. En este caso, desmontaríamos el tren (las proteínas) para quedarnos con sus vagones (aminoácidos). El catabolismo permite obtener energía a partir de nutrientes como las grasas, los hidratos de carbono y, en menor medida, las proteínas. Esto se debe a que un metabolismo eficiente procura utilizar las proteínas lo menos posible como fuente de energía, ya que desempeñan funciones más importantes en el organismo. Estas reacciones se activan gracias a un sensor energético que es la vía AMPK (de AMP-*activated protein kinase*, la contraria a mTOR), que manda el aviso de «necesitamos energía». Es un mecanismo muy potente que tiene la capacidad, haciendo un símil con tu teléfono móvil, de saber si tenemos la batería baja y activar el modo de carga automática. Esta vía se activa en condiciones de estrés energético, pero también cuando hacemos ejercicio con intensidad suficiente y en situaciones de poca disponibilidad de alimento, como la restricción calórica y el ayuno. La vía AMPK detecta que faltan moléculas ATP y activa su búsqueda.

Para recordar las siglas AMPK puedes pensar en este juego de palabras: «Activa Mi Poder Kinético». Cuando se activa la vía AMPK se impulsa la obtención de monedas energéticas (el ATP) para que las células puedan moverse y realizar su trabajo.

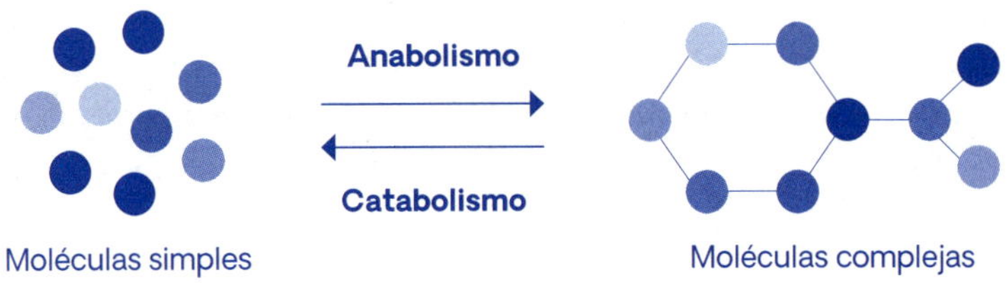

Para que se entienda mejor: cuando comemos y reponemos nutrientes suceden reacciones tanto catabólicas (para usarlos como fuente de energía en ese momento), como anabólicas (para almacenar el excedente para más adelante). Cuando hacemos ejercicio físico suelen darse reacciones catabólicas, porque gastamos energía para rendir, pero si, por ejemplo, hemos entrenado fuerza, a continuación, sucederán reacciones anabólicas para generar músculo.

Te pediré que recuerdes las vías AMPK y mTOR porque en la parte 2 del libro, donde te daré consejos nutricionales prácticos, hablaremos de cómo fomentar la activación de ambas, necesarias en situaciones diferentes, y cuyo equilibrio está muy relacionado con nuestra salud metabólica.

Todos tenemos reacciones de ambos tipos constantemente, porque el metabolismo no para, no duerme. Y ya sabes que la energía ni se crea ni se destruye, solo se transforma. Si hay algo que todos los seres humanos compartimos es la necesidad de comer todos los días, normalmente varias veces. De media, los adultos podemos llegar a comer entre dos y tres kilos de alimentos cada día, lo que equivale a unas 2.000 kilocalorías. Insisto en que esto es una media, ya que mucha gente come 1.500 kcal, y deportistas con más necesidades energéticas, se pueden mover fácilmente en cifras de entre 3.000 y 4.000 kcal o, en el caso de Michael Phelps, hasta 10.000 o 12.000 kcal durante las competiciones. Esto significa que, como poco, cada año ingieres entre 650 y 700 kilos de comida, o lo que es lo mismo, cerca de un millón de kilocalorías repartidas entre hidratos de carbono, proteínas y grasas.

Toda esa comida (el combustible del motor del que hablábamos al inicio), y los nutrientes que contiene una vez digerida, se puede usar inmediatamente como energía o guardarse para después, pero también tiene otras funciones, como formar parte de nuestros tejidos, que sería el caso del colágeno, que se integra en las articulaciones y la piel; unirse a nuestras defensas y un largo etcétera.

Como ves, disponer de energía, tanto en reposo como durante el ejercicio, es vital para el organismo, por eso el metabolismo cuenta con múltiples rutas de producción energética para satisfacer esa necesidad. La más importante de ellas es la de los hidratos de carbono (la glucosa), de la que hablaremos más adelante.

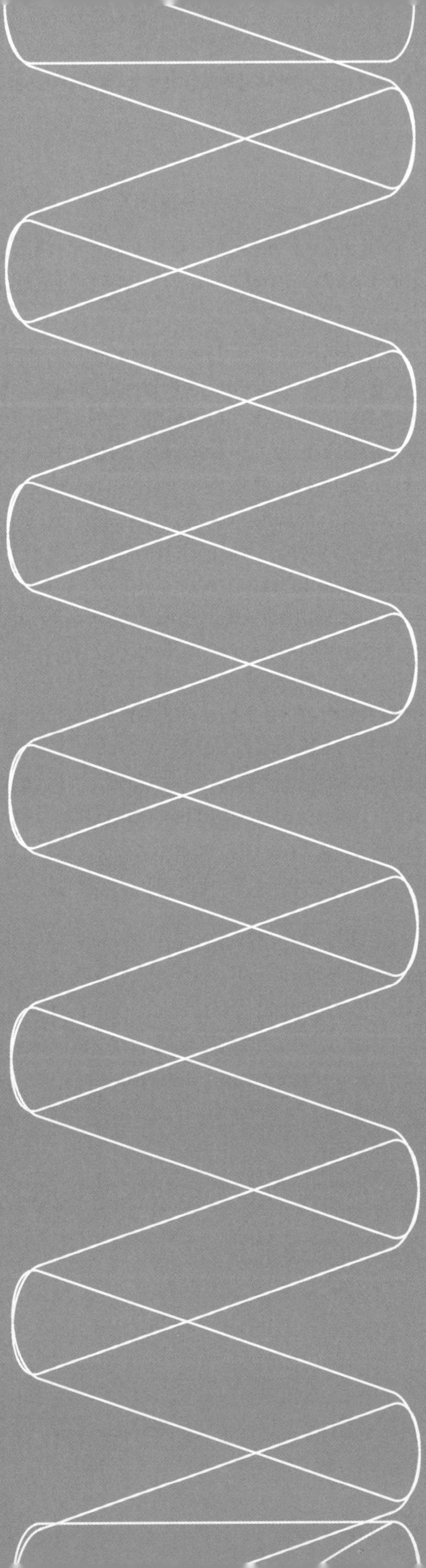

Capítulo 2

Cómo mejora tu salud la flexibilidad metabólica

Hace unos años ni siquiera se hablaba de flexibilidad metabólica, pero creo que últimamente se está empezando a entender mejor el destacado papel que tiene para gozar de una buena calidad de vida. La rigidez metabólica es incompatible con tener una salud de hierro, de forma que la flexibilidad metabólica ha llegado para quedarse. Ahora entenderás por qué.

¿Qué es la flexibilidad metabólica?

Definimos la flexibilidad metabólica como el uso inteligente de los nutrientes como fuente de energía según las necesidades del organismo y su disponibilidad.

Un metabolismo flexible es capaz de producir energía cuando se necesita mediante la activación de la vía AMPK (de la que ya hemos hablado), así como de activar vías de almacenamiento de energía o de síntesis de moléculas mediante la vía mTOR llegado el momento. Por el contrario, el metabolismo rígido se puede comparar con la mentalidad rígida, que no cambia de opinión por más que intentes explicarle las cosas, lo que conduce a cometer errores y funcionar peor ante determinadas situaciones.

Dicho de otro modo: la flexibilidad metabólica es la capacidad del cuerpo humano de obtener energía usando los nutrientes más adecuados en cada momento, por ejemplo, glucosa cuando toque usar glucosa y grasa cuando toque usar grasa.

¿Y de qué depende que sea más adecuado usar glucosa o grasa? De su disponibilidad en el organismo (lo que tengamos almacenado), de lo que hayamos comido y de la intensidad del ejercicio que estemos haciendo. El cuerpo dispone de tres sistemas bioenergéticos que nos proporcionan energía de distintas fuentes, llamadas también sustratos energéticos, y cada uno es óptimo en una situación concreta. Si el metabolismo es flexible, prioriza siempre el mejor.

Vamos a explicar nuestros tres sistemas bioenergéticos y qué sustratos emplean (o, dicho en otras palabras, las tres vías que tenemos para obtener energía):

— **Vía de los fosfágenos (la más rápida):** esta vía es un poco especial ya que no obtiene la energía ni de los hidratos ni de las grasas. Obtiene energía a partir de la fosfocreatina (que te sonará a creatina, y sí, hablamos de lo mismo. De ahí la importancia de la famosa creatina, de la que hablaremos más adelante). La fosfocreatina aporta moléculas de fósforo para obtener ATP (moneda energética que incluye 3 moléculas de fósforo en su composición). Está vía es rápida, pero poco eficiente. Sirve para momentos de ejercicio muy intenso o en situaciones de demanda brusca de energía que puede durar apenas unos segundos, como un levantamiento muy pesado en el gimnasio o echar a correr de repente para no perder el tren. Como ves, puede salvarnos de muchas.

— **Vía glucolítica (la siguiente más rápida):** emplea glucosa como sustrato energético para obtener ATP. Para quienes tengan fresca la Biología, esta es la vía conocida como glucólisis. A través de ella, la glucosa puede transformarse en dos compuestos. Uno de ellos es un intermediario metabólico, el piruvato, que ingresará en la mitocondria para producir energía en el siguiente sistema bioenergético. La otra opción es una vía más rápida, en la que la glucosa se convierte en lactato, un compuesto muy mencionado últimamente y una fuente de energía clave, ya que se obtiene con mayor rapidez que en la ruta anterior. El lactato nos proporciona energía en todo momento, pero resulta especialmente útil en actividades de alta intensidad y corta duración. Por eso su producción aumenta cuando realizamos deportes de alta intensidad, tanto de resistencia como de fuerza.

— **Vías oxidativas mitocondriales (más lenta, pero más eficiente):** las que más nos suenan o conocemos. Emplean glucosa o grasa para generar energía dentro de nuestras queridas mitocondrias. Si la necesidad energética es más rápida, usan más glucosa, pero si el organismo puede esperar, usan más grasa, que aporta más energía, pero necesita algo más de tiempo. La energía que se genera en estas vías es la que usamos para dar un paseo, limpiar la casa, etcétera, pero también para pensar, leer o hablar, ya que todo lo que hacemos tiene un coste energético.

Lo primero que debes entender es que el cuerpo puede emplear todos los sustratos energéticos a la vez, pero que tener más flexibilidad metabólica le permite priorizar o usar en mayor medida el que más convenga en cada momento. Por eso hablamos también de inteligencia metabólica, porque el cuerpo es capaz de elegir lo mejor para cada circunstancia. Por el contrario, un cuerpo inflexible metabólicamente comete lo que podríamos denominar «absurdeces metabólicas», es decir, que es menos eficiente. Y eso repercute en nuestra salud y rendimiento físico, incrementa el riesgo de padecer algunas enfermedades, etcétera. Por eso es tan importante mejorar la flexibilidad metabólica. ¿Cómo? Al mejorar la salud metabólica, se mejora también su flexibilidad, ambas van en paralelo.

Resumiendo: tener flexibilidad metabólica consiste en optimizar el uso de energía por parte del organismo, lo que mejora al mismo tiempo nuestro metabolismo. Sin embargo, hábitos como el consumo excesivo de calorías, de algunos nutrientes (como azúcares y determinadas grasas) o el sedentarismo afectan negativamente a nuestra flexibilidad.

¡Pero cuéntame más, Andrea, ponme algún ejemplo!

Cuando estamos en reposo o haciendo una actividad de baja intensidad (dando un paseo, limpiando la casa, etcétera) al cuerpo le va bien priorizar la grasa como fuente de energía principal. En cambio, cuando aumenta la intensidad, necesita fuentes de energía más rápidas como la glucosa, por eso, en los momentos de máxima intensidad, el cuerpo recurre de forma prioritaria a la glucosa almacenada en el organismo (por cualquiera de las vías mencionadas anteriormente).

Esa es la teoría, sin embargo, en la práctica, esto dependerá de la flexibilidad metabólica de cada persona. Quienes tienen una buena salud metabólica emplean grasa como fuente de energía prioritaria, y la queman en más cantidad, cuando, por ejemplo, hacen ejercicio de cardio, andan deprisa o corren, y solo priorizan glucosa cuando es realmente necesario, cuando aumenta la intensidad. Es decir, que haciendo el mismo ejercicio que personas más inflexibles metabólicamente, usan más grasa y reservan la glucosa para lo que pueda pasar.

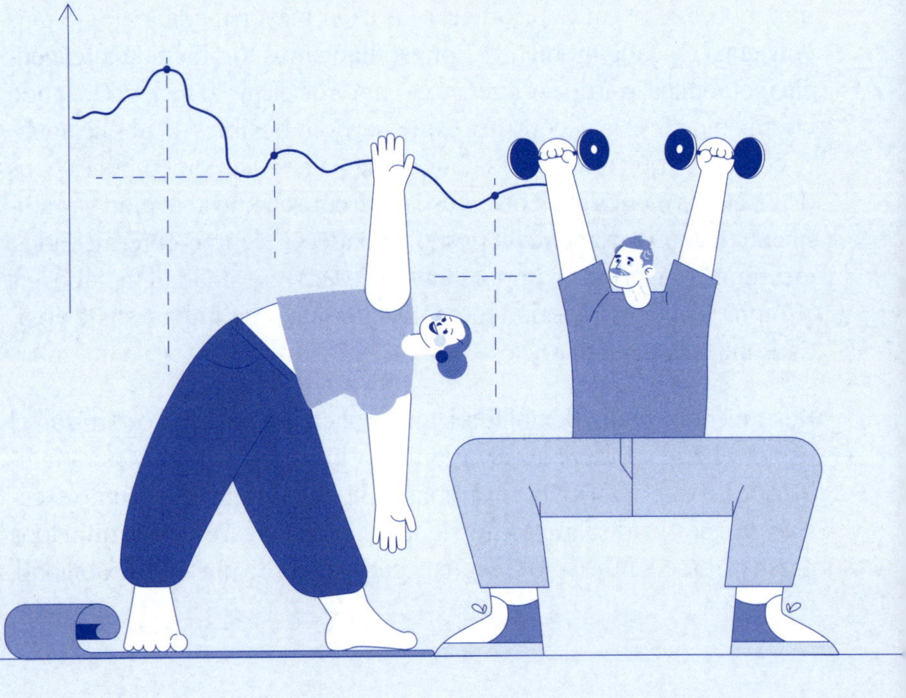

En cambio, las personas inflexibles metabólicamente usan menos grasa en actividades poco intensas a costa de tirar antes de glucosa y vaciar sus reservas. ¿Qué implica esto? Pues que queman menos calorías grasas durante el ejercicio y, además, agotan antes sus depósitos de glucosa, por lo que se cansan antes, rinden menos y se fatigan más pronto, es decir, tienen menos fondo físico.

Esto se observa muy bien por las mañanas. Hay personas que necesitan desayunar sí o sí, porque si no sienten que se marean o que no rinden. A menudo, esas personas tienen sus depósitos de glucógeno y grasa llenos, y las mitocondrias podrían usarlos para obtener energía y comer más tarde, pero, cuando hay inflexibilidad metabólica, las mitocondrias no pueden acceder tan fácilmente a ese combustible de los depósitos, de ahí la necesidad de comer. Sin embargo, esto no significa que si te gusta desayunar y tienes hambre por las mañanas tengas rigidez metabólica. Hablamos de necesidad, de encontrarte mal si no comes. De hecho, un primer síntoma de mejora metabólica es que se reduce la necesidad de tomar glucosa a todas horas, es decir, que desaparecen las ganas de comer dulce a cada rato o nada más despertar. Las personas con mejor salud metabólica son menos glucodependientes (menos dependientes de la glucosa).

Este es el motivo por el que las personas con poca flexibilidad metabólica sienten que son incapaces de practicar ayunos por las mañanas. Sin embargo, si mejoran su flexibilidad metabólica y ayunan algún día, se sienten mejor o pasan menos hambre (lo cual no implica que ayunar sea necesario, solo es una forma de conocer nuestro cuerpo un poco más).

¡Como estás empezando a ver, si mejoras tu flexibilidad metabólica serás capaz de consumir más grasa de tus reservas, tendrás mejor fondo físico y más resistencia, y obtendrás muchos otros beneficios para tu salud que aún ni imaginas.

Antes de avanzar, vamos a repasar lo que hemos visto hasta ahora. Si yo te muestro la siguiente gráfica, ¿quién crees que tiene más flexibilidad metabólica, A o B? Como ves, A utiliza grasa durante el ejercicio moderado y guarda las reservas de glucosa para cuando las necesite sí o sí. En cambio, B, haciendo una actividad de la misma intensidad, prioriza enseguida la glucosa como fuente de energía reduciendo el gasto de grasa.

¿Quién crees que tiene más flexibilidad metabólica, A o B?

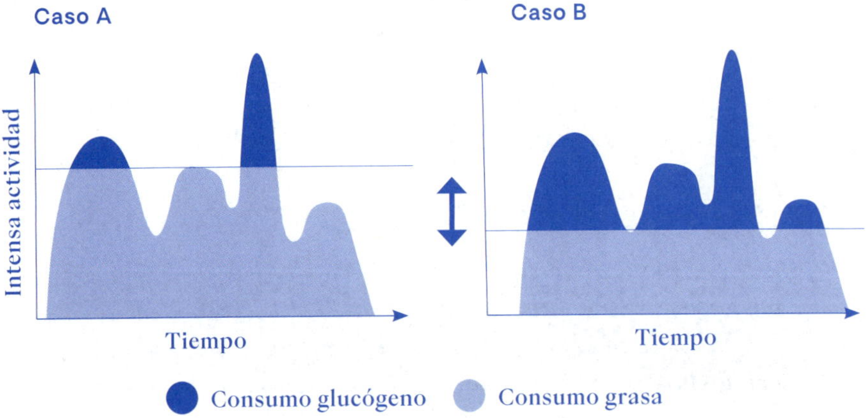

Efectivamente: A tiene más flexibilidad metabólica. Y eso implica que si, por ejemplo, A y B van caminando tranquilamente a coger el autobús, ven que se acerca y echan a correr de repente muy rápido para no perderlo, es más posible que A llegue a tiempo y, además, se ahogará mucho menos que B. Esto se debe a que A reserva sus almacenes de energía rápida en forma de glucosa para momentos importantes.

En cambio, B gasta más glucosa constantemente, incluso en reposo, y le cuesta más movilizar la grasa. La respuesta de A tiene un sentido evolutivo, y se originó cuando el problema no era perder el autobús, sino huir de una fiera para sobrevivir. Por eso, como veremos luego, una forma muy eficaz de medir tu flexibilidad metabólica es mediante tu forma física.

¿Qué factores influyen en la flexibilidad metabólica?

— Composición corporal, que incluye la localización de la grasa, la cantidad de músculo y otros factores.

— Número y calidad de las mitocondrias. Cuando hay pocas o de peor calidad hablamos de disfunción mitocondrial.

— Resistencia a la insulina.

— Niveles de inflamación.

— Estrés crónico.

— Sedentarismo.

— Malos hábitos alimentarios.

La importancia de las mitocondrias

Y llegamos a una de mis partes favoritas: descubrir el fascinante mundo de las mitocondrias. Estas diminutas estructuras dentro de nuestras células tienen un potencial increíble. Son las reinas del metabolismo y, entre muchas otras funciones, se encargan de producir la energía que necesitamos para vivir. Para ello, utilizan nutrientes como la glucosa y las grasas, transformándolos en ATP, la principal fuente de energía celular. Pero su labor no termina ahí. Entre sus muchas funciones, las mitocondrias también:

— Producen calor. Por ejemplo, las mitocondrias de los músculos dan lugar a los escalofríos que nos ayudan a entrar en calor cuando baja la temperatura.

— Regulan los niveles de calcio en el interior de las células.

— Contribuyen a la síntesis de hormonas tiroideas, como las sexuales, y a la activación de la vitamina D.

— Contribuyen a la desintoxicación hepática, un proceso que elimina compuestos tóxicos del organismo, ya que el hígado está rellenito de mitocondrias.

La cantidad y la eficiencia de las mitocondrias son muy importantes para la salud general, no solo para el rendimiento físico. Cuantas más mitocondrias y más saludables tengas, mejor. Por eso, uno de los objetivos de los deportistas profesionales en sus entrenamientos es aumentar su número, ya que son garantía de salud y de mejora de la condición física.

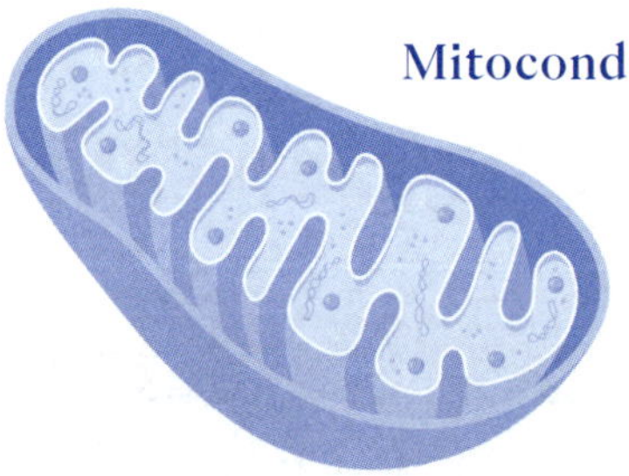

Mitocondria

Esto se logra mediante las siguientes fases:

La **biogénesis mitocondrial** es el proceso mediante el cual se generan nuevas mitocondrias a partir de otras ya existentes. Gracias a esta vía, las mitocondrias pueden renovarse constantemente. Sin embargo, con el tiempo, estas estructuras se deterioran. Para contrarrestarlo, cuentan con un mecanismo natural que les permite eliminar partes dañadas y deshacerse de los desechos metabólicos a través de un proceso de **fisión**. De forma simplificada, podríamos compararlo con hacer un torniquete en los extremos defectuosos para eliminarlos. Como resultado, la mitocondria queda más pequeña, pero sigue siendo funcional, lo que es preferible a mantener una mitocondria grande pero dañada e ineficaz. Además, las mitocondrias más pequeñas pueden fusionarse entre sí mediante un proceso de **fusión**, formando mitocondrias más grandes y eficientes. Por último, también llega el momento de su desaparición. Las mitocondrias tienen la capacidad de inducir su propia **apoptosis**, o muerte programada, un proceso esencial para dar paso a nuevas mitocondrias más sanas y funcionales.

Sin embargo, cuando estos procesos fallan, las mitocondrias se hacen menos funcionales, su número disminuye y su eficiencia se reduce, lo que significa que eligen peor las fuentes de energía más útiles en cada momento o se vuelven menos «inteligentes»; por lo que, para llegar al mismo fin, producen más radicales libres (moléculas que oxidan y aumentan la inflamación), que pueden dañar las células y dar lugar a problemas de salud.

Desafortunadamente, la mayoría de las personas suelen tener un número reducido de mitocondrias, que a menudo presentan un funcionamiento deficiente y una dinámica alterada.

Para que te hagas una idea, en los músculos, que son tejidos muy activos, se pueden llegar a tener hasta 1.000 mitocondrias en cada célula (y contamos con millones de células musculares). Sin embargo, las personas sedentarias, con poca masa muscular, pueden no superar las 200-300 mitocondrias por célula.

Otros ejemplos de tejidos con alta densidad de mitocondrias son el hígado, con unas 1.000 mitocondrias por célula, y el corazón, que necesita tanta energía para funcionar que cuenta con 10.000 mitocondrias por célula.

Pero no solo importa el número de mitocondrias, también su calidad. Por ejemplo, si no funcionan bien los mecanismos de mantenimiento, tendremos mitocondrias que funcionan peor, liberan moléculas proinflamatorias y tienen peor flexibilidad metabólica. Cuando eso sucede, por ejemplo, en la musculatura de las piernas, puede ser que te canses más o rindas menos; pero cuando sucede en el musculo cardíaco, imagínate el problema: insuficiencia cardíaca y enfermedades cardiovasculares varias.

Hay estudios que comparan las mitocondrias de deportistas con las de personas sedentarias donde se ve claramente que los primeros tienen mitocondrias rebosantes, regordetas y muy lustrosas; mientras que las personas sedentarias tienen mitocondrias espachurradas y demacradas. El último estudio que analizó esto es de Botella *et al.* (2023), y contiene esta imagen que creo ilustra muy bien lo que acabo de decirte.

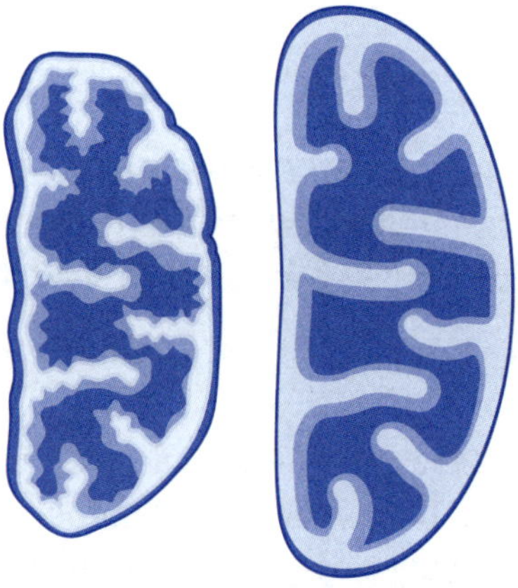

Mitocondria de persona sedentaria vs. persona que entrena habitualmente

Fuente: Botella *et al.*, 2023.

Es más, las personas con obesidad o enfermedades metabólicas tienen mitocondrias maltratadas que no pueden ser eficientes. Por eso, pese a contar con grasa de sobra a su disposición, que podrían emplear como fuente de energía, no pueden usarla como les gustaría. En cambio, cuando las mitocondrias van sanando, empiezan a optimizar el uso de nutrientes.

Donde hay disfunción mitocondrial no hay salud. Si la mitocondria falla, aparecen patologías. Las personas con hígado graso tienen dañadas las mitocondrias del hígado, las personas con alzhéimer, las del cerebro, etcétera.

Así que, para tener unas mitocondrias bien redonditas y eficientes tenemos que cuidar la salud metabólica. Y vale la pena hacerlo, porque las mitocondrias pochas se asocian con más riesgo de infinidad de enfermedades, como obesidad, diabetes, enfermedades cardiovasculares, hepáticas y neurológicas, fatiga crónica e incluso migrañas.

¿Cómo se mejora la biogénesis y el mantenimiento de las mitocondrias? Lo veremos en la parte 2 del libro, pero te adelanto que los dos factores claves son la nutrición y el ejercicio.

La resistencia a la insulina, la condena de la flexibilidad metabólica

Y llegamos a una hormona poderosa, con un papel casi tan crucial como el de las mitocondrias —me atrevería a decir—: la insulina. Aquí es donde saco mi *mood* de profesora para recordarte un par de conceptos que seguro aprendiste en el colegio, pero que fácilmente pueden haberse oxidado: qué es la insulina y qué significa tener resistencia a la insulina.

¿Qué es la insulina?

La insulina es una hormona sintetizada en el páncreas cuya función principal es regular los niveles de glucosa en sangre. Cuando consumimos carbohidratos —por ejemplo, unos cereales—, estos se digieren en el intestino y sus hidratos de carbono se transforman en glucosa, que pasa a la sangre. En ese momento, la insulina entra en acción: actúa como una llave que permite que la glucosa entre en las células de los órganos y tejidos que la necesitan para ser utilizada como fuente de energía.

Gracias a este mecanismo, la insulina mantiene el equilibrio de la glucosa en sangre y evita que permanezca circulando sin rumbo por demasiado tiempo. **Memoriza esto**, porque la insulina es fundamental para la salud metabólica, y la mencionaremos *infinitas* veces.

En mi opinión, la insulina es una de las hormonas más poderosas que tenemos. Cuando sus niveles están bien regulados, es una aliada clave para el metabolismo. Pero cuando desarrollamos resistencia a la insulina y sus niveles permanecen constantemente elevados, puede convertirse en nuestra peor enemiga.

Cuando el cuerpo no obedece a la insulina, hablamos de resistencia a la insulina, una circunstancia que hace que el organismo necesite más cantidad de insulina en sangre para recoger de esta la misma cantidad de glucosa. La resistencia a la insulina es un enemigo directo de la flexibilidad metabólica:

⊕ sensibilidad a la insulina = ⊕ flexibilidad metabólica.

⊕ resistencia a la insulina = ⊖ flexibilidad metabólica.

Cuanta más resistencia a la insulina, más les cuesta a las células usar la glucosa como y cuando es debido lo que, a su vez, también hace que se acumule más grasa. Además, cuanto más aumenta la resistencia a la insulina, más incompetente se vuelve nuestro tejido graso a la hora de almacenarse, de forma que deja de hacerlo en el mejor sitio posible, que es bajo la piel (grasa subcutánea) (como por ejemplo, los michelines, o los glúteos y piernas) y pasa a acumularse de forma interna alrededor y dentro de órganos, vísceras y del tejido muscular (llamadas grasa visceral y ectópica), lo que es mucho más peligroso. Además, cuanta más grasa visceral y ectópica, menor flexibilidad metabólica y más resistencia a la insulina, lo que puede dar pie a un círculo vicioso (del que, afortunadamente, se puede salir).

Esta relación entre insulina y flexibilidad metabólica ha dado pie a la falsa creencia de que la insulina promueve la acumulación de grasa y hace que engordemos más, pero es un ERROR: la insulina por sí misma no promueve la obesidad. Lo que sucede es lo contrario: la mala gestión de los recursos energéticos por parte de las células que se produce cuando hay resistencia a la insulina (cuya causa son nuestros hábitos), da lugar a alteraciones que nos llevan a acumular más grasa. Así que ha llegado el momento de dejar de culpar a la insulina, o a los picos de glucemia, de las consecuencias de los malos hábitos o la mala salud metabólica.

Y si aún no me crees, plantéate la siguiente pregunta: ¿por qué se usan para adelgazar fármacos que estimulan la secreción de insulina?

De hecho, en situaciones patológicas que cursan con resistencia a la insulina, como la obesidad y la diabetes tipo II, la selección de combustible durante el ejercicio prioriza la glucosa a costa de movilizar o «quemar» menos grasa. Un estudio sobre personas con obesidad sometidas a un plan de entrenamiento de 4 meses observó que, en ese tiempo, relativamente breve, la mejora de la sensibilidad a la insulina obtenida se asoció a un mayor uso de grasa como combustible (pasó de suponer el 38 al 52 % de la energía total consumida), tanto en reposo como durante ejercicio moderado (Goodpaster, B. H. *et al.*, 2003).

Es decir, que en solo 4 meses de cuidarse más, se consigue mejorar la flexibilidad metabólica y quemar más grasa durante la misma práctica de actividad física. ¿Parece magia, verdad? Pues es solo una muestra de lo agradecido que es tu metabolismo y de cómo, con un poco de mimo, te devuelve con creces todo lo que tú le das. Por ejemplo, las personas de ese estudio que tenían obesidad, no solo perdieron grasa durante la actividad física sino que, al optimizar su metabolismo, su proceso de adelgazamiento sería más eficiente a partir de ese momento. Por eso, cuando una persona acude a la consulta de un o una dietista-nutricionista para mejorar su composición corporal, y el progreso se estanca, lo habitual es revisar parámetros metabólicos y de hormonas para dar con el motivo.

Una composición corporal óptima influye en la flexibilidad metabólica

La composición corporal importa, y mucho.

Por un lado, como ya hemos comentado, tan importante es tener buenos niveles de **grasa corporal** como tenerla bien ubicada.

Por otro, la salud, **tu musculo esquelético**, también está estrechamente ligada al óptimo funcionamiento de las mitocondrias y, por tanto, a la flexibilidad metabólica. En condiciones saludables, el sistema musculoesquelético exhibe un elevado nivel de flexibilidad metabólica, sin embargo, esta capacidad se ve reducida por diversas enfermedades metabólicas, incluidas la obesidad y la diabetes tipo II de las que hablaremos más adelante (Song, Z. *et al.*, 2022).

Cuanto más músculo y de mejor calidad tengas, mejor funcionarán tus mitocondrias. Por eso es tan importante entrenar y cuidar la forma física también a edades avanzadas, porque hacerlo mejora la calidad muscular y, con ella, el funcionamiento mitocondrial y la calidad de vida (Song, Z. *et al.*, 2022). Así que, aquí tienes la primera forma de sumar años en el DNI sin envejecer años metabólicos. De hecho, teniendo en cuenta que la mayor parte de tus almacenes de glucosa están en el músculo, es lógico que cuanto más músculo tengas, más depósitos donde guardar glucosa tendrás, y, además, más receptores de insulina, para que guarde la glucosa sobrante y no se quede dando vueltas circulando en sangre (picos de glucemia que no se resuelven), por lo que optimizarás su uso. En cambio, si eres una persona sedentaria con poca masa muscular, acumularás menos glucosa en los músculos (en primer lugar, porque tienes menos sitio y, en segundo, porque no se le ha perdido nada ahí ya que posiblemente sea porque no los ejercitas demasiado). Y como el cuerpo no tiene donde almacenarla, a la insulina le costará más bajar los picos de glucemia en sangre, lo que hará que sean más elevados y además, que duren más (ese es el problema y no el pobre plato de arroz que te has comido). Como ves, el tejido muscular es clave para la flexibilidad metabólica y para tener buena sensibilidad a la insulina. No lo olvides y entrénalo, que es tu seguro de vida.

Hay estudios pioneros que han llegado a afirmar que las personas con poco músculo (y, por tanto, poca flexibilidad metabólica) podrían tener más riesgo de padecer diabetes incluso que personas con sobrepeso, pero buenos niveles de músculo (Haines *et al.*, 2022). Y, en cambio, tendemos a preocuparnos mucho por la grasa y nada por nuestra masa muscular. Un terrible error de base.

Por ende, la combinación de ambos factores negativos, un alto porcentaje de grasa (mal distribuida) y una escasa cantidad de músculo, lo que se denomina clínicamente **obesidad sarcopénica**, sería el cóctel perfecto para tener una baja flexibilidad metabólica.

Obesidad sarcopénica:
alto porcentaje de grasa corporal y baja masa muscular

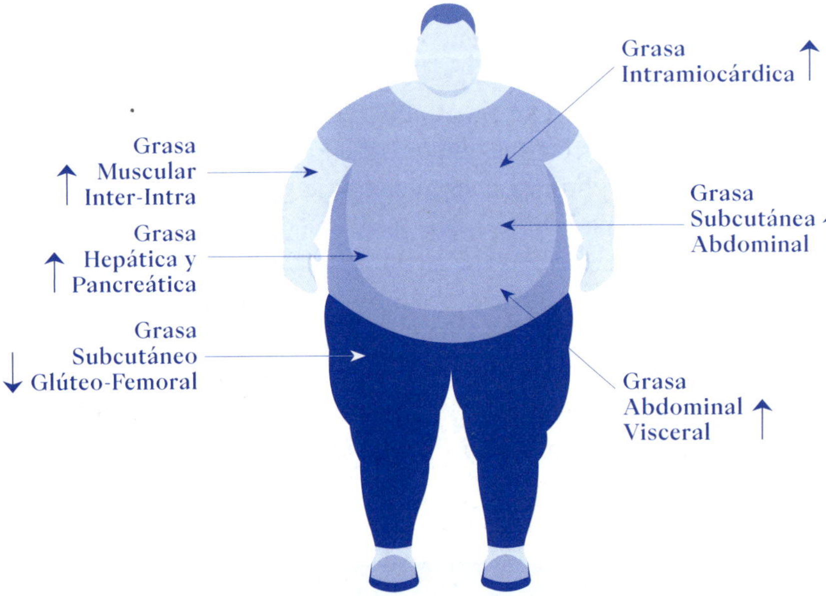

Y aún hay algo más maravilloso. Se ha comprobado que una buena salud muscular y flexibilidad metabólica contribuyen a un mejor funcionamiento de otros órganos como el cerebro. Un tejido muscular de calidad tiene más capacidad para adaptarse y modificar rápidamente la fuente de energía o nutriente que usa, lo que da prioridad a otros órganos, como el cerebro, para elegir su sustrato. Eso contribuye a un mejor rendimiento mental, es decir, nos permite pensar mejor. Y no es poca cosa, teniendo en cuenta que el cerebro consume el 60 % de la glucosa que gastamos cuando estamos en reposo o somos sedentarios. Así que gracias, tejido muscular y flexibilidad metabólica, por ayudar al cerebro. ¿No es increíble? La flexibilidad metabólica no tiene límite, así que vamos a cuidarla.

Inflamación, una barrera para la flexibilidad metabólica

La consecuencia de acumular los factores negativos que ya hemos mencionado (resistencia a la insulina, mitocondrias que funcionan peor, menos masa muscular, más grasa visceral y ectópica) es la inflamación.

Cuando esta se prolonga en el tiempo, se denomina inflamación crónica de bajo grado. Así, la inflamación pasa de ayudarnos positivamente (los mecanismos de inflamación sirven para curar heridas y traumatismos, entre otras cosas) a dañarnos y convertirse en patología. La inflamación puntual, la que nos ayuda, desaparece cuando finaliza su función, pero la crónica nunca termina de resolverse, por lo que hiperactiva nuestro sistema inmune, que pasa a mantenerse alerta de forma permanente.

La inflamación crónica se denomina también la «enfermedad silenciosa» y hay quienes se refieren a ella como el «asesino silencioso». ¿Por qué? Porque no hace ruido, no te enteras de que está, no da síntomas, no se diagnostica, pero está siempre presente y deja una huella que incrementa el riesgo de desarrollar muchos otros problemas de salud.

Paréntesis sobre inflamación para que esto se entienda

Quiero adelantarte que la inflamación es un proceso necesario en determinados momentos, por ejemplo, si me doy un golpe, ante una situación aguda, una infección, etcétera, ya que es un proceso natural del cuerpo que sirve para defendernos de agentes extraños.
Pero la inflamación constante es un problema. De hecho, es base y consecuencia de muchas enfermedades que estoy mencionando.

Es importante aclarar que inflamación NO es lo mismo y NO tiene nada que ver con hinchazón. A veces se dice de forma errónea que alguien está «inflamado» cuando en realidad se quiere decir que está «hinchado». La inflamación no se aprecia a simple vista y aparece cuando nos ponemos hasta arriba de comer un día o tenemos gases. Lo aclaro porque es una pregunta que me hacen en todos los talleres que doy, así que me adelanto.

Para empezar, te diré que la inflamación crónica reduce tu flexibilidad metabólica.

Comparativa entre inflamación aguda y crónica: diferencias, causas y consecuencias de ambas

Inflamación aguda

Causas
Herida
Infección
Traumatismo
Momentos puntuales de consumo excesivo de alcohol o mala alimentación

Consecuencias
Ninguna
Se resuelve sola y solo nos ayuda

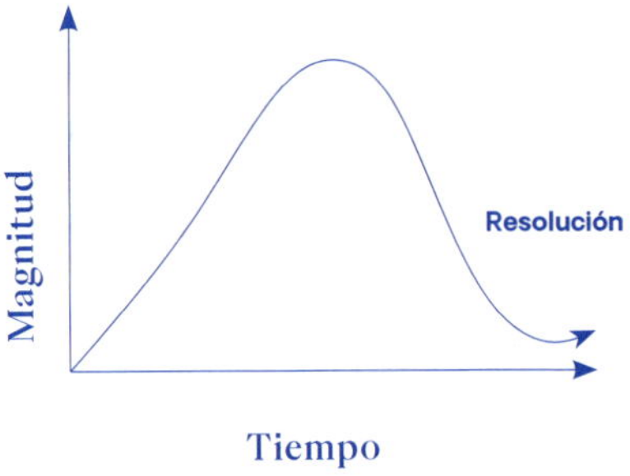

Inflamación crónica

Causas
Mala alimentación
Sedentarismo
Poca masa muscular
Consumo habitual de tabaco y alcohol
Envejecimiento
Obesidad

Consecuencias
Menor flexibilidad metabólica
Mayor resistencia a la insulina
Obesidad
Diabetes
Pérdida de tejido muscular y óseo

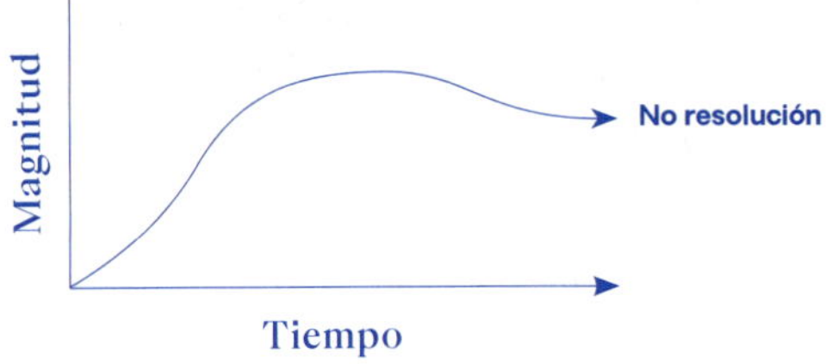

Y no, no te voy a vender la dieta antiinflamatoria ni te voy a dar una lista con los 10 alimentos más antiinflamatorios del mercado, porque eso no funciona así. De hecho, sin decirte nada (aunque lo haré más adelante), creo que ya habrás deducido cómo reducir la inflamación crónica: actividad física, entrenamiento de fuerza para aumentar la masa muscular, buena alimentación... Si haces todo eso, tu metabolismo remará a tu favor.

En resumen

De todo lo que hemos dicho se deduce que, cuando una persona busca perder grasa, pero parte de una situación de poca flexibilidad metabólica, se encuentra con que al principio el cuerpo opone resistencia, y le costará muchísimo perder esos kilos, aunque mejore sus hábitos. En cambio, si trabaja la mejora de su flexibilidad metabólica, es posible que:

— Optimice sus sesiones de entrenamiento y actividad física, porque consumirá más grasa por sesión.

— Pierda más peso con una restricción calórica moderada, y no demasiado restrictiva.

— Tenga más margen para darse un capricho de vez en cuando sin que eso repercuta negativamente en su progreso.

Por otro lado, a menudo, las personas con menor flexibilidad metabólica también toleran peor los carbohidratos (recuerda que el motivo no son los carbohidratos en sí, sino la salud metabólica de esas personas) o se enfrentan a situaciones como las que vamos a ver en la siguiente tabla (Galgani, J. E. *et al.*, 2008):

Situación	**Mejor flexibilidad metabólica**	**Peor flexibilidad metabólica**
Después de comer carbohidratos (por ejemplo, arroz)...	El cuerpo quema más glucosa y almacena rápidamente el sobrante en el hígado y el tejido muscular para usarlo cuando lo necesite.	La glucosa pasa más tiempo en sangre (pico de glucemia más alto/ durante más tiempo).
Después de una comida alta en grasa (por ejemplo, una barbacoa)...	El cuerpo usa más grasa como fuente de energía minimizando así la cantidad de grasa almacenada	Almacena más cantidad de grasa porque no puede usarla de forma eficiente.
Durante el entrenamiento...	El cuerpo usa más grasa como fuente de energía hasta llegar a niveles de esfuerzo elevados, en los que gastará glucosa: así la persona se fatiga menos y tiene más resistencia.	El cuerpo gasta rápidamente la glucosa disponible, incluso a intensidades bajas. La persona quema menos grasa durante el ejercicio y se fatiga antes.
Después de un ayuno prolongado (por ejemplo, 16 horas sin comer)...	El cuerpo usa más grasa como fuente de energía y se mantiene estable sin hipoglucemias y sin perder masa muscular.	Usa menos grasa como fuente de energía. El cuerpo demanda glucosa, por lo que la persona pasa más hambre y tiene antojos de dulce. En ayunos largos, y en los peores casos, puede incluso que el organismo opte por quemar proteína muscular antes que movilizar un extra de grasa.

Sabiendo todo esto, me imagino que estarás deseando tener mitocondrias lozanas y rebosantes como la que hemos visto antes. Y, aunque es difícil que llegues a vértelas alguna vez, porque no es una prueba que se haga habitualmente, te aseguro que puedes hacer cambios en tu estilo de vida para que tengan ese aspecto y tú notes sus beneficiosos efectos.

Causas, efectos y retroalimentación de la flexibilidad metabólica

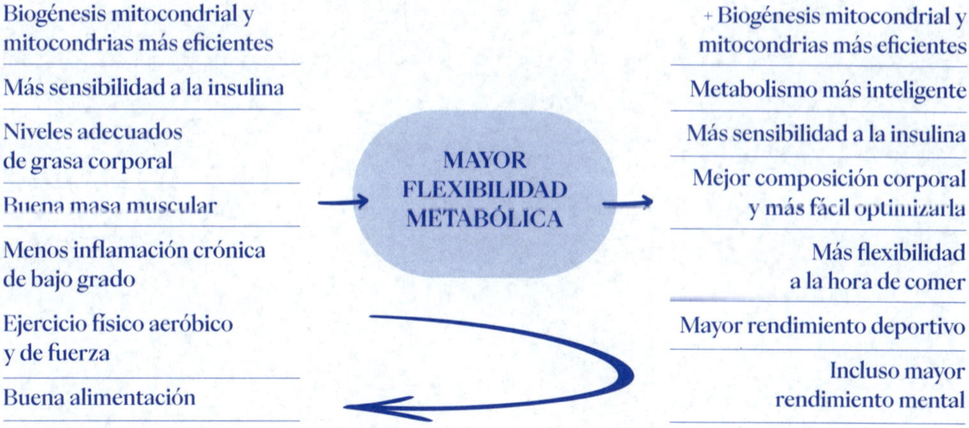

Lo que quiero que recuerdes de este capítulo es que tu cuerpo tiene un motor flexible, que es su metabolismo. Cuanto más lo cuides, mayor flexibilidad metabólica y eficiencia energética en las células, lo que previene muchos problemas de salud.

Cuidar tu metabolismo es tan simple como cuidarte más, aunque lo de «simple» quizá debería ir entre comillas, porque con tanto bulo, mito y dietas vendehúmos que nos encontramos hoy en día por todas partes, lo cierto es que nos lo ponen difícil. Por suerte, en la parte 2 del libro te explicaré todo lo que necesitas saber para que no te líen.

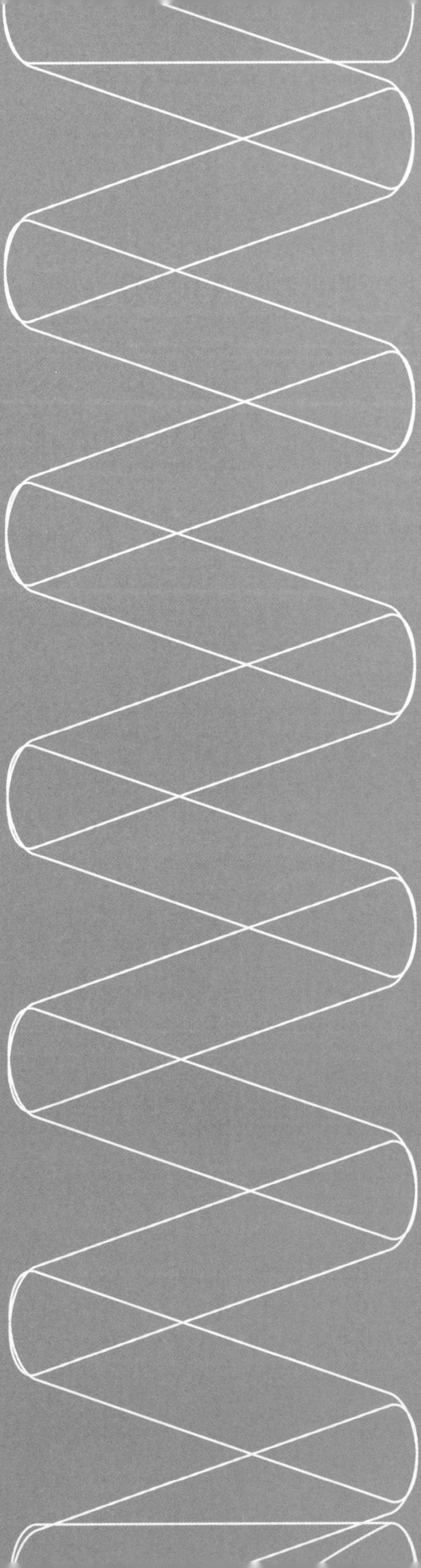

Capítulo 3

Joven por dentro, joven por fuera. La flexibilidad metabólica y el secreto de la longevidad

El envejecimiento no es una enfermedad, aunque algunos se empeñen en tratarlo como tal. El envejecimiento es un proceso fisiológico, natural, gradual e inherente al ser humano. Todos envejecemos, es irreversible, pero de forma distinta y a distinto ritmo. De hecho, nacemos sabiendo que un día moriremos, pero sin fecha de caducidad. Sí, ya sé que la edad del DNI sigue sumando y que no es modificable, pero yo hablo de otra edad. Me refiero a tu edad metabólica, que son los años que tiene tu organismo por dentro. Estos no se pueden consultar en ningún sitio, y, de hecho, en la actualidad no tenemos ningún medio ni prueba que pueda darnos ese dato de forma fiable y universal. La ciencia está en ello y llegará el día en que podamos conocerla y hablar de dos edades: la cronológica y la metabólica.

Descifrar tu edad metabólica: más allá de tu DNI

Hay personas que tienen 30 años por fuera, o 50 o 70, y también por dentro. Pero hay otras cuya edad cronológica y metabólica no se corresponden, para bien y para mal, aunque normalmente sea para mal, porque es más habitual envejecer más deprisa por dentro que por fuera.

Por mucho que nos empeñemos en relacionarlo todo con los años cumplidos y echarles la culpa de cualquier mal, lo que más dice sobre tu salud es tu edad metabólica. La pena es que aún no la podemos calcular de forma fiable y es posible que ni tú ni yo lleguemos a conocer la nuestra, aunque, con la velocidad a la que avanza todo, yo ya no me atrevo a afirmar nada con rotundidad.

Si has usado alguna vez una máquina de bioimpedancia eléctrica en tu gimnasio o incluso en algunas farmacias (que sirve para medir tu composición corporal), quizá te dijeron o leíste el dato de tu edad metabólica. Pero siento decirte que ese dato no es nada fiable y podríamos considerarlo más bien una curiosidad, ya que la máquina estima tu edad metabólica según tu composición corporal, mediante fórmulas no validadas. Aunque tiene gracia, lo reconozco. En mis consultas, cuando mis pacientes se conocen, suelen picarse para ver quien tiene menos edad metabólica respecto a su edad cronológica. Pero, de momento, es un dato que sirve poco más que para eso: bromear.

Todos sabemos de sobra que somos una población cada vez más envejecida, y podemos afirmar que cada vez aumenta más la esperanza de vida, pero a qué precio. Necesitamos aumentar la esperanza de vida de años de calidad, de independencia, de salud, no de años de fragilidad y enfermedad, durante los cuales muchos abuelos y abuelas repiten «si yo ya quiero morirme, para lo que hago aquí». El objetivo es envejecer siendo jóvenes metabólicamente, o mejor aún, rejuvenecer el metabolismo, mientras pasan los años y la vida. Así experimentaremos nuestro proceso de envejecimiento de forma más lenta, con mayor calidad de vida y salud. Y no, no se me está yendo la olla ni te estoy hablando de inmortalidad ni de convertirnos todos en Benjamin Button y contar los años hacia atrás.

Te hablo de que el organismo por dentro, el metabolismo, las células, no envejecen a la misma velocidad ni con la misma calidad en todas las personas, y eso es lo que puedes modificar. Porque, a menudo, las cosas que achacamos a la edad en realidad son culpa de nuestros hábitos y nuestra baja salud metabólica, porque no la cuidamos.

La longevidad y un mejor envejecimiento están a la orden del día, pero todavía son grandes desconocidos. Actualmente, nuestro **límite biológico**, o edad que, al parecer, con nuestra fisiología, metabolismo y genética actuales no podemos superar, está en torno a los 120 años. A partir de ese punto, las células se vuelven senescentes y se acaban. Aunque se cree que podría haber nacido ya la primera persona que llegue a vivir 150 años, y que la esperanza de vida aumentará hasta que las personas centenarias dejen de ser una excepción. Es más fácil que todos nos acerquemos al límite máximo (ser centenarios) a que unos pocos lo superen. Pero cada vez se están estudiando más métodos para alargar la vida de las células y hacerlas funcionales durante más tiempo, y quizá la clave está en las células que más se acercan a la inmortalidad, que son las cancerígenas. Ahora hay que lograr hacerlo con las sanas.

¿Qué hago para mejorar mi edad metabólica?

Ganar años de vida, y vida en los años

Dos personas pueden compartir edad metabólica, por ejemplo, 35 años, aunque una tenga realmente 30 años y la otra 45 o incluso 50. ¿Cómo? La de 50 se cuida, hace ejercicio y tiene buena flexibilidad metabólica, mientras que la de 30 bebe habitualmente, fuma, es sedentaria y come marranadas a diario, por lo que su edad metabólica no se corresponde con sus años.

Lo bueno que tiene la edad metabólica es que la eliges tú, por lo tanto, puedes restarle años.

La edad metabólica (también llamada edad biológica, por si lo ves por ahí) se refiere a la capacidad funcional del cuerpo y la acumulación de daños asociados al envejecimiento. A diferencia de la edad cronológica, la edad biológica es modificable y puede incluso revertirse, lo que permite el rejuvenecimiento metabólico.

A mí, personalmente, este concepto me parece maravilloso, porque desafía la idea de que no podemos luchar contra el paso del tiempo y reduce la tendencia a achacarlo todo a la edad: «yo ya no estoy para esos trotes», «antes yo hacía [...] pero ya no puedo», etcétera.

Aunque, tampoco nos engañemos. El organismo cambia con los años, y hay cambios inevitables. Es decir, que no vas a cumplir 80 años teniendo 20 y viviendo como en la adolescencia. Pero sí significa que puedes retrasar muchas cosas que cada vez nos suceden antes porque somos mayores metabólicamente hablando, incluso más de lo que marca nuestro DNI.

¿Sabes lo más curioso? Que esto se refleja también en la EDAD APARENTE, es decir, los años que aparentas. ¿Cuántas veces echas años a una persona muy por encima de su edad porque físicamente la ves peor? ¿O a cuánta gente le calculas 10 años por debajo de su edad real? Tu edad metabólica no se ve físicamente, pero sí se aprecia. El ejemplo más claro es cuando ves la piel y los dientes de una persona que lleva fumando toda su vida, y otra que jamás lo ha hecho. Puedes incluso adivinar si alguien fuma por su aspecto.

Vamos con un dato más esperanzador. Un curioso estudio que salió hace unos años analizó a 21.575 sujetos estadounidenses de entre 20 y

79 años, y comparó su edad cronológica con la metabólica calculada en función de factores relacionados con el funcionamiento metabólico, cardiovascular, inflamatorio, renal y hepático como: hemoglobina glicosilada (resistencia a la insulina), colesterol total, presión arterial, factores de inflamación, como la proteína C reactiva (PCR), y de capacidad pulmonar y esfuerzo. El estudio concluyó que de media la edad metabólica había mejorado en los últimos 20 años sobre la edad cronológica, aunque de forma modesta, ya que los principales factores limitantes fueron la obesidad, el tabaquismo, el sedentarismo y la mala dieta (Levine, M. E. *et al.*, 2018). Este dato es alentador, porque con poco que hagamos, podemos mejorar nuestros años metabólicos o, como mínimo, evitar que envejezcan más rápido.

Esto también se aplica sin duda a la salud cardiovascular. Un reciente estudio de Zuo *et al.* (2023) analizó a 20.917 personas relacionando su edad cronológica con su envejecimiento vascular (la edad de sus arterias). Concluyó que las personas con un sistema cardiovascular más envejecido tuvieron más infartos de miocardio en los siguientes 4,6 años que duró el estudio. Lo mejor de este estudio son los consejos prácticos para mantener más joven el corazón, entre los que destacan: reducir el estrés crónico, moverse más, no fumar, no tomar drogas, consumir muchos vegetales y mejorar tu flexibilidad metabólica para reducir el riesgo de obesidad, diabetes e hipertensión. La genética, en cambio, resultó ser un factor poco importante.

Causas del envejecimiento y de que los años me hagan perder flexibilidad metabólica

Causas del envejecimiento hay muchas, y por determinar quedan unas cuantas, pero el mayor estudio que abarca todos los factores que influyen en ella ha sido, a mi parecer, el desarrollado por Carlos López Otín *et al.* en 2023 (López-Otín, C. *et al.*, 2023). Además, me encanta su conclusión final, porque tras un estudio exhaustivo sobre longevidad, concluye que podemos frenar y revertir el envejecimiento metabólico, y que se esperan mayores avances pronto.

Vamos con un resumen de las 12 claves del envejecimiento, que creo que puede ayudarte a entender muchas cosas sobre ti y tu salud, y también sobre los consejos prácticos que te daré después:

1. Acortamiento de telómeros: los telómeros son como topes que protegen las esquinas de una cuerda (que es el ADN). Estos telómeros se acortan en cada ciclo de división celular hasta que son tan pequeños que ya no pueden proteger al ADN de esa célula, y esta muere. La telomerasa es una enzima que se encarga de regenerarlos para que duren más tiempo, pero, con los años, va reduciendo su actividad, lo que causa el acortamiento. De ahí que la longitud de los telómeros sea un buen indicador medible del envejecimiento, y la dieta, como en todo, tiene un papel a la hora de lograr que el proceso de acortamiento sea más lento (o más rápido).

2. Inestabilidad genómica: el ADN se daña con los años por errores en su replicación, mutaciones puntuales, acortamiento de los telómeros, etcétera. Con la edad, se daña más y se repara menos, acumulando daños genéticos que se asocian a enfermedades. Los buenos hábitos también pueden hacer que esta acumulación de daños sea más progresiva.

3. Alteraciones epigenéticas: llamamos así a los cambios en la expresión de nuestros genes que no se corresponden con un cambio de su estructura. Es decir, que el ADN del gen no cambia, pero se expresa diferente. Los cambios epigenéticos pueden ser positivos, pero los asociados al envejecimiento, sobre todo al prematuro, por peores hábitos como la dieta o el sedentarismo, se asocian con envejecer antes y tener más riesgo de contraer determinadas enfermedades. Dos gemelos nacen con el mismo ADN, pero llevan estilos de vida opuestos: uno sigue hábitos saludables —buena alimentación, ejercicio y bajo nivel de estrés—, mientras que el otro adopta costumbres menos favorables —mala dieta, sedentarismo y estrés crónico—. Con el tiempo, el primero envejece más lentamente y presenta menos enfermedades, mientras que el segundo muestra un envejecimiento acelerado. Aunque su ADN es idéntico, la forma en que se expresan sus genes ha cambiado debido a factores epigenéticos.

4. Pérdida de proteostasis: este factor, que es más técnico, se refiere a morbilidades asociadas a la edad que alteran el equilibrio de las proteínas (proteostasis) y hace que estas se dañen, se oxiden y terminen generando compuestos no deseados que dan lugar a enfermedades como alzhéimer o cataratas. Este es el motivo por el que hay enfermedades que es rarísimo que tengan los niños, pero son muy habituales en personas de la tercera edad. Es posible promover los procesos de limpieza de esta «chatarra metabólica» con una buena alimentación, entre otros buenos hábitos. Con el tiempo, el colágeno de la piel pierde su estructura debido a la oxidación y la acumulación de proteínas dañadas, provocando arrugas y pérdida de elasticidad.

5. Alteración de la macroautofagia: este factor también va para nota. La palabra «macroautofagia» significa practicar la autofagia (comerse a uno mismo) a lo grande, con el objetivo de eliminar basura metabólica o sustancias dañinas (que oxidan, inflaman, etcétera). Por eso, si este proceso se altera, acumulamos más compuestos dañinos para la salud y envejecemos antes. Cuando la autofagia se da en el interior de las mitocondrias, se denomina mitofagia. Ejemplo: cuando hacemos ejercicio, activamos la autofagia en las células musculares, eliminando proteínas dañadas y favoreciendo la regeneración muscular. Esto explica por qué el deporte ayuda a mantenerse joven.

6. Disfunción mitocondrial: este ya te lo sabes. Si las mitocondrias funcionan mal esto se traduce en baja flexibilidad metabólica y peor salud. Este es uno de los peores daños, y de los más evitables, durante el envejecimiento.

7. Daños a sensores de nutrientes (similar a flexibilidad metabólica): si el metabolismo empeora, un motivo puede ser la alteración de los sensores que determinan el estado energético y las necesidades del organismo. En jóvenes es más fácil activar rutas anabólicas positivas (la vía mTOR que te conté anteriormente); y usar los nutrientes de forma más eficiente, pero es algo que se pierde en parte con la edad. El estilo de vida moderno favorece estas alteraciones que causan inflamación, menos autofagia, etcétera. Parece que la clave para la mejora está en una dieta saludable, y restricción calórica, pequeños períodos de ayuno o comer a todas horas.

8. Senescencia celular: cuando las células se dañan hay dos opciones: o se recuperan o mueren. Esto segundo se hace mediante el proceso de «apoptosis programada», que es muy necesario fisiológicamente, ya que, si las células no mueren, no se generan nuevas. Hablamos de senescencia celular para referirnos a células que se quedan en el limbo, vivas, pero inútiles (lo que no es lo mismo que inactivas). Podríamos llamarlas células zombie. Son células no funcionales, pero que liberan partículas proinflamatorias que aumentan el riesgo de enfermedades metabólicas y cáncer, y aceleran el envejecimiento. A medida que cumplimos años, esto sucede más a menudo, pero los malos hábitos aceleran y empeoran el proceso.

9. Microbiota alterada o disbiosis: la alteración de la microbiota, llamada también disbiosis, se debe, sobre todo, a malos hábitos que se prolongan y acumulan en el tiempo, que contribuyen a la mala salud metabólica, que perjudica a la microbiota y viceversa. Esto se ve perfectamente al comparar la microbiota de personas jóvenes y mayores; y también al comparar las microbiotas de dos personas mayores sanas o con malos hábitos. A peor microbiota, peor salud metabólica con los años. Por ejemplo: imagina que tu microbiota es como un jardín lleno de flores beneficiosas. Si no lo cuidas bien (por ejemplo, con una mala alimentación), empiezan a crecer malas hierbas que afectan el equilibrio del ecosistema. En el cuerpo, esto se traduce en más bacterias inflamatorias que aumentan el riesgo de enfermedades metabólicas.

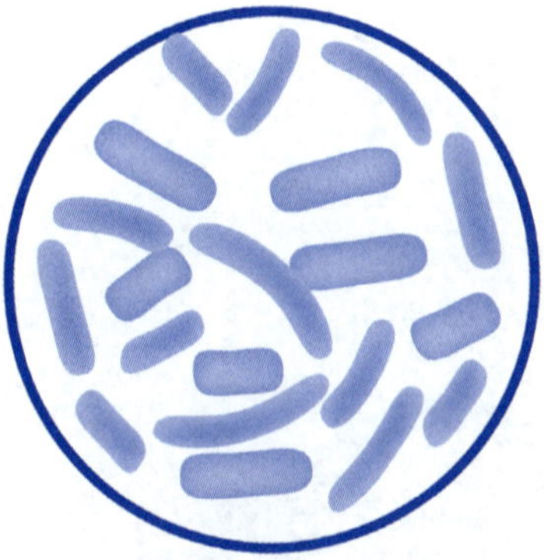

Microbiota sana

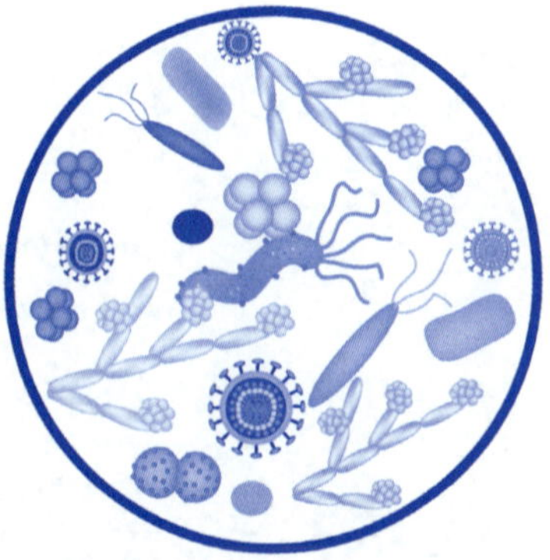

Microbiota alterada

10. Inflamación: con el paso de los años, los mecanismos proinflamatorios ganan a los antiinflamatorios, y la oxidación actúa más rápido que los sistemas antioxidantes. Pero, por supuesto, la diferencia entre cumplir años con buenos o malos hábitos es abismal. Así que aquí repetimos la frase de «no culpes a los años de la inflamación causada por tus hábitos».

11. Agotamiento de células madre: las células madre son células que se dividen o transforman en cualquier otra, desde células musculares a hepáticas, pasando por todos los tipos posibles. Cuando unas células se dañan, las células madre pueden sustituirlas, pero, con la edad, se agotan y dejan de reparar daños. Se están estudiando fármacos y nutrientes que alarguen más su vida para poder generar tejidos sanos a edades avanzadas.

12. Comunicación intercelular defectuosa: la comunicación celular es clave, así que cuando se pierden mecanismos de comunicación (metabólicos, hormonales, etcétera) se envejece antes. Ya sabes que sin comunicación no funciona nada.

Estas son las doce causas más conocidas del envejecimiento, doce causas sobre las que puedes influir mejorando tus hábitos, sobre todo los dietéticos. Porque sí, Carlos Otín concluye que el envejecimiento, entendido como los cambios metabólicos que suceden en el cuerpo, es modificable. Que no es lo mismo que evitable. Ese suplemento aún no se ha inventado.

Causas del envejecimiento

Fuente: López-Otín, C. *et al.*, 2023.

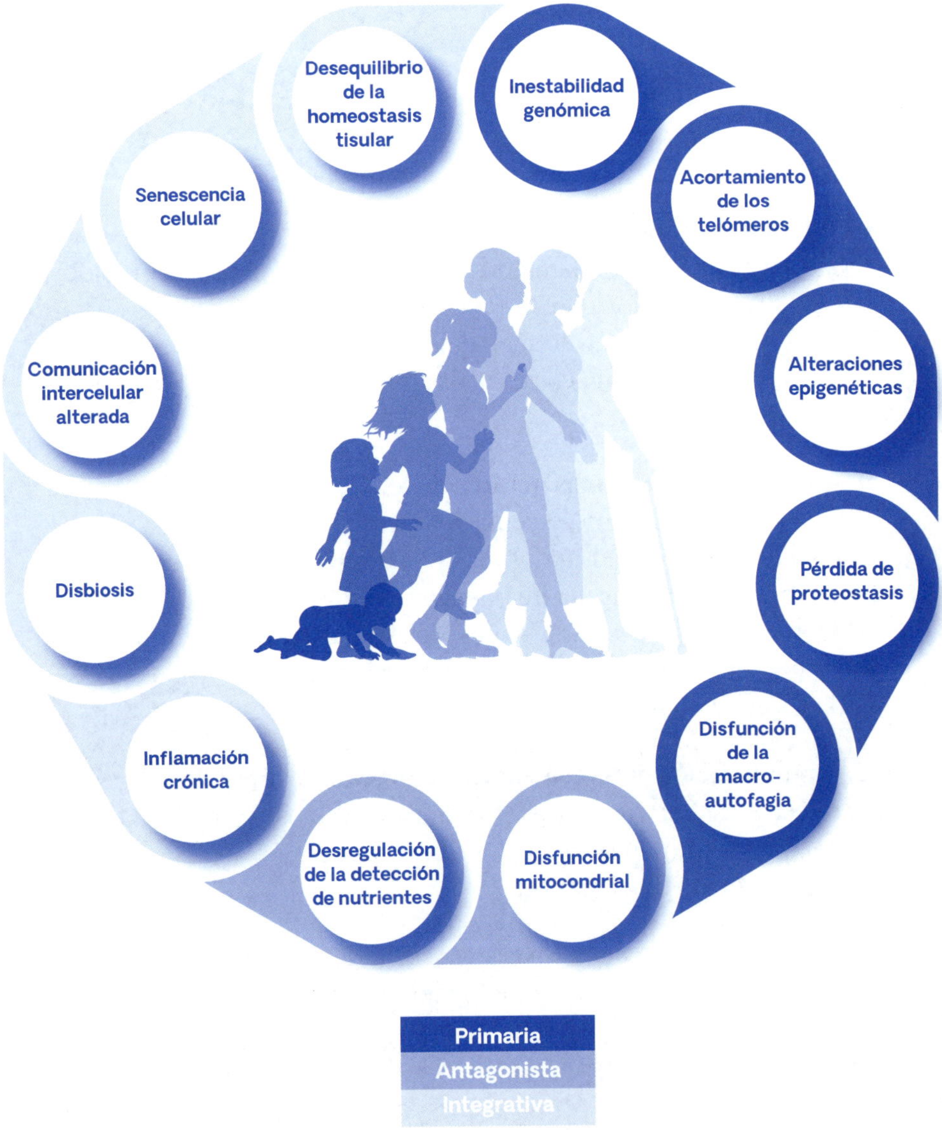

¿Cómo puedo saber mi edad metabólica?

De entrada, no puedes saberla con exactitud, solo tener una aproximación, porque de momento es imposible de calcular con certeza.

La edad metabólica mide la funcionalidad y salud del organismo mediante factores como parámetros metabólicos, el movimiento, la fuerza y la capacidad funcional, que son mejores predictores de la mortalidad que indicadores ya obsoletos como el índice de masa corporal (IMC) que seguro que conoces bien o que alguna vez te lo han calculado, pero evalúa más que tu peso en kilos, en relación a tu altura.

Actualmente la edad metabólica se estima a partir de parámetros que sabemos que son garantía de salud, la mayoría relacionados con la salud metabólica y la condición física, como la flexibilidad metabólica, la sensibilidad a la insulina, la calidad y eficiencia de tus mitocondrias, etcétera. Y se está investigando analizarlo mediante la EDAD EPIGENÉTICA (que hallamos dentro de nuestro ADN).

La **edad epigenética** es una forma de medir el grado de envejecimiento de una persona según el funcionamiento de sus genes.

Imagina que tu ADN es un libro de instrucciones. Con el tiempo, algunas páginas reciben marcas —como notas adhesivas— que hacen que ciertas instrucciones se lean más o menos. Estas marcas se conocen como **metilación del ADN**, un proceso en el que se añaden grupos metilo a ciertas regiones del ADN, modificando la forma en que su código genético es leído e interpretado. Aunque la metilación no altera el contenido del «libro», sí influye en cómo se utiliza su información.

Los científicos han descubierto que estas marcas pueden predecir con gran precisión el envejecimiento de una persona. Además, algunas están relacionadas con enfermedades como el **alzhéimer** o el **cáncer**, lo que podría ayudar a detectarlas antes de que se manifiesten.

Es importante aclarar que no se trata solo de tener más o menos metilaciones, sino de **qué genes y qué regiones específicas** se ven afectadas. Dependiendo de dónde ocurra la metilación, puede activar o desactivar funciones de un gen, con efectos que pueden ser beneficiosos o perjudiciales para la salud.

El **reloj epigenético** que pueda predecir la edad epigenética de cada uno de nosotros es prometedor, pero aún queda mucho que investigar. En principio, consiste en tomar una muestra de ADN de algún tejido, generalmente saliva o sangre, y analizarlo para encontrar esas «marcas» o metilaciones, es decir, para hallar patrones de relojes epigenéticos, que son modelos matemáticos que pueden predecir la edad metabólica comparando los niveles de metilación observados con los esperados para diferentes edades cronológicas (Li, A. *et al.*, 2022). Así podríamos saber cada uno de nosotros si el grado de metilación de nuestros genes es acorde a nuestra edad cronológica o no (y tenemos más años epigenéticos/metabólicos de los que deberíamos), y también posibles beneficios o riesgos según qué zonas de los genes estén o no metiladas. Por otro lado, la edad epigenética se puede calcular teniendo en cuenta factores observables, como la dieta y el estilo de vida, porque son sus verdaderos determinantes.

Una **metilación equilibrada** en el gen **PPAR-µ** favorece el metabolismo de las grasas y la sensibilidad a la insulina, mientras que una metilación adecuada del gen **SIRT1** se asocia con una mayor longevidad. En contraste, la **hipermetilación** del gen **FTO** aumenta el riesgo de obesidad y disfunción metabólica, y una alteración en **INSIG2** puede contribuir a problemas en el metabolismo de las grasas y a la resistencia a la insulina.

La alimentación juega un papel clave en estos procesos. Dietas ricas en vitaminas y antioxidantes favorecen una metilación saludable, mientras que una alimentación alta en azúcares y grasas saturadas puede alterar la metilación de genes clave y deteriorar la salud metabólica.

Ya existen algunas fórmulas que estiman la edad metabólica a partir de la epigenética, en concreto de estos patrones de metilación del ADN en distintas localizaciones, como el reloj de Horvath o de Hannum usados en estudios de salud metabólica y cardiovascular. En un futuro cercano (o quizá no tan cercano) se espera que estas técnicas y la edad epigenética puedan formar parte de la medicina personalizada de forma más rutinaria. Ojalá.

Edad epigenética y factores que la determinan

«Reloj epigenético»

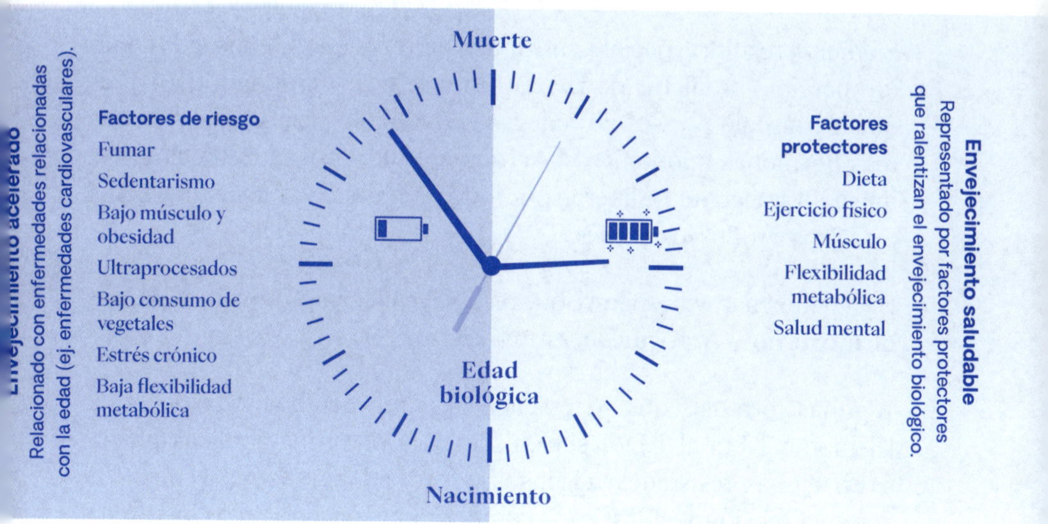

Otros factores como la grasa visceral y la funcionalidad del hígado (motor central del metabolismo), la cantidad y calidad del tejido muscular, la fuerza de agarre con la mano, la velocidad al andar o el equilibrio se están posicionando como buenos marcadores de tu edad metabólica o de longevidad, y son más accesibles y fáciles de medir.

Además, todos estos aspectos se retroalimentan. Caminar más deprisa es predictor de más juventud metabólica, mientras que caminar lento se asocia con el envejecimiento prematuro. Y, encima, cuanto más rápido caminas, más mejoras tu salud y edad metabólica, y viceversa.

Del mismo modo, cuanto más envejecido esté tu organismo, más ineficiente será en el uso de nutrientes (menos flexibilidad metabólica) y más probable es que almacenes más grasa en zonas más peligrosas, como las vísceras. Tener más grasa visceral acelera el envejecimiento y sus complicaciones asociadas; pero mejorar tu composición corporal te rejuvenece, y atrasa la edad metabólica. Y sucede igual con todos los factores mencionados.

La fuerza resulta especialmente interesante, ya que se consolida como un increíble predictor de la edad metabólica y la longevidad. Y es que el músculo por sí solo reduce la edad biológica. A más músculo, más hormonas mioquinas y exerquinas, que se sintetizan cuando el músculo se ejercita, se liberan por todo el organismo y generan efectos positivos a todos los niveles.

De ahí una maravillosa frase que dice: **«Envejecemos porque dejamos de movernos»**. Y no puede ser más cierta.

Algunas fórmulas que ya estiman la edad metabólica como la de Klemera y Doubal (KDM) suelen combinar datos metabólicos (glucosa en ayunas, resistencia a la insulina, proteína C reactiva...) con otros como la tensión y el IMC o la composición corporal. Pero insisto en que ninguno está universalmente aceptado.

¿Cómo aumento mi longevidad?

Amigo, amiga, siento decirte que aquí no vas a encontrar el secreto de la longevidad. Parece que este no es el capítulo de las respuestas claras. Pero sí te he demostrado que hay una multitud de factores que se asocian con la desaceleración de la edad humana y que sabemos cómo aprovecharlos. ¿Vas viendo por dónde voy? Bingo. Mejorar tu salud metabólica y, por tanto, tu flexibilidad metabólica, mejora tu envejecimiento y contribuye a la longevidad. Así que en la parte 2 del libro veremos cómo mejorar las tres cosas a la vez.

IDEAS CLAVE

— El envejecimiento no es una enfermedad, es una condición natural y fisiológica que no podemos frenar, pero sí mejorar y retrasar al máximo.

— **La edad que importa no la define tu DNI, sino tu edad metabólica. Y recuerda que cuanto mejor funcione tu metabolismo, más años de vida ganarás**, pero lo mejor es que serán años de buena vida.

— **¿Sabías que puedes tener 40 años y una edad metabólica de 30?** ¡Ser flexible a nivel metabólico te ayuda a ganar años de vida y calidad! Es la única edad que hasta se puede revertir con la mejora del estilo de vida.

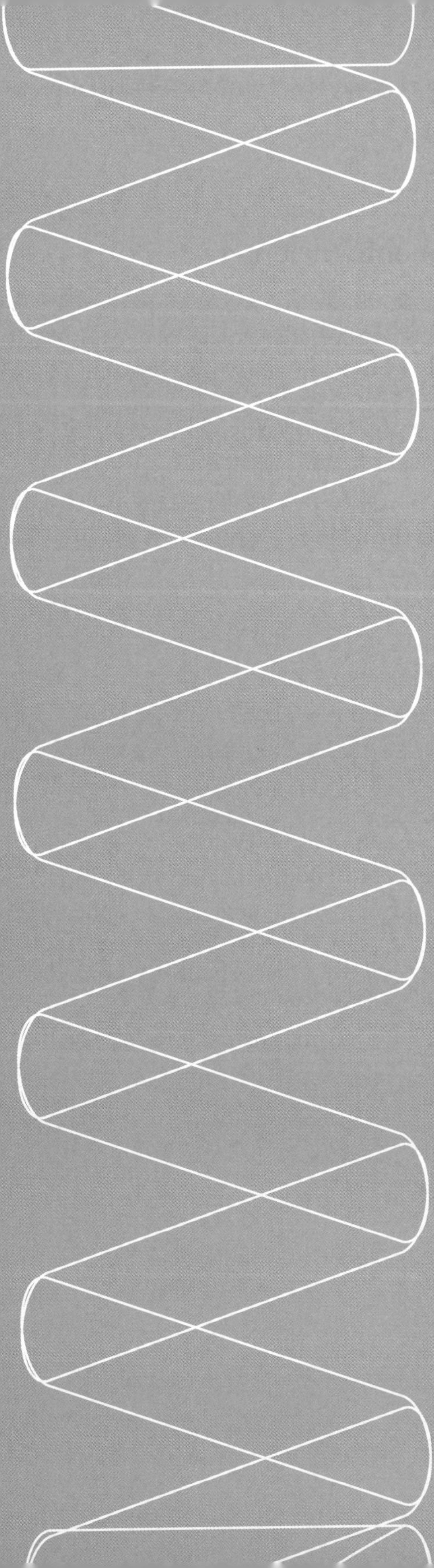

Capítulo 4

Cómo funciona nuestra energía y cómo usarla a nuestro favor

Entender cómo funciona la gestión de nuestra energía puede transformarse en nuestra mayor ventaja, ya que evitará que sintamos agotamiento y debilidad a las primeras de cambio, algo que nos incapacita para ajustarnos al trajín del ritmo cotidiano y nos hace envejecer de forma prematura. ¿Alguna vez te has preguntado por qué hay días que te sientes capaz de conquistar el mundo y otros que apenas puedes salir de la cama? La respuesta reside en cómo manejamos el delicado equilibrio de nuestra energía y en la optimización de ese proceso para mejorar nuestra salud, vitalidad y rendimiento.

A lo largo de nuestra vida, el cuerpo lleva a cabo constantemente una compleja danza de intercambios energéticos cuando el metabolismo transforma lo que comemos en energía. La idea de balance energético es clave para desbloquear nuestra flexibilidad metabólica. Si entendemos cómo equilibrar la energía que ingresamos y la que gastamos, aprenderemos a dirigir nuestra energía de forma más eficiente y beneficiosa.

El balance energético se define como la diferencia entre la energía que ingresas en el organismo (las kilocalorías que comes) y la que gastas (el gasto energético o kilocalorías que consumes). Creo que con la siguiente gráfica en forma de balanza se entiende mucho mejor.

Balance energético

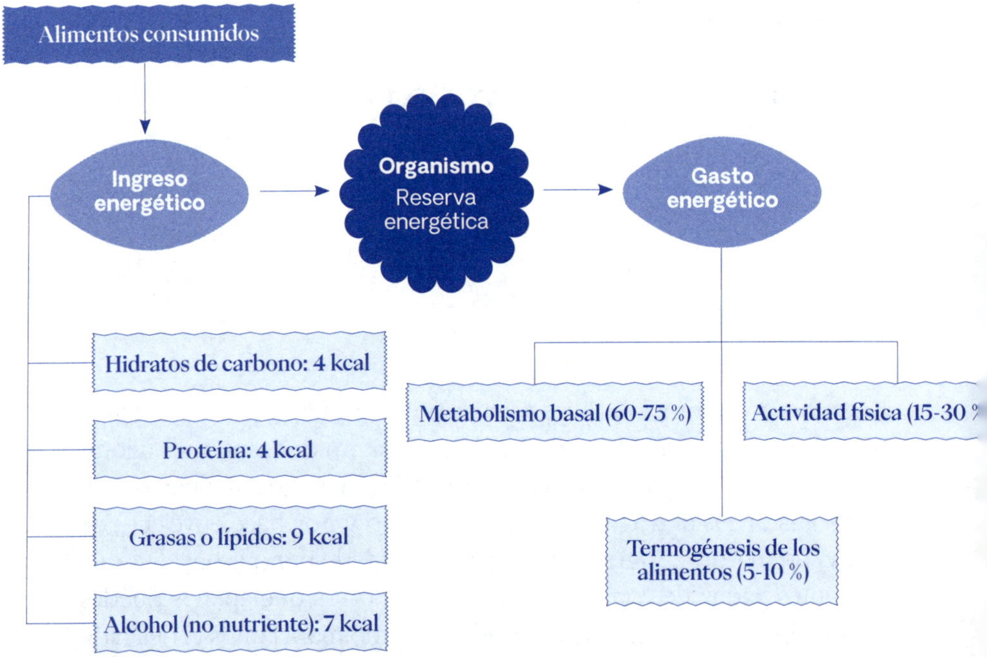

El ingreso energético

El ingreso energético proviene de los alimentos que comemos, en concreto de los macronutrientes, ya que son los que aportan calorías al cuerpo. Hay tres macronutrientes: grasas, proteínas y carbohidratos. Además, el alcohol también aporta calorías, aunque NO es un nutriente, pero hay que tenerlo en cuenta, porque las cañas y copas que te tomes, suman, pero no aportan (así que mejor que se aparten). De hecho, es importante aclarar que las calorías que aporta el alcohol se llaman «calorías vacías», no porque no cuenten como calorías o no «engorden» como algunos creen (o quieren creer); sino porque son calorías vacías de nutrientes, que no aportan nada útil más que la pura caloría. El alcohol, cuanto menos, mejor.

El gasto energético

Por su parte, el gasto energético se divide en tres pilares de los que hablaremos a fondo más adelante.

— **Metabolismo basal:** es la energía que gastamos en estar vivos, es decir, en las funciones vitales básicas: el funcionamiento del corazón, respirar, la circulación sanguínea y las acciones metabólicas básicas. Puede suponer de un 60 hasta un 75 % de las calorías que gastamos en un día, de ahí su importancia. Enseguida profundizaremos en él.

— **La vida activa y el ejercicio físico:** pueden suponer desde casi nada a mucho, dependiendo de lo que te muevas. Aquí es recomendable conocer las diferencias entre ambos pilares: vida activa y ejercicio físico. Por un lado, tenemos la vida activa, también llamada NEAT, por sus siglas en inglés (*non exercise activity thermogenesis*); que define las actividades diarias distintas al ejercicio programado, por ejemplo, subir y bajar escaleras, pasear, levantarse cada rato de la silla de trabajo, etcétera. Por su parte, el ejercicio físico propiamente dicho sería la actividad programada: ir al gimnasio, montar en bicicleta, ir a nadar, etcétera. También hablaremos más de esto en breve, pero tengo que anticipar que infravaloramos la importancia de la vida activa, cuando puede marcar la diferencia en el gasto calórico diario.

— **Termogénesis de los alimentos:** este pilar es el menos conocido y define la energía que gastamos en el proceso mismo de digerir los alimentos. La actividad digestiva tiene un coste, que suele ser de en torno al 5-10 % de las calorías totales que consumimos al día. Curiosamente, cabe distinguir entre nutrientes, ya que no todos cuestan igual de digerir. La proteína es el nutriente más termogénico, es decir, el que más gasta en su propia digestión, y con diferencia. En segundo puesto están los hidratos de carbono, y, por último, el nutriente que menos cuesta digerir es la grasa. Podemos asumir que, aproximadamente, el 20 % de las calorías que provienen de las proteínas las gastamos en su propia digestión, pero solo un 7-8 % de las de los hidratos, y un 3-4 % de las de las grasas. Y no, esto no significa ni muchísimo menos que las grasas sean malas o peores. No confundamos esto, que nos conocemos, y ya veo a más de uno y una restringiéndolas sin razón.

Volviendo a esas 2.000 kilocalorías que comemos de media cada día, parece sencillo entender que si como 2.000 kcal y gasto 2.000 kcal, pues lo comido por lo servido, es decir, me mantengo en mi peso. Ni gano ni pierdo. Llamamos a esto **equilibrio energético**, o tener el balance a 0 (2.000-2.000 = 0).

En cambio, si como de más, por ejemplo, dulces, aperitivos, bollería, refrescos, etcétera, pero no gasto más, el balance calórico será **positivo**, y ganaré peso en forma de grasa corporal. Otra forma de balance positivo puede ser llevar una dieta hipercalórica e hiperproteica para conseguir un superávit que me permita ganar músculo.

Y, al contrario, si como menos de lo que gasto, perderé peso (balance **negativo**). Si lo hago bien, de forma equilibrada y saludable, perderé fundamentalmente grasa corporal. Pero si lo hago mal, por ejemplo, con dietas milagro, a base de batidos sustitutivos, haciendo la operación biquini, etcétera, perderé grasa, pero también músculo. Y salud física y mental. Y dinero. Y tiempo.

Esto es cierto en términos generales, pero, como sucede con todo en nutrición, hay matices. El cuerpo humano no es una fórmula matemática, y esto no se cumple a rajatabla, ya que la nutrición depende de muchos más factores. Para empezar, no es lo mismo comer 2.000 kcal en forma de dieta saludable, que 2.000 kcal en forma de bollos y refrescos. 2.000 kcal son 2.000 kcal, sí. *A priori,* sean calorías de calidad o no, si ingieres solo las que necesitas, es posible que te mantengas en tu peso. Aunque pierdas la salud por el camino y no sea una situación sostenible en el tiempo. Porque nuestro metabolismo es más que números y no procesa igual todas las calorías. Por eso, en este caso, podríamos decir que no siempre se cumple el famoso acertijo de: «¿Qué pesa más: un kilo de hierro o un kilo de paja?». Vale sí, pesan lo mismo, pero no son iguales. Supón que comes 1.000 kcal en forma de naranjas y peras (deberías tomar unas 7-8 piezas en total): te da algo. Pero imagina comer 1.000 kcal en forma de un menú normalito del McDonalds: no te costaría nada y, si le añades postre, hasta superas esa cantidad. Y tendrás hambre otra vez al cabo de pocas horas, por cierto.

Además, piensa que no todas las calorías nos afectan igual. Te pongo un ejemplo muy claro: las frutas y los frutos secos no engordan las calorías completas que contienen, pero la palmera de chocolate créeme que sí. ¿Por qué? Un metaanálisis que se preguntó esto concluyó que es porque las calorías de frutas y frutos secos se absorben parcialmente en el intestino, más lentamente, y se metabolizan de forma distinta; además de que las vitaminas, minerales y antioxidantes de las frutas y frutos secos activan vías metabólicas beneficiosas frente a la obesidad (Sharma *et al.,* 2016). En cambio, una palmera de chocolate no contiene todo eso y no se metaboliza así. Súmale que, además, tiene un sabor más potente que invita a comer más y nos sacia menos.

Eso explica en parte el dilema de si tomar la fruta entera o en zumo. Comer fruta habitualmente se asocia de forma contundente con mantener e incluso bajar de peso cuando se busca ese objetivo. En cambio, el zumo de esa misma fruta se asocia a más riesgo de obesidad si se toma con frecuencia. No es lo mismo una naranja que su jugo.

Vamos a dar un pasito más, que esto se sigue complicando.

Desde el sexo hasta el sueño: factores que moldean tu energía

Como hemos visto, el gasto calórico de una persona se calcula sumando el metabolismo basal con el gasto energético dedicado a la actividad física y la termogénesis de los alimentos. De los tres factores mencionados, el metabolismo basal es el que genera más confusión y dudas, así que toca explicarlo un poco más.

Sexo

En general, y en condiciones similares, las mujeres tienen un metabolismo basal ligeramente inferior, entre un 5 y un 10 %, que los hombres. Esto significa que las mujeres necesitamos menos calorías diarias para mantenernos. Por eso las que me estáis leyendo, si convivís con un hombre en casa, sabréis lo que eso encarece vuestra cesta de la compra. O que son ellos los que se comen las sobras de vuestro plato cuando vais a cenar a un restaurante y no podéis más. Esto se debe fundamentalmente a las diferencias hormonales entre sexos y la composición corporal. En las mismas condiciones, los hombres tienen más masa muscular y menos masa grasa, y resulta que el tejido muscular es más activo metabólicamente hablando. También influye mucho el aspecto hormonal, ya que las hormonas sexuales que se encuentran más altas en hombres que en mujeres, como la testosterona, influyen indirectamente en el metabolismo, el gasto energético y la masa muscular.

Composición corporal

Cuanto más pesamos y más grande es nuestro cuerpo, sea por el motivo que sea, mayor es nuestro metabolismo basal. Esto es fácil de entender, cuanto más grande eres, más energía necesitas para llevar a cabo todas tus funciones vitales y más peso debes desplazar en tus actividades diarias.

Pero es mucho más importante la composición corporal que el peso en sí. Y aquí nos centraremos en la grasa y el músculo. El músculo tiene un papel clave en nuestro metabolismo, aunque lo cierto es que se ha magnificado su efecto metabólico, denominándolo «quemagrasas nato»; mientras que se ha considerado que el tejido adiposo o graso es «inútil», porque solo almacena grasa. Hoy en día sabemos que el tejido adiposo es metabólicamente activo y tiene un papel endocrino mucho más potente de lo que pensábamos, y cada día descubrimos cosas nuevas.

Músculo

A grandes rasgos, podemos decir que cuanto más músculo, más gasto calórico. De ahí que se considere un «activador metabólico», aunque esto es relativo, porque no es que el músculo active el metabolismo porque sí, sino que ejercitarlo tiene un alto coste calórico. Es decir, que el músculo quieto no sirve de tanto, pero es que, si el músculo no se mueve, se va perdiendo con los años.

Antes de seguir hablando del músculo, es importante distinguir los tres tipos que hay:

— **Músculo esquelético:** es al que nos referimos en lenguaje general al hablar de músculo. Es el que empleamos en el movimiento voluntario, por ejemplo.

— **Músculo cardíaco:** llamamos así al tejido muscular del corazón.

— **Músculo liso:** es el que controla las funciones involuntarias de los órganos internos. Por ejemplo, permite el paso de comida en el sistema digestivo.

El músculo esquelético requiere bastante energía para su mantenimiento y funcionamiento. En cambio, cuando está en reposo, es muy barato de mantener energéticamente hablando. De hecho, el músculo quieto consume mucha menos energía que, por ejemplo, el corazón, que no para de bombear. Se estima que podríamos gastar entre 10 y 20 kcal por cada kilo de músculo al día; en cambio, gastamos entre 200 y 250 kcal totales en el hígado, un poco más en el cerebro, y hasta 400 kcal en el corazón para la circulación. Y, aun así, se calcula que 1 kg de masa muscular necesita el triple de energía que un 1 kg de tejido graso (Wang *et al.*, 2012).

Así, a corto plazo, tener 3 o 4 kilogramos más o menos de músculo no va a influir notablemente en tu gasto calórico (aunque sí tiene otros miles de beneficios, no se me malinterprete). En cambio, sí que te va a ayudar tanto a mantener un peso saludable como a ganar salud metabólica y hormonal, incrementar tu longevidad, mejorar tu calidad de vida y también a regular el apetito y a mejorar la composición corporal.

Ahora bien, en los momentos en que el músculo trabaja haciendo un ejercicio de alta intensidad puede consumir hasta el 95 % de tu energía. Por si esto fuera poco, en 2021 se publicó un estudio que halló que ganar masa muscular activa el uso de la grasa como fuente de energía por diversas vías metabólicas y endocrinas (Vechetti *et al.*, 2021).

Ejercitar el músculo con ejercicios de fuerza y de resistencia no solo contribuye positivamente a preservarlo, sino que también ayuda a regular el apetito, porque durante el ejercicio se inhibe la secreción de determinadas hormonas, como la GLP-1, que mandan señales al cerebro y reducen el hambre. Esta misma hormona también aumenta cuando ingerimos proteínas, que es el nutriente que más nos sacia.

¿Entonces tener más músculo me hace quemar más grasa o no?

Más o menos. El músculo es un tejido activo cuando se mueve y tranquilo cuando está en reposo. Ahora bien, tener más músculo genera un ambiente propicio para la salud metabólica y hormonal, y también para la recomposición corporal. Es decir, que si acabas de enterarte de que el músculo no es una máquina quemagrasas, no te decepciones, porque lo necesitas literalmente para todo. Y, de hecho, si pierdes grasa corporal sin cuidar o ganar músculo, el efecto rebote está casi asegurado. Es decir, que sin músculo te va a ser difícil perder grasa, y más aún no recuperarla.

Aprovecho para recordarte que ganar músculo de joven es una inversión para la vejez. Así que construye músculo como una coraza frente a cualquier patología.

La grasa blanca y la llamada grasa marrón

Por su parte, el tejido graso, a diferencia de lo que se creía, tiene muchas más funciones que la de almacenar grasa, por ejemplo: genera hormonas que nos ayudan a regular el apetito y la saciedad, entre las que destacan la adiponectina y la leptina; e incluso ayuda a mejorar la sensibilidad a la insulina, de la que hablaremos en próximos capítulos. Por eso, tener niveles adecuados de masa grasa contribuye a mejorar la salud metabólica y a controlar el peso corporal. Aunque es cierto que apenas tiene efecto en el gasto calórico diario. Cabe añadir también que, como ya hemos dicho, el porcentaje estándar de grasa corporal en relación con el peso total difiere mucho entre hombres y mujeres, y aunque también influye la edad, vamos a indicar los valores recomendados en ambos sexos, a grandes rasgos, en la siguiente tabla:

Porcentaje de grasa corporal recomendado según sexos
Fuente: Siri *et al.*, 1961.

	Hombres	Mujeres
Normopeso	12 a 20 %	20 a 30 %
Sobrepeso	20 a 25 %	31 a 33 %
Obesidad	>25 %	>33 %

Como ves, tener un 25 % de grasa corporal se considera normopeso en una mujer, pero casi obesidad en un hombre.

La grasa a la que me he referido hasta ahora es el tejido graso blanco, es decir, el «normal», la grasa que todo el mundo conoce. Pero es que tenemos otro tipo de grasa más especial e interesante, llamada **tejido adiposo marrón o pardo**. ¿Por qué es tan querida la grasa marrón? Porque es la única grasa corporal capaz de gastar calorías. Sí, como lo oyes, este tipo de grasa quema calorías. Su diferencia con respecto a la blanca o estándar es que posee muchas mitocondrias, y puede usar nutrientes para obtener energía y producir calor (nos ayuda a mantenernos calentitos cuando hace frío). Y para generar calor, se gasta energía, por eso es un tejido graso metabólicamente activo.

De modo que sí, existe un tejido adiposo capaz de incrementar el gasto calórico del organismo. Ahora bien, tenemos poca cantidad, muy poca, y cada vez menos, porque con nuestro estilo de vida lo vamos perdiendo con los años.

Los bebés nacen con tejido adiposo marrón para protegerse del frío, ya que a esa edad tienen menos capacidad de regular su temperatura. Lo mismo sucede con los animales que hibernan, cuyos niveles de grasa marrón son muy superiores a los de los seres humanos. Hasta hace unos años, este tejido se consideraba prácticamente inexistente en adultos, se suponía que lo perdíamos al crecer. Pero investigaciones recientes han descubierto que podemos conservar una buena parte de esta grasa marrón, aunque, para nuestra desgracia, no solemos encontrarla porque con la edad y los hábitos sedentarios que llevamos, aparte de vivir con sistemas de climatización, va desapareciendo (Harb, B. *et al.*, 2023).

La investigación reciente sobre el papel del tejido adiposo marrón en la regulación energética está abriendo un nuevo y fascinante ámbito de estudio. Y es que, como ya he dicho, este tipo de grasa tiene como función principal protegernos del frío y aclimatarnos. Por eso, para seguir siendo útil necesita un poco de lo que denominamos «hormesis», que significa dar al cuerpo pequeñas dosis de estrés, en su justa medida, que no es lo mismo que vivir con estrés constante.

El ser humano apenas expone su cuerpo a esas situaciones de hormesis saludables, que son relativamente sencillas de conseguir. Y esto es porque no somete al cuerpo a ejercicios diversos de varias intensidades, porque picotea a todas horas sin pequeños períodos de ayuno, porque no pasa nunca frío ni calor y vive aclimatado, con el aire acondicionado en verano y la calefacción a tope en invierno, etcétera. Todo ello nos aleja de la hormesis o dosis de estrés saludables fisiológicamente. Y todo ello conlleva que el tejido marrón sea difícil de mantener.

En cambio, las personas con un estilo de vida activo y hábitos saludables suelen conservar e incluso desarrollar nuevos depósitos de grasa marrón, que contribuyen a aumentar el gasto calórico. Se estima que, cuando el tejido graso marrón está completamente activado, una cantidad tan pequeña como 50 g de este tejido puede consumir hasta el 20 % de la energía metabólica basal del cuerpo (Liu, X. *et al.*, 2023). Y aunque 50 g nos parezca nada, contar con 50 g de este tejido es algo excepcional, ya que no solemos tener más de unos pocos y tristes gramos por persona.

Diferencias entre adipocito blanco (fundamentalmente almacén de grasa) y adipocito marrón (lleno de mitocondrias que aumentan el gasto calórico total)

Fuente: Kajimura, S. *et al.*, 2014.

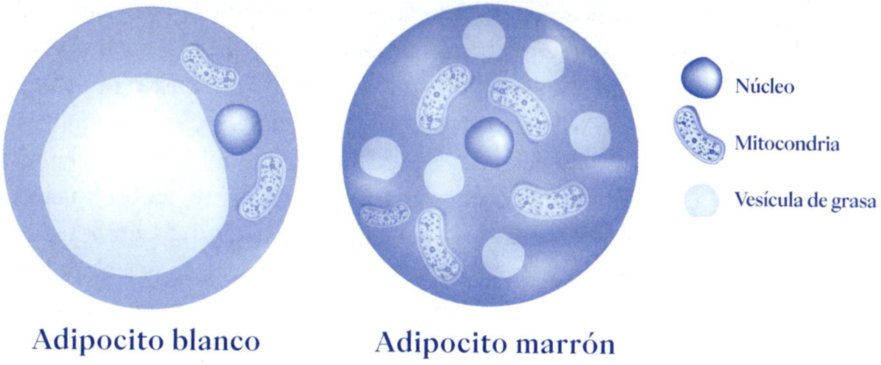

Edad

Se considera que la edad es la causante de todos nuestros males. A más años cumplidos, menos músculo, menos gasto calórico, más grasa, más patologías... ¿Pero de verdad es la edad la culpable de todo? ¿O es que con la edad modificamos hábitos, nos movemos menos y eso es lo que más pesa?

En los manuales de nutrición con los que estudiamos la carrera suele aparecer siempre una frase similar a esta: «Con la edad disminuye el metabolismo basal en torno a un 5-10 % por cada década a partir de los 30». Pues sí y no, me explico.

Las investigaciones que evalúan el gasto calórico a medida que pasan los años hallan una tendencia que dice que gastamos menos calorías a más edad. Pero es un error inferir que la causa es la edad en sí. Lo que realmente pasa es que hay una correlación entre más edad y menos gasto metabólico, pero si rebuscamos entre los detonantes de esto, vemos de nuevo que la causa son los hábitos. Con la edad nos movemos menos, hacemos menos ejercicio físico, abandonamos el músculo, y entonces nos encontramos con esos balances energéticos positivos que hemos visto antes y, por tanto, es más fácil que, comiendo lo mismo, ahora ganemos peso y antes no.

Hasta la llegada de la menopausia en las mujeres y más o menos los 60 años en los hombres, podríamos mantenernos con el mismo metabolismo, si nos cuidamos. A partir de este momento vital sí que es cierto que el metabolismo basal se ralentiza ligeramente, porque los órganos y tejidos empiezan a funcionar menos y más despacio. Pero hasta entonces, la edad no es excusa. Al llegar a etapas más avanzadas sí que la maquinaria se va haciendo más ineficiente y ese coche del que hablábamos al inicio empieza a ser antiguo, a tener averías, y notamos que ya no funciona como antes. Normalmente, los coches viejos gastan más combustible para el mismo trayecto, pero nosotros gastamos menos gasolina porque ralentizamos los procesos, y además generamos más sustancias de desecho secundarias, como agentes oxidantes llamados **radicales libres**.

Uno de los estudios más potentes que conozco al respecto es del investigador Pontzer *et al.* Analizaron el gasto energético en más de 6.600 hombres y mujeres desde los 8 días después de nacer hasta los 95 años. Y cuál fue su sorpresa al hallar que el músculo era mejor predictor del gasto calórico que la edad, y que el metabolismo apenas cambiaba entre los 20 y los 60 años si se mantenían hábitos de vida similares. Y, de hecho, a partir de los 60 años no había un bajón brusco, sino que decaía de forma muy gradual en ritmos de 0,7-1 % al año (Pontzer *et al.*, 2021). Este dato está muy lejos del 5-10 % menos cada década que se suele decir.

Otro gran estudio en población de entre 4 y 91 años de Reino Unido halló datos muy similares (Brage *et al.*, 2021). El pico de máximo metabolismo basal se encuentra, de media, entre los 25 y los 40 años, pero empieza a bajar de verdad a partir de los 60, y muy gradualmente.

Como sociedad, con la edad reducimos el ejercicio que hacemos, tanto por decisión propia como porque es «lo normal» en nuestro ambiente. Y es que con la edad te recomiendan precaución con ciertos ejercicios o te dicen que lo que toca es moverse menos. Qué gran error cometemos al reducir tanto la actividad. Así sucede que perdemos músculo y ganamos grasa y, por supuesto, reducimos las calorías gastadas y lo atribuimos a que los años pasan factura.

Aún recibo pacientes en consulta que me dicen que el médico de cabecera les ha dicho después de cumplir los 50 años que hay que hacer ejercicio, y que por eso les recomienda «andar y dar paseítos». Que no. Que andar es llevar una vida activa, pero además de eso hay que hacer ejercicio físico programado. Y que tanto los niños y adolescentes como las personas de edad avanzada pueden y deben practicar fuerza y ejercicios más intensos. Nos hacemos frágiles nosotros mismos y luego decimos que no podemos practicar ciertos movimientos por la edad, pero hemos sido nosotros. Así que tengas la edad que tengas, que no te digan que andar es suficiente.

Hablaremos del envejecimiento en otro capítulo, pero te puedo hacer un poco de espóiler y chivarte que envejecer NO es una patología, y que asociamos al envejecimiento cosas que no le corresponden.

Situación hormonal

También hay aspectos hormonales que influyen en nuestro gasto calórico. Por ejemplo, las situaciones de estrés aumentan hormonas como las catecolaminas (entre ellas la adrenalina), que generan más gasto de energía. Otro ejemplo claro son las alteraciones de tiroides, que generan cambios hormonales que dan lugar a condiciones como el hipotiroidismo, que reduce el metabolismo basal, o el hipertiroidismo, que lo aumenta.

Pero, ojo, que muchas de las personas que me estáis leyendo estaréis pensando que lo que digo del estrés no tiene ningún sentido, porque cuando pasáis épocas de agobio, ganáis peso. Esto se explica porque las hormonas del estrés pueden aumentar el metabolismo, pero, a la vez, en esas situaciones, también se disparan hormonas como el cortisol, que alteran los sistemas de autocontrol y recompensa del cerebro, lo que puede hacer que, bajo presión, comamos más o caigamos antes en tentaciones. Además, el estrés crónico y tener constantemente altas las hormonas del estrés genera una activación prolongada del eje hipotalámico-hipofisario-adrenal, lo que libera todavía más cortisol, y propicia que se acumule más grasa en zonas peores para la salud metabólica, como a nivel abdominal o visceral (rodeando órganos como el hígado y corazón). Es que el ser humano es muy complejo.

Y, por otro lado, una cosa es cómo afecta el estrés a nivel hormonal, y otra muy distinta es cómo responde cada persona. Las hay que en situaciones de estrés dejan de comer, porque se les cierra el apetito, mientras que otras se dan atracones o comen peor, y por eso acaban ganando grasa.

Y otro clarísimo ejemplo del importante papel de las hormonas es el **ciclo menstrual**. En la fase lútea (las dos semanas premenstruación) aumenta el gasto energético, y por ende también el hambre y los supuestos «antojos». Esto es porque necesitamos de media hasta 200-350 kcal/día más respecto a la fase folicular (que comienza justo después de la menstruación). Si eres mujer seguro que te has notado con mucha más hambre e incluso más ganas de caprichos dulces los días antes de tener la regla. Todas hemos dicho durante esta etapa eso de que «el cuerpo me pide azúcar». Es la forma que tiene tu organismo de avisarte de que necesitas más calorías, y si no se las das, suele reclamarlas en forma de alimentos ultrapalatables. Es decir, que no te pide una pera, te pide una palmera. Así tiene dos en uno, cubre las necesidades energéticas extras y obtiene un buen chute de dopamina gracias al azúcar, la grasa y los aditivos, que le sientan «genial» al cuerpo en estos momentos.

Necesidades calóricas y metabolismo según el ciclo menstrual en la mujer

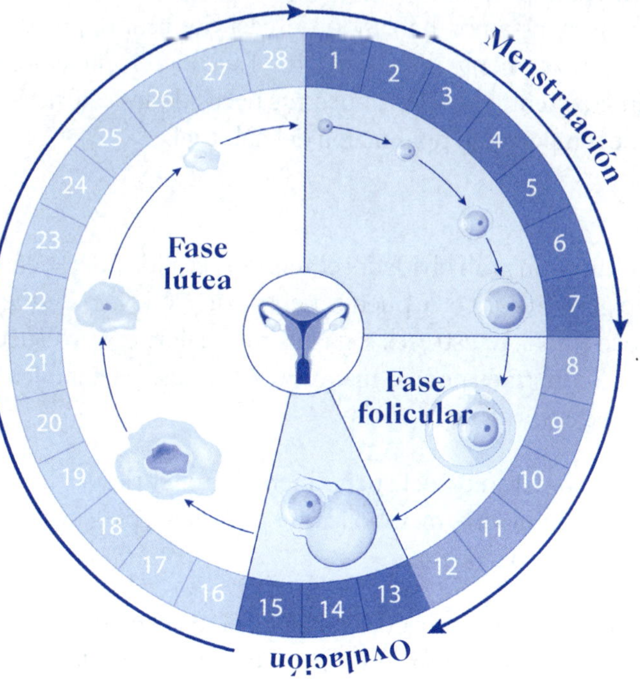

La diferencia de necesidades calóricas entre fase lútea y folicular es de: (+250-300 kcal/ -250/300 kcal).

Temperatura y clima

Otro factor que puede alterar puntualmente el gasto metabólico es el clima. En condiciones extremas de frío o calor el cuerpo trabaja más para regular su temperatura, pero no son alteraciones llamativas en nuestro metabolismo a medio plazo. Es decir, que si estabas pensando en pasarte el día en la sauna o darte baños de agua fría a lo método Wim Hof para quemar más calorías, no pierdas el tiempo. Que la aplicación de frío o calor pueda tener ciertos beneficios, no lo niego, y, que aunque el método Wim Hof se asocia a un «chamán» o «gurú vendehúmoss» tiene ciertos beneficios metabólicos y antiinflamatorios, tampoco lo niego. Pero como «quemagrasas», siento decirte que ninguno. Activas o generas más grasa parda (la que quema calorías) haciendo ejercicio que sometiéndote al frío.

También hay condicionantes como la fiebre o situaciones de infección y enfermedad que pueden acelerar notablemente el metabolismo. En casos graves, estamos hablando de casi duplicarlo, pero, vaya, que mejor que no aumente por ese motivo. En concreto, la fiebre aumenta aproximadamente un 5-10 % nuestras necesidades calóricas por cada grado de temperatura por encima del habitual.

Sueño

Y, por último, un gran olvidado: el sueño. La calidad del sueño afecta a nuestro gasto calórico. Y puedes pensar que lo lógico es que, si duermes poco y mal, te estreses y gastes más calorías. Pero sucede justo al revés. Si duermes poco o mal reduces tu tasa metabólica basal, es decir, que gastas menos calorías.

La restricción crónica del sueño incrementa el riesgo de desarrollar obesidad y patologías metabólicas como colesterol elevado, resistencia a la insulina o diabetes.

Las alteraciones que provoca el mal sueño en el metabolismo pueden marcar una gran diferencia en personas con obesidad sometidas a planes de adelgazamiento. Aquellas con mala calidad de sueño (que duermen 5-5,5 horas en vez de 8 horas) pueden tener hasta un 55 % menos de pérdida de grasa que quienes descansan mejor, y perder hasta un 60 % de preciado músculo (Nedeltcheva, A. V. *et al.*, 2019).

Un estudio en personas con sobrepeso y obesidad sometidas a un plan nutricional de restricción calórica evaluó qué impacto tendría restringir también el sueño. Hallaron que dormir solo 1 hora menos durante 5 de 7 noches a la semana reducía la pérdida de grasa corporal (Wang *et al.*, 2018). Más curioso fue que todos perdían más o menos el mismo peso total, pero los que no dormían bien perdían menos grasa a costa de más musculo.

Uno de los ensayos clínicos más reconocidos en España, PREDIMED-Plus, analizó a 1.986 personas con obesidad y demostró que los llamados «maldurmientes» tenían un 14 % más riesgo de obesidad y un 62 % más riesgo de diabetes tipo II (Rosique-Esteban *et al.*, 2018).

El Proyecto Viva, que se llevó a cabo con 804 personas, halló que quienes tenían un sueño más irregular tenían menos salud metabólica. En concreto, cada hora adicional sin dormir o durmiendo mal se asoció con un perímetro de cintura 1,19 cm mayor y con un IMC medio punto más alto (Céspedes Feliciano *et al.*, 2019).

Un claro ejemplo de esto son los trabajadores nocturnos o a turnos, que viven contracorriente y alteran totalmente los ritmos biológicos naturales del cuerpo (vivir de día y dormir de noche). Su jornada laboral merma drásticamente la calidad de su sueño, y por ello tienen más riesgo de padecer obesidad y alteraciones de su salud metabólica. Y esto es importante, puesto que según datos de la sexta encuesta europea sobre las condiciones de trabajo (Informe general de Eurofound, 2016), en Europa, el 19 % de la población activa trabaja de noche al menos una vez al mes y 2 de cada 10 trabajadores lo es a turnos.

Posiblemente, uno de los principales motivos por los que la falta de sueño reduce el metabolismo basal y aumenta la probabilidad de ganar grasa corporal es la disfunción metabólica que genera, y su capacidad de modular las hormonas grelina y leptina. La grelina es la hormona que estimula nuestro apetito y la leptina, la hormona de la saciedad; a su vez, ambas tienen un papel importante en el metabolismo. Pues es posible que, a más falta de sueño, más grelina (más hambre) y menor leptina (menos saciedad) o más resistencia a la leptina (aunque haya leptina, no le hacemos suficiente caso y, por tanto, no nos sentimos tan saciados).

Recomendación final

Duerme entre 7 y 8 horas diarias. Dormir menos de 6 horas de manera habitual se asocia a riesgos metabólicos, aunque abusar de las horas de sueño en la edad adulta (más de 9 horas por noche) también puede ser perjudicial a largo plazo.

Infravaloramos las calorías que comemos y sobrevaloramos las que gastamos

Cuando pregunto a un paciente en consulta qué suele comer un día normal y me desglosa su ingesta, habitualmente la infravalora. Con lo que más pasa es con las cenas y los picoteos entre horas. Si te pregunto qué sueles cenar un día cualquiera, ¿qué me dirías? Una respuesta muy repetida es «un poco de ensalada y un yogur», o «casi nada, muchas noches tomo un poquito de pan con algo y ya». Pero a la hora de desglosarlo terminamos con que la ensalada «ligera» tenía de todo, y lo que menos, hortalizas; y que el poquito de pan con «algo» termina siendo una cena alta en carnes procesadas y alimentos grasos, es decir, bastante calórica: jamón, fuet, queso, pan blanco, etcétera. En volumen puede parecer poco, pero en calorías totales es mucho más que una cena bien planificada y equilibrada.

También solemos obviar las calorías de bebidas como los refrescos o las cañas, los aperitivos, los paseos a la nevera con su consiguiente picoteo, etcétera. Hay estudios que calculan que podríamos infraestimar, de media, entre un 10 y un 25 % de lo que comemos en un día, y esto podría ser más frecuente en personas con sobrepeso y obesidad (Garriguet, 2008). Si crees que tienes una idea muy equivocada de lo que sueles comer, puedes hacer la actividad de registrar en un diario dietético todo lo que comes durante 1-3 días. No es cuestión de obsesionarte, simplemente te puede orientar sobre si tu percepción está muy desviada de la realidad.

Esto que te cuento, más que buscar convertirnos en contadores de calorías humanos, va de que, si comes comida de verdad, nutritiva, con alta densidad en nutrientes y saciante, tu apetito e ingesta se autorregularán en gran medida solos. A diferencia de si sueles comer procesados de baja calidad, fritos, dulces, etcétera, que aportan muchas calorías con poco valor nutritivo y poco volumen de alimento. Te saciarás menos, volverás a tener hambre enseguida y tendrás carencias nutricionales. Eso por no mencionar que son tan palatables, debido al azúcar, las grasas y los aditivos, que harán que quieras más cantidad que la que tomarías en función de tu hambre.

Se entiende, pues, por qué es tan fácil tomar esas 1.000 kcal de las que hablábamos antes en un menú de McDonald's, pero poco posible que lo hagas a base de peras o manzanas enteras. Tal es el punto al que hemos llegado, que cuando entrego un plan nutricional a mis pacientes orientado a pérdida de grasa, me han llegado a decir muchas veces que el menú contiene más cantidad de comida que la que ellos toman habitualmente. Pero, claro, es que ellos desayunaban un café con galletas rápido para irse a trabajar, y ahora desayunan de verdad, alimentos nutritivos y saciantes. Fíjate en la diferencia de volumen de comida que hay en la siguiente gráfica.

Comparativa entre 3 desayunos que aportan el mismo valor calórico (450 kcal), pero nutricionalmente y en volumen de comida son totalmente distintos

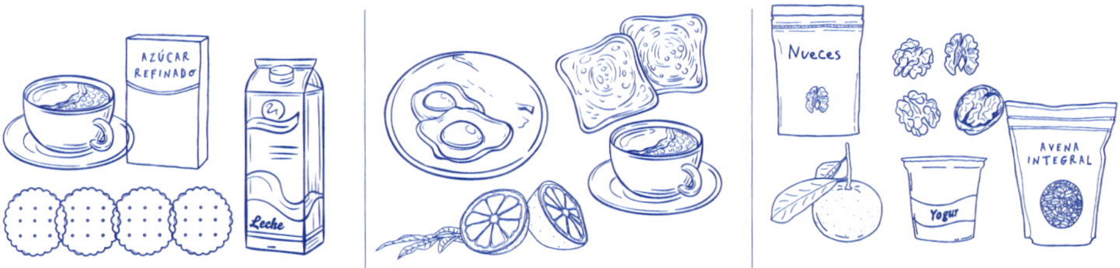

Desayuno 1

Café con leche
+ azucarillo (8 g)
+ 4 galletas tipo María
+ zumo de naranja de bote (200 ml)

Desayuno 2

1 naranja + café con leche
+ 2 huevos revueltos con especias
+ 50 g de pan integral

Desayuno 3

1 fruta + 1 yogur
+ 3 cucharadas soperas de avena integral
+ 4 nueces

Quizá ahora estés pensando: «¿Y si alguna vez quiero contar las calorías que como, aunque sea por curiosidad?». Hoy en día, tenemos a nuestra disposición cada vez más aplicaciones móviles para controlar la ingesta calórica, pero, ojo, que, aunque en ciertos momentos pueden ser útiles, es fácil que infraestimemos de nuevo lo que comemos. Solemos olvidar datos claves como el aceite que se usa al cocinar o aliñar, la mayoría de los picoteos, etcétera. Por eso, quienes las usan generalmente creen que están comiendo menos.

Igual sucede con la otra pata de esto, el ejercicio físico. Tendemos a creer que gastamos más de lo que hacemos y las aplicaciones de gasto calórico no ayudan. Hay estudios que concluyen que estas apps, así como los relojes de actividad que calculan las calorías consumidas, sobreestiman hasta en un 20-25 % el gasto real, por lo que no serían fiables (Hajj-Boutros, G. *et al.*, 2023). Y es que si te dice que has consumido 800 o 900 kcal en una clase de ciclo de 40 minutos en el gimnasio, lo siento, pero yo lo dudo. Y lo mismo si afirma que tras una horita de paseo a paso relajado has gastado 400 kcal, siento decirte que no serán más de la mitad.

Yo en general no recomiendo mucho este tipo de aplicaciones, excepto a personas concretas con un mínimo de formación en nutrición o deporte, que sepan interpretar los datos sin tanto sesgo y sin obsesionarse. Pero el caso es que se hace muy mal uso de estas aplicaciones ya que, si entras en la tienda de tu móvil, encontrarás que hay más de 1.000 de contar calorías, la que menos con más de un millón de descargas, y la que más, con más de cien millones de usuarios. Los escasos estudios que evalúan la fiabilidad de estas aplicaciones, aunque las consideran prometedoras en el futuro, opinan que, ahora mismo, no son útiles (Laing *et al.*, 2015).

Tener en cuenta las calorías es importante cuando buscas objetivos concretos. Esto es así. Pese a que quede bonito difundir en redes sociales mensajes de que «las calorías no importan», lo cierto es que sí importan, pero en su justa medida. El mensaje no debería ser que olvidemos las calorías y no las miremos nunca más, sino que sepamos optimizar la alimentación para no depender de ellas. Por ejemplo, si soy una persona sedentaria el 90 % del día, a poco que incremente mi consumo calórico, ganaré grasa corporal con mucha probabilidad. Pero si llevo buenos hábitos y me muevo, tendré mucha más flexibilidad en cuanto al consumo de calorías.

Y aunque te cueste creerlo, **el consejo final es moverse más y comer más; ya que funciona mucho mejor que comer menos y gastar menos.** Y, con esto, vamos a pasar al siguiente concepto, que creo que te va a gustar: el flujo energético.

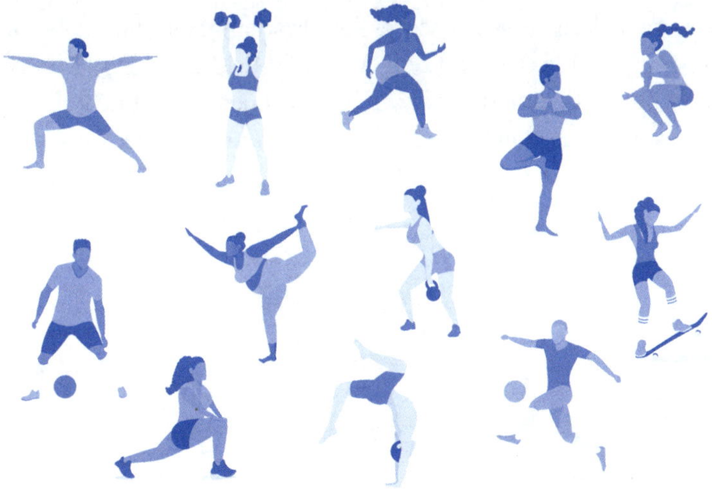

Mito. No consigo adelgazar porque mi metabolismo es lento o está dañado

Tu metabolismo no puede ser lento o rápido. El metabolismo «lento» no es la causa del fracaso en las dietas, sino la falta de ejercicio o errores varios que veremos en la parte 2 del libro. Sin actividad física, no importa cuánto restrinjas las calorías, el cuerpo se adapta y frena el proceso de pérdida de grasa.

Te diré que todas las personas que han buscado perder grasa corporal en consulta y han venido con la condición de: «Quiero ponerme a dieta, pero no tengo nada de tiempo para hacer ejercicio. Así que porfa ponme una dieta más estricta que yo me aguanto»; no consiguieron lo que buscaban.

Tengo muchos pacientes también que vienen bastante frustrados porque llevan diez años si no veinte probando distintas dietas de todos los tipos y colores, y siguen igual o incluso peor. Han pasado por la dieta sin hidratos de carbono, a base de batiditos y sustitutivos, dietas de la alcachofa... y nada. Pierden un poco, lo recuperan rápido y hasta la cuesta de enero o la «operación biquini» del año siguiente. Como «no les funciona», creen que el problema es que su metabolismo se ha estropeado, o han tenido mala suerte y les ha tocado un sistema metabólico que no moviliza ni un santo gramo de grasa.

Lo más posible es que no sea ese el problema. Aunque cabe añadir que si tu patrón de dieta general, actividad física... no es saludable, vas empeorando tu flexibilidad metabólica y te cuesta el doble perder grasa. Entonces necesitas salir de ese ciclo, y, sobre todo, hacer más ejercicio.

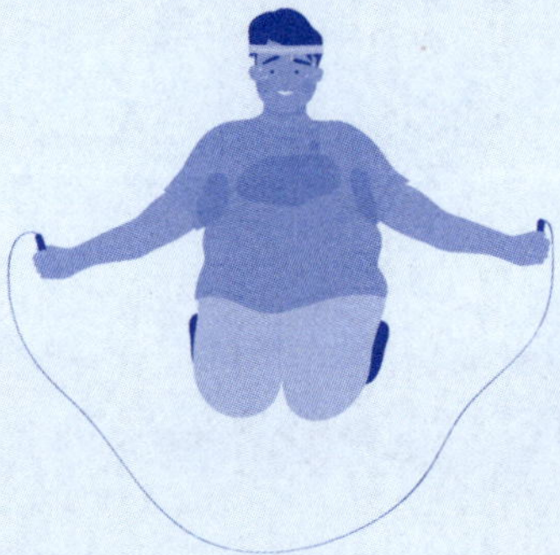

Un interesante estudio, aunque ya con sus añitos, que hizo Linda McCargar *et al.* (1993), evaluó a cincuenta y seis mujeres que se habían pasado «toda la vida a dieta», para comprobar qué daño había supuesto a su gasto metabólico basal. Resulta que ninguna hacía apenas ejercicio y no conseguían adelgazar por más dietas que hicieran. Pues el resultado fue que solo cuatro de las cincuenta y seis tenía el metabolismo especialmente lento, y las demás dentro de la normalidad. O sea, que no era culpa de su metabolismo, sino de que no se movían nada. No tenían dañado su metabolismo, ni la lotería del metabolismo le había repartido las peores cartas, simplemente no se movían y estaban en flujos energéticos tan bajos que a poco que comen, se pasan.

La ciencia detrás del flujo energético

Aunque 2.000 kcal menos 2.000 kcal sea igual a 0; no es lo mismo moverte en niveles de energía en los que comes y gastas 1.000 kcal al día, que hacerlo comiendo y gastando 2.000 kcal al día. Y para entender esto, y que no te quiebre la cabeza, sobre todo si vienes del ámbito de las matemáticas, te lo voy a ejemplificar con dos casos reales que me encuentro a diario tanto en consulta como en mi entorno. Es importante que lo entiendas porque es uno de los errores más comunes que cometemos con nuestro metabolismo.

Sara tiene 45 años y quiere perder grasa corporal porque se acerca el verano y además tiene una boda (típico). Sara acude a una consulta de dietética «de profesionalidad dudosa» y pide adelgazar 8 kilos en los 2-3 meses siguientes. Le dan un papel con una dieta que equivale a 1.100 kcal y le recomiendan hacer deporte, pero Sara dice que apenas tiene tiempo y que le cuesta un montón ponerse, además trabaja sentada en la oficina. Así que se centra en hacer una dieta estricta con el listado de alimentos permitidos y prohibidos de rigor, léase: la dieta de la piña, del pH, según tu signo de zodiaco, etcétera. Sara comerá una dieta muy limitada, pero es que teniendo en cuenta que su gasto calórico diario no supera las 1.400-1.500 kcal, es la única forma de que adelgace.

¿Qué le pasará a Sara? Pues lo primero, que se va a quedar con hambre. Además, no va a llevar nada bien tener que estar midiendo todo lo que come, porque el caso es que, si no lo hace, es fácil que se pase de ese tope calórico. Su metabolismo basal se va a ralentizar porque el cuerpo se adapta metabólicamente a situaciones de tanta restricción reduciendo también lo que gasta en respuesta y como mecanismo de defensa ante el peligro de que no se reponga energía durante tiempos prolongados. Y, por supuesto, Sara va a reducir el gasto en actividades diarias. Apenas se movía antes, pero en tal déficit calórico, los estudios demuestran que nos movemos incluso menos porque estamos faltos de energía, y eso aumenta el cansancio general y la fatiga, de forma que, sin darnos cuenta, vamos reduciendo los pequeños movimientos cotidianos. Esto es lo que solemos llamar en ciencia la «termogénesis adaptativa» o «ponernos en modo ahorro» y se basa en tres premisas:

— Al comer tan poco, se reduce nuestro metabolismo basal.

— Se reduce el gasto en actividades sencillas cotidianas: me muevo menos sin apenas ser consciente.

— Siento más cansancio y fatiga en el día a día porque me falta energía.

¿Conclusión? Si Sara soporta esa dieta durante 2 meses, verá que al principio baja de peso muy rápido (cabe mencionar que porque también pierde mucha agua retenida, y no solo grasa), pero repentinamente se estanca y pasan las semanas sin ningún progreso. Sara se va a enfadar porque verá que por más que se esfuerza y se quita caprichos, no avanza hacia el objetivo final. Además, Sara tiene vida social, por lo que algún día se pasará un poco más o comerá fuera, lo que implica que muy posiblemente, cuando empiece a ser menos rigurosa, gane lo que perdió (famoso efecto rebote). Por no mencionar que puede tener deficiencias nutricionales, ya que con tal escasez de alimentos es fácil que no consiga cubrir sus necesidades de vitaminas y minerales.

Comparemos a Sara con el caso de Marina, también real, pero menos frecuente, por desgracia.

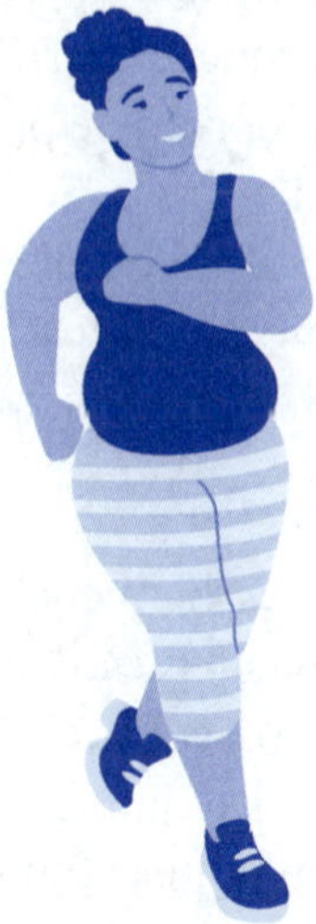

Marina acude a la consulta de un dietista-nutricionista con el mismo objetivo que Sara. Marina practica deporte 4 días por semana, tanto de fuerza como de cardio. Además, Marina sale al campo habitualmente, porque le gusta llevar una vida activa. Tras calcular sus necesidades energéticas, le hacen un plan nutricional individualizado de 1.900-2.000 kcal porque Marina gasta de media diaria 2.400 kcal aproximadamente. Por tanto, comiendo esa cantidad al día entrará en déficit calórico, perderá grasa y preservará su músculo.

Marina perderá grasa corporal de forma equilibrada y saludable, llevando una dieta mucho más flexible y con una mejor relación con la comida. De hecho, al moverse en niveles energéticos más altos, su metabolismo basal es mayor, y también gasta más en actividad. Por lo que si Marina un día tiene más hambre y come más, o sale por ahí y disfruta de sus caprichos es más difícil que esto repercuta negativamente en su peso. Además, Marina no perderá músculo ni masa ósea por el camino, y rendirá más porque se sentirá más enérgica. En resumen, Marina estará mucho mejor y su grado de adherencia a la dieta será más alto.

Este concepto se llama flujo energético o flujo de energía. Y, en resumen, lo que se recomienda es movernos en flujos de energía más altos: comer más y gastar más.

Los flujos energéticos más bajos, o sea, comer poco y moverte poco, son más difíciles de sostener en el tiempo, generan más problemas de salud y tienen un grado de adherencia infinitamente menor. Vaya, que la mayoría de la gente que abandona las dietas es porque les permiten comer menos de lo que quieren y, como no hacen deporte y se privan de comer, enseguida se estancan y ven que no pierden grasa. Se frustran, se decepcionan, abandonan la dieta y recuperan lo perdido en un abrir y cerrar de ojos. Es lo que llamamos el «efecto rebote». Y, de hecho, muchas veces incluso recuperan más del peso inicial y, por el camino, se han cargado su metabolismo.

Adicionalmente, es importante recalcar que, como ya he mencionado, el metabolismo se mantiene más alto (gasta más) en esos flujos energéticos mayores. Y esto se debe a muchos motivos, como el papel de diversas hormonas, o a la influencia de nuestro sistema nervioso simpático en el metabolismo. Así que toca comer más, pero también moverse más, para ganar salud y flexibilidad.

Un claro ejemplo de que el cuerpo funciona mejor en dosis de energía más altas son las mujeres modelos, bailarinas o atletas que, ya sea porque tienen demandas energéticas altísimas y difíciles de cubrir (atletas), o porque comen poco para mantenerse en niveles de grasa incompatibles con la salud (modelos), acaban perdiendo la regla, lo que en clínica se denomina amenorrea hipotalámica funcional (AHF). Esto se explica por el gasto energético tan elevado que implica la reproducción, por lo que el metabolismo tiene un rol fundamental en el control de la función reproductiva. Si estamos en una privación energética fuerte, y niveles de grasa corporal demasiado bajos, el metabolismo dedica toda su energía a funciones vitales básicas, y la reproducción no es prioritaria. Esto fue de utilidad en períodos de escasez, en los que detener la menstruación podía ser útil para conservar energía y destinarla a funciones vitales en su momento, como huir de depredadores, cazar o buscar alimentos. Para tratar la AHF y recuperar el ciclo menstrual se requieren cambios nutricionales y en la salud metabólica y hormonal bastante grandes.

Aunque sabemos con relativa claridad qué debemos hacer, la realidad es que llevarlo a la práctica no siempre es sencillo. El entorno social en el que vivimos tampoco ayuda: pasillos repletos de ultraprocesados, publicidad engañosa de productos de baja calidad, un ocio cada vez más sedentario y la dificultad para movernos durante la jornada laboral. Todo esto contribuye al aumento de enfermedades relacionadas con alteraciones del metabolismo. Veamos más de cerca cómo nos afectan.

IDEAS CLAVE

— Muévete más y come más: mejor moverte en ese nivel que en el de la escasez de comida y de movimiento.

— Duerme más y mejor, tu metabolismo te lo agradecerá.

— Casi todo lo que atribuimos a la edad o al envejecimiento podemos modificarlo con nuestros hábitos.

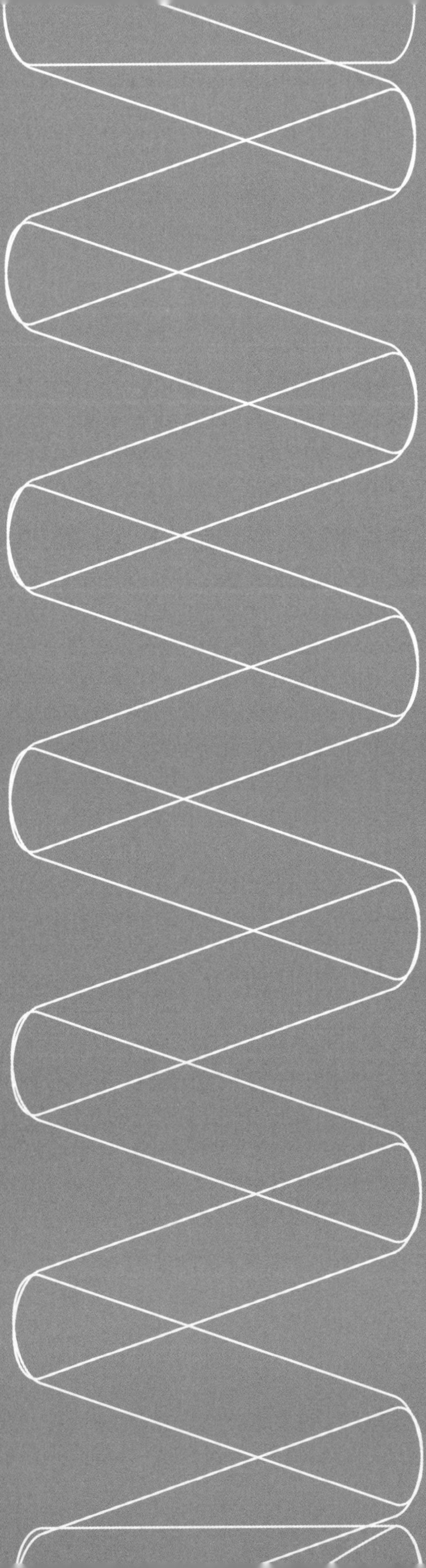

Capítulo 5

Más allá del peso: cómo afecta el tejido graso a tu bienestar metabólico

Actualmente podemos decir que todas las patologías crónicas de muy alta prevalencia en la sociedad tienen una importante base relacionada con alteraciones metabólicas. Comenzando por la obesidad, que todavía hay que definir si se considera una patología o a partir de qué punto se consideraría como tal; pasando por la resistencia a la insulina, la diabetes tipo II y las alteraciones lipídicas como la hipercolesterolemia (colesterol alto) o la hipertrigliceridemia (triglicéridos elevados). Incluso patologías cardiovasculares, neurodegenerativas o el cáncer parten de alteraciones metabólicas varias.

En este capítulo nos vamos a centrar en las más prevalentes y las que tienen una relación más directa causa-efecto con la salud metabólica. Aunque insisto en que prácticamente todas las patologías parten de disfunciones del metabolismo y hormonales de una u otra forma. Es importante dedicar un capítulo entero a la obesidad y al tejido graso, porque no se trata solo de un exceso de peso o una cuestión estética, sino de cómo este tejido actúa como un órgano endocrino que produce hormonas y señales que afectan al metabolismo en su conjunto. La acumulación excesiva de grasa aumenta la inflamación y genera disfunciones en el manejo de la glucosa y los lípidos. Al analizarla, estamos abordando el epicentro de muchas de las patologías que más preocupan en la actualidad, como la diabetes tipo II, las enfermedades cardiovasculares y ciertos tipos de cáncer.

La obesidad bajo la lupa

La obesidad se considera la epidemia del siglo XXI, y con razón. Cada vez hay más obesidad, aparece a edades más tempranas, y, por ende, presenta más complicaciones metabólicas asociadas.

La obesidad es de las alteraciones más complejas, conocidas y desconocidas a la vez, que nos podemos encontrar. Empezando porque no tiene una única causa, y los factores que predisponen a ella no se pueden manejar de forma unilateral.

Hasta no hace tanto, y de manera ultrasimplista, se han reconocido como principales causas de la obesidad comer mucho y gastar poco. Y sí, el balance energético es clave, tal y como explicábamos antes, pero la base de la obesidad es mucho más compleja. Ambas circunstancias, comer más y moverse menos, se modulan a su vez mediante multitud de factores tanto ambientales como intrínsecos: genéticos, dieta, ambiente social y cultural, familia, recursos socioeconómicos, factores asociados a la etapa que el feto pasa en el útero materno, al parto, a si la persona recibió lactancia materna o no, a su microbiota, y a una larga lista de otros factores que aún estamos descubriendo.

De hecho, el mayor promotor de la obesidad es probablemente el entorno «obesogénico», que incita a un estilo de vida poco saludable.

El fácil acceso a productos alimentarios de baja calidad, la publicidad y los medios de comunicación, las costumbres sociales y el ocio sedentario son los principales moduladores de ese entorno.

La obesidad, compleja y multifactorial

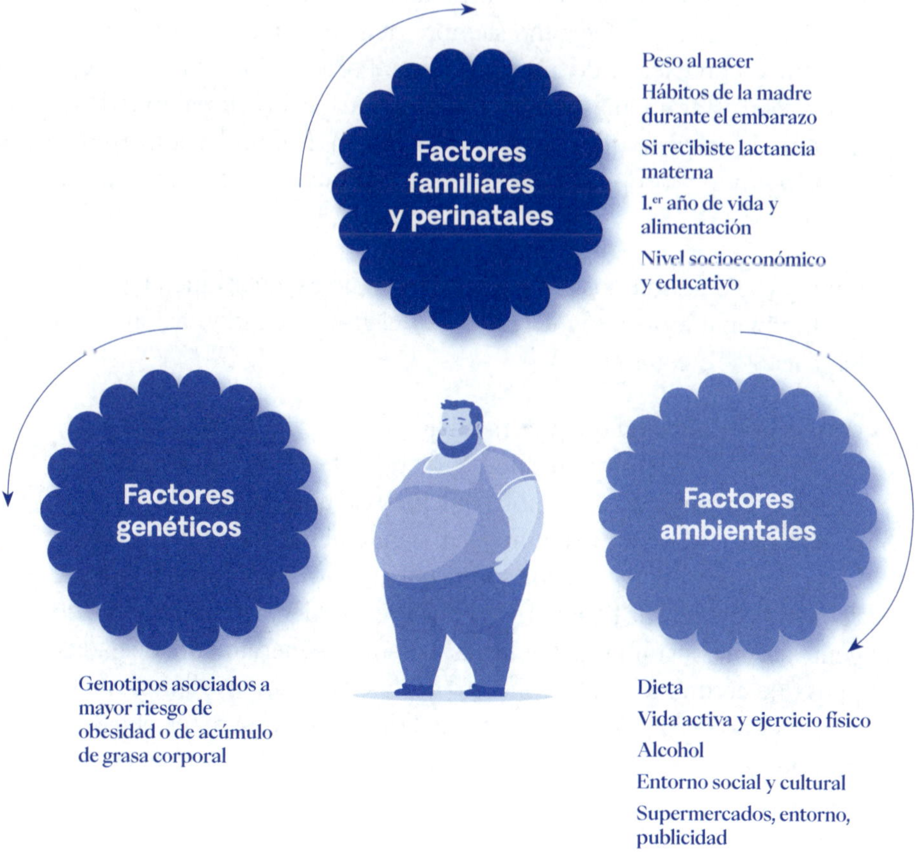

¿Pero qué es realmente la obesidad? ¿Tener un exceso de grasa corporal? Es más que eso. Pero no existe una definición universal, así que, aunque parezca la pregunta más obvia, puede ser la más difícil de responder.

La definición vigente de obesidad no se plantea demasiado bien debido a la intrincada naturaleza de los factores involucrados. La más aceptada es la que dio la Organización Mundial de la Salud (OMS) en 1997: «exceso de grasa corporal que perjudica a la salud». Sin embargo, hoy en día, esta definición es inespecífica y demasiado simplista.

Una definición más contemporánea, incluiría que la obesidad es una condición o una patología (no siempre tiene por qué ser lo segundo), que cursa con exceso de grasa corporal. Para que sea patología esa grasa debe estar, además, mal distribuida o en localizaciones más dañinas para la salud, lo que genera una situación de inflamación crónica de bajo grado y propicia daños en la salud metabólica que cada vez son mayores.

Para que lo entendamos todos: la obesidad no es tener mucha grasa y ya. También importa dónde se localiza, el grado de inflamación y una larga lista de etcéteras.

Por ejemplo, imagina que tienes un ligero sobrepeso, que no es necesariamente dañino para tu salud, y, de repente, aumentas de peso, ya sea porque atraviesas una época difícil, como un divorcio o problemas en el trabajo, o porque te confinan en pandemia. Ese sobrepeso/obesidad puede ser una condición temporal, no muy dañina y fácilmente reversible (dentro de lo difícil que es a veces perder grasa). Yo he tenido gente así en consulta muchas veces, personas generalmente delgadas, pero que en un momento concreto de sus vidas desarrollaron obesidad. Eso no es lo mismo o no es igual de dañino que tener obesidad durante muchos años, por ejemplo desde la infancia, e ir generando una situación crónica de inflamación y daños metabólicos asociados. En ese caso, yo sí hablaría de la obesidad como patología. De hecho, muchas patologías asociadas a la obesidad aparecen antes si arrastras esa condición desde la infancia. Pero hay una fina línea entre una cosa y otra, y no está científicamente perfilada del todo. Pero creo que se entiende bien la idea general.

También te digo que llamar enfermedad a la obesidad es ciertamente positivo a nivel de utilidad, porque hace que haya una mayor inversión en recursos y economía para ayudar a las personas que lo necesitan.

Y es que la obesidad se considera un estado inflamatorio crónico de bajo grado, que dispara un mayor riesgo de cualquier enfermedad que se te pase ahora mismo por la cabeza: diabetes, colesterol elevado, hígado graso, hipertensión arterial, etcétera. Por ello, también hablaremos de inflamación y metabolismo más adelante.

Como ves, la obesidad posiblemente sea mucho más complicada de lo que pensabas. De hecho, es el momento de recalcar que esa famosa fórmula que suele utilizarse para decirte si tienes o no obesidad, el dichoso IMC, no sirve de mucho. Es decir, que si te autodiagnosticas con sobrepeso u obesidad solo porque esa fórmula que divide tu peso entre tu altura elevada al cuadrado te lo indica, te equivocas. A menudo se acerca a la realidad, sí, pero no te bases en ese cálculo. Tu salud metabólica no la mide ni el peso, ni el IMC, ni se puede medir bien de verdad solo con números.

De hecho, como ya hemos dicho, importa más dónde acumulas la grasa corporal que cuánta acumulas, ya que la localización puede determinar cómo funciona e interactúa esta con el resto de los órganos y tejidos.

¿Es posible tener obesidad y estar saludable?

Empiezo respondiendo a la pregunta y te diré que no. Aunque te aviso de que hay discrepancia en la comunidad científica sobre este tema. La obesidad no es compatible con una salud metabólica de diez. Esto no quiere decir que si una persona tiene sobrepeso o lo que mucha gente llama «unos kilos de más» deje de estar sana. Puedes tener grasa corporal por encima del valor considerado «normal» y tener salud porque tu grasa es fundamentalmente subcutánea. Otra cosa es tener obesidad.

De hecho, me da bastante rabia cuando algunas personas, entre ellas mi padre, van al médico de cabecera y sucede algo como lo que te voy a contar, que es una experiencia real que vivo con él.

Mi padre siempre ha tenido exceso de grasa corporal, de hecho, tiene obesidad. Esa que en el famoso IMC sale como en torno a 34. Pues bien, resulta que sus hábitos no son los mejores, ni en cuanto a comida ni en cuanto a ejercicio. Y sí, sé lo que estás pensando, pero ya sabes que en casa de herrero, cuchillo de palo. Pues eso, mi madre es una apasionada de la nutrición y la salud desde que yo era pequeña, y mi padre nada, nos cuesta. Con el tiempo he podido ir mejorándole bastantes aspectos y más o menos de algo ha servido, pero, claro, por suerte o por desgracia, siempre que va a revisión, tiene una analítica de libro. Una analítica de esas que yo veo en consulta en chicos de 30 años. Y tampoco tiene la tensión alta. Entonces, cuando acude a visitar al médico de cabecera sucede algo tal que así. Le pesan (nada más saludarle, lo primero, pesocentrismo total), y le dicen que tiene que adelgazar, porque ese exceso de grasa es un peligro para su salud. Después abren el ordenador y siempre alucinan antes de decirle que su analítica es perfecta. Y como si la analítica fuera palabra de Dios le dicen que lo que tiene es «obesidad metabólicamente sana», que se cuide un poquillo, pero que puede seguir como hasta ahora. Le despiden, y ese día mi padre retrocede 10 escalones en el camino a los buenos hábitos. Gracias, médico que le atendiste.

Y esta historia la he oído infinitas veces de otras personas. Ni las analíticas lo analizan todo, ni lo saben todo, ni estás sano con porcentajes de grasa tan altos. Por no hablar de que, evidentemente, el músculo suele estar bastante bajito, lo que suma riesgo. Tu metabolismo está en óptimos cuando tienes una composición corporal más saludable, es así. Hay muchas alteraciones metabólicas silentes en analíticas. Y no estoy restando valor a la analítica, lo tiene, y muchísimo. Pero que no te salgan asteriscos en los rangos normales de colesterol, glucosa y triglicéridos no significa que estés como un roble.

En efecto, muchas personas con esa «obesidad metabólicamente sana» son personas que, con los años, empiezan a tener alteraciones metabólicas. Es decir, que esta situación tiene fecha de caducidad, por lo que no hay que bajar la guardia. De hecho, la mayoría de las personas que tienen esta supuesta condición, son jóvenes, pero es que hay aspectos como, por ejemplo, la resistencia a la insulina, que puede estar oculta hasta 10 o 15 años (y no suele medirse en las analíticas básicas), y llega un día que ¡pum!, sale la diabetes que llevaba gestándose una década.

También te digo que la discrepancia científica entre lo que es ser obeso metabólicamente sano y no serlo es tal que, si te pones a leer estudios, sacas prevalencias que van desde el 7 al 68 % de las personas. Vamos, que decir eso y nada es lo mismo.

Un estudio que no da lugar a dudas evaluó a 3,5 millones de personas consideradas «obesos metabólicamente sanos» durante una media de 5,4 años. ¿Cuál fue el resultado? Que, citando a los autores: «Los individuos obesos metabólicamente sanos tuvieron mayor riesgo de enfermedad coronaria, enfermedad cerebrovascular e insuficiencia cardíaca que los individuos metabólicamente sanos con peso normal». Es decir, que eso de que no tenían afectada la salud metabólica, como que no. Además, encontraron que las personas que tenían un peso considerado normal, pero peor salud metabólica, tenían un riesgo de contraer enfermedades cardiovasculares equiparable al de las personas con obesidad.

Resumiendo, las personas con obesidad y menos grasa interna pueden ser personas que tienen más capacidad de acumular grasa subcutánea hasta límites más altos, y que tardan más en empezar a dirigir grasa a la zona central visceral o abdominal (la peligrosa), por lo que los problemas metabólicos empiezan más tarde, pero llegan.

Progresión de una condición de obesidad metabólicamente sana con el paso de los años

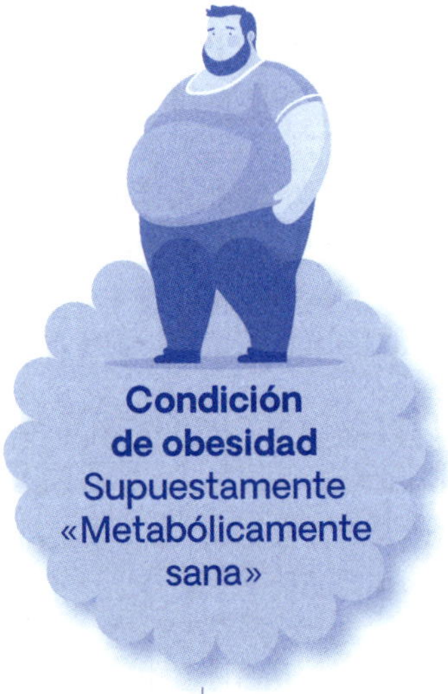

Paso de los años

↓

Inflamación crónica de bajo grado
Alteración metabólica del metabolismo de las grasas
Resistencia a la insulina
Disminución de la flexibilidad metabólica
Afectación del sistema inmune
Alteraciones hormonales
Afectación mental, emocional...

Paso de los años

↓

Diabetes tipo II
Colesterol alto
Triglicéridos altos
Ácido úrico alto
Enfermedades cardiovasculares
Patologías coronarias
Hipertensión arterial
Cánceres
Problemas óseos...

Bien, pues ya sabemos que la obesidad no es una situación en la que puedas estar metabólicamente sano, porque siempre cursa con alteraciones metabólicas, más o menos graves.

Zonas críticas: cómo y por qué la grasa se aloja donde menos lo deseas

Cuando hablamos de localización de grasa, técnicamente nos referimos a lipodistribución. Podemos resumirlo en que la grasa se acumula de tres formas principales:

— A **nivel subcutáneo**, debajo de la piel, es la grasa visible que te puedes agarrar en un pellizco.

— A **nivel visceral**, rodeando los órganos en la cavidad abdominal, como el hígado.

— La **grasa ectópica**, que seguro que te suena menos y que ahora te explico qué es.

La salud metabólica se ve más afectada cuando el exceso de grasa se acumula más a nivel abdominal y visceral. Esa es la grasa que solemos estimar con el perímetro umbilical (alrededor del ombligo), o con métodos más precisos como ecografías o pruebas de imagen.

Pues bien, para que veas la importancia que tiene todo esto, y lo obsoleto que se ha quedado hablar solo de kilos de peso, atiende. Se estima que un tercio o más de la población con obesidad abdominal no es obesa según los criterios del IMC (que solo tiene en cuenta kilogramos de peso y altura), por lo que se podría estar infradiagnosticando este grave problema de exceso de grasa (Solanki *et al.*, 2020). Es decir, que mucha gente puede no tener sobrepeso según el IMC, pero si la mayoría de la grasa que acumula está en las zonas más peligrosas, pues es peor. Y también puede suceder al revés, que una persona tenga sobrepeso según el IMC, pero acumule esa grasa más a nivel de pierna y glúteo, que es menos peligrosa a nivel metabólico. Esta es una forma común de acumular grasa de las mujeres que solemos llamar forma de pera. Mientras que acumular más grasa en la barriguilla (a nivel abdominal), se llama forma de manzana y es peor para tu metabolismo.

El tejido graso, lo que me quiero quitar y no puedo

Para mucha gente, el tejido adiposo es algo feo que quieren quitarse. Pero es que el tejido adiposo es un órgano que regula mil funciones del organismo. Hasta tiene un papel clave en la reproducción, como hemos comentado al hablar de las chicas que pierden la regla cuando están a mínimos de grasa corporal. También es clave para las defensas y, cómo no, para la salud metabólica y hormonal. Es un órgano muy activo metabólicamente.

Ahora bien, voy a explicarte cómo actúa la grasa en función de dónde se acumula, porque esto es clave para tu metabolismo.

— **Grasa subcutánea:** es el depósito graso por excelencia, el más visible, el que todos asociamos a nuestra grasa corporal y, evidentemente, se llama así porque es el que está debajo de la piel. Digamos que es el menos activo metabólicamente y también el menos dañino si se tiene en exceso.

— **Grasa visceral:** es el tejido adiposo que está dentro de la cavidad abdominal, rodeando los órganos y las vísceras. Esta grasa es clave para las defensas, pero en exceso es la más peligrosa a nivel metabólico. Si tenemos más grasa en esa zona, tenemos también más riesgo de patologías metabólicas; y al revés, si tenemos alteraciones metabólicas, tenemos más riesgo de acumular más grasa ahí. Es el pez que se muerde la cola. De hecho, que la grasa se acumule más en forma de pera es un seguro de salud, mucho mejor a que se acumule en la zona abdominal. Y eso que son las cartucheras las que llevan por la calle de la amargura a más de uno, por lo difícil que es reducirlas.

— **Grasa ectópica:** es la que se acumula dentro de zonas que no están preparadas para ella. Es una grasa que, directamente, no deberíamos tener o debería estar a mínimos, por lo que su acumulación genera daños. Por ejemplo, si lo hace en el hígado hablamos de hígado graso, pero también puede acumularse dentro del corazón o de los músculos haciéndolos menos funcionales. ¿En qué se diferencia de la grasa visceral? En que la visceral se acumula alrededor y la ectópica en el propio tejido, por ejemplo, entre las fibrillas musculares. Además, los órganos están conectados entre sí, por lo que si se daña uno, se dañan los demás en cadena. Por ejemplo, si tenemos mucha grasa ectópica en el músculo por no movernos, con el tiempo, el corazón puede empezar a dañarse, también nuestros huesos, y así sucesivamente.

Esta grasa ectópica puede estar alta, aunque la grasa corporal total sea adecuada, y no se ve a simple vista. Es decir, que sí, una persona puede estar aparentemente delgada, pero tener la grasa ectópica alta, lo que supone un incremento del riesgo metabólico. Y esto suele pasar en personas jóvenes que comen mal, no se mueven apenas, beben alcohol, etcétera. O sea, personas con malos hábitos que, como su balance energético es cero, no ganan peso. Voy a darte una pista para saber si una persona puede tener mucha grasa ectópica: suelen ser personas delgadas, pero con poquísimo músculo y malos hábitos, y, por supuesto, también personas con obesidad. Hablaremos de esto más adelante.

Lo que quiero que recuerdes es esto: para tener buena salud metabólica no basta con no tener obesidad, la salud metabólica es mucho más que eso.

Localización de la grasa subcutánea, visceral y ectópica

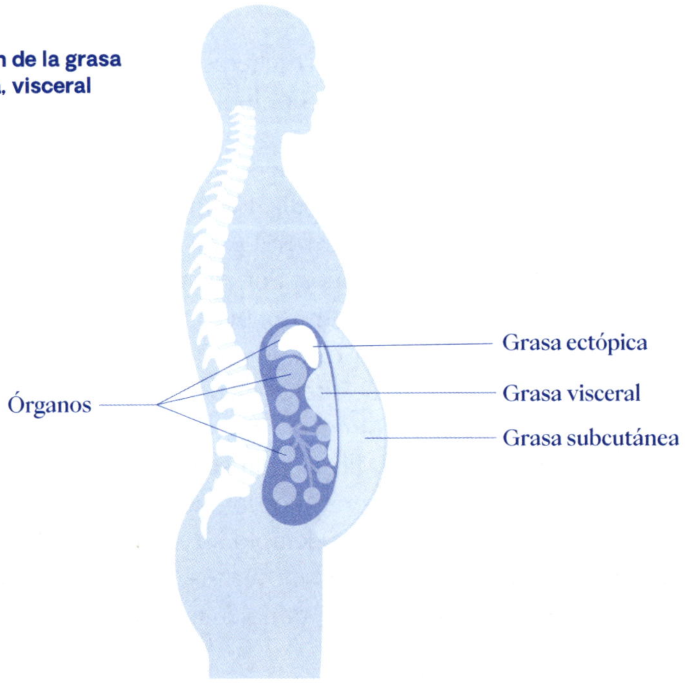

Cifras de obesidad actuales

Y como a los seres humanos nos cala mucho más el mensaje cuando aportamos cifras. Vamos con ello, pero aviso de que son alarmantes, y no prometen mucha mejoría a medio plazo.

La OMS estima que a fecha de 2022 (dato más actualizado disponible), el 43 % de los adultos tenía sobrepeso y el 16 % de estos, obesidad. En España el dato es aún peor ya que algunos estudios indican que más del 50 % tiene exceso de grasa corporal.

Y de nuevo hablando de España, el último informe de la Iniciativa Europea de Vigilancia de la Obesidad Infantil (COSI Euro OMS) de la OMS en 2021 situó a nuestro país en el cuarto puesto europeo de países con más obesidad infantil (prevalencia del 40 %), por detrás únicamente de Chipre, Grecia e Italia.

Pero lo peor de todo es el pronóstico para el futuro, que no apunta a una mejora de la situación, ya que diversas investigaciones como el metaanálisis de Simmonds *et al.* (2016), que engloba 15 estudios de muy alta calidad, concluye que el 55 % de los niños con obesidad se convertirán en adolescentes obesos, de los cuales el 80 % continuará siéndolo de adulto y serán más propensos al síndrome metabólico.

Y la obesidad no se queda ahí. También aumenta el riesgo de todas las demás patologías metabólicas.

La grasa rebelde se puede eliminar (aunque es cierto que cuesta bastante más)

Por último, seguro que estás pensando en esa grasa rebelde que no consigues quitarte, más conocida como las «cartucheras». Voy a explicarte qué es la grasa rebelde, aunque seguro que lo sabes de sobra. Hablamos de esa grasa imposible, odiada, que aparece para quedarse a partir de cierta edad (generalmente a partir de los 30), casi siempre en forma de rollitos de grasa que rodean la cadera o la zona de las cartucheras hacia la espalda.

Es una grasa difícil, pero no imposible. Lucha hasta el final por mantenerse ahí, por lo que para vencerla hay que confiar en un factor: el tiempo.

Antes de seguir, quiero aclarar un mito: **la grasa no puede perderse de forma localizada**. A diferencia del músculo, que sí se gana o pierde en localizaciones concretas, la grasa no. No puedes elegir de dónde quitártela, y si la pierdes, será de forma generalizada, del mismo modo que la ganas. De ahí que cuando adelgazas o ganas grasa, se nota fácilmente en la cara, y siempre hay alguien que comenta lo que no hay que comentar, que te lo dice: «Se te ve más chupada de cara» o «Tienes la cara más redondita».

Pues si perder grasa a veces es complicado, acabar con la rebelde lo es aún más. Incluso más que la visceral. Esto se debe a que esta grasa tiene unas características hormonales y metabólicas especiales que complican su movilización:

— **Es una grasa menos vascularizada (le llega menos sangre)**, por lo que es más difícil movilizarla para que se use como fuente de energía. Una vez que entra, se queda quietecita almacenada por tiempo ilimitado.

— Además, la grasa rebelde, a diferencia de otras, **tiene más receptores de los llamados alfa-adrenérgicos**, y menos beta-adrenérgicos. Estos receptores son más fastidiados, porque dificultan la liberación de la grasa para su lipólisis, es decir, para ser usada como energía. Por eso no hay quien la elimine.

— Las células de grasa, en cualquier parte del cuerpo, se renuevan constantemente (aunque este proceso es lento, ya que puede tardar años). Durante este tiempo, las células pueden liberar grasa, pero la grasa rebelde, cuando la libera, la vuelve a recaptar o recuperar rápidamente, lo que hace que sea más difícil reducirla.

Por todo eso, la grasa rebelde cuesta el triple de perder, pero no sigue una regla específica o no requiere pautas concretas. Lo que hay que hacer es lo mismo que para perder grasa general, pero hasta que no pierdas más grasa del resto del cuerpo (donde se notará antes), no apreciarás mejorías en esas zonas. Así que lo que necesitas es tiempo y paciencia.

También te digo que, aunque a veces es la grasa más odiada, no es la más peligrosa a nivel metabólico, por lo que es de agradecer que el cuerpo sea sabio y elimine antes la grasa visceral, por ejemplo, que la grasa rebelde. Otra cosa es que tú prefieras perder esa grasa, pero al metabolismo le dan igual tus preferencias y solo podrás conseguirlo dándote más margen de tiempo.

Cuando el peso se resiste: estrategias para vencer la grasa tenaz

En general, para perder grasa corporal de forma saludable necesitamos estar en un balance energético negativo. Recuerda que eso implica entrar en déficit calórico tanto recortando algunas calorías de tu dieta, como haciendo más ejercicio. Sin esa clave, el resto de los factores poco tienen que hacer.

Si lo que te preocupa concretamente es perder la difícil y molesta grasa abdominal (lo más habitual), antes tendrás que reducir tu grasa a nivel general. Pero, además, tener una mejor salud metabólica te ayudará a vencer la resistencia que tiene esa zona a empezar con la «quema de grasa». Cuanto mejor sea tu metabolismo (lo cual creo que te interesa mucho, ya que estás leyendo este libro), más inteligente se vuelve, y más capaz es de saltarse todas las barreras que te ponga el cuerpo para comenzar con el uso de la grasa abdominal como fuente de energía.

Y, para ello, además de pautas dietéticas básicas, es importante que la dieta de déficit calórico (hipocalórica) sea sensata y moderada. Si comienzas con una dieta muy restrictiva, tu cuerpo reducirá su gasto energético en respuesta, y es muy posible que te estanques. Pero cabe añadir que, aunque la dieta es primordial, cuando hablamos de esa grasa imposible de eliminar, es incluso más importante el ejercicio físico.

Aunque es cierto que ya he aclarado que la grasa no se puede perder de forma localizada, sí que podemos activar moderadamente la oxidación de grasas y su uso como fuente de energía en áreas concretas (lo que se llama lipólisis y beta-oxidación de ácidos grasos).

¿Cómo? Te cuento un truco que va para nota.

Fundamentalmente es el **ejercicio de fuerza** el que más puede ayudarnos en ese aspecto: haz ejercicio de fuerza general y también localizado en la zona donde quieras perder grasa, como abdominales (ejercicios directos) y sentadillas (que indirectamente hacen que contraigas el abdomen). Además, se recomienda que sean de alta intensidad, pocas repeticiones, pero a tope. Con esto habrás activado la 1.ª fase que es la oxidación de grasas (su descomposición en moléculas más simples, que se llaman ácidos grasos); pero todavía te queda usarlas como fuente de energía, lo que se denomina coloquialmente quemar la grasa o quemar las calorías (ya que si no las usas, pueden resintetizarse y volver al punto de partida). Para esta segunda fase, toca incorporar ejercicio cardiovascular moderado, es decir, toca sudar la camiseta. Por ejemplo, salir a andar deprisa o correr, dar un paseo en bicicleta incluir ejercicios como remo, si tienes a mano la máquina, etcétera.

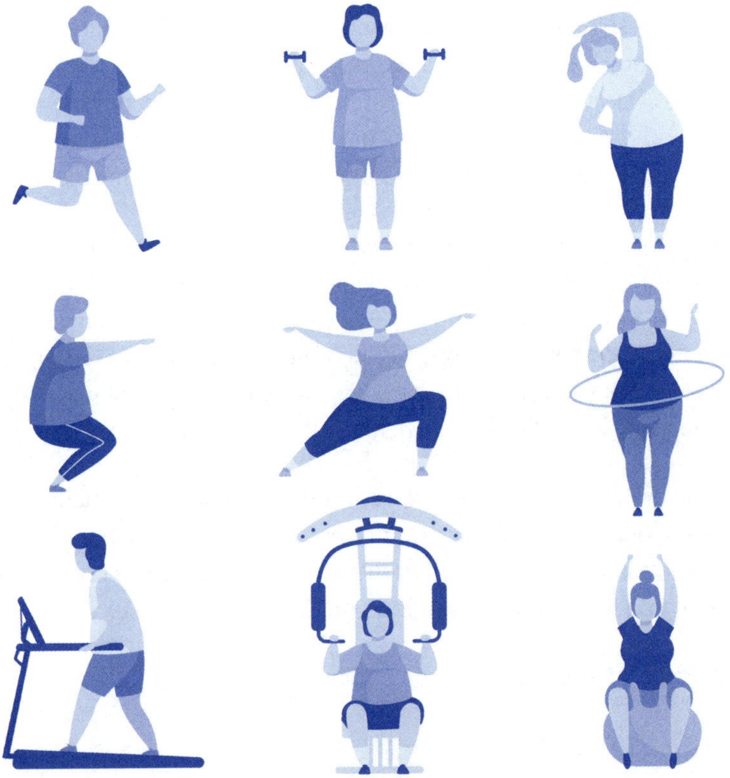

IDEAS CLAVE

— La obesidad es la epidemia del siglo XXI y tiene múltiples causas que van mucho más allá del consumo excesivo de calorías y la falta de ejercicio.

— Debemos huir del pesocentrismo. La obesidad es mucho más que los kilos que marca la báscula. Si tu médico de cabecera o profesional de la salud se basa únicamente en este dato, cambia.

— El lugar de acumulación de grasa es tan importante como la cantidad, e incluso a veces más, ya que influye en tu salud metabólica.

— No es posible ser obeso y estar sano, ya que siempre es cuestión de tiempo que salgan a la luz alteraciones metabólicas asociadas al exceso de grasa corporal, hay que diferenciar entre ganar grasa temporalmente o tener obesidad crónica patológica.

— La grasa abdominal y la grasa rebelde, a la que quizá tienes tanta manía, se puede eliminar, aunque cuesta más trabajo. Hacer ejercicio de fuerza y continuar con ejercicios aeróbicos moderados es de utilidad siempre y cuando se acompañe de un buen plan nutricional.

— Y, sobre todo, grábate a fuego que los hábitos alimentarios y de actividad física son la principal clave para prevenir y revertir la obesidad, y mejorar la salud metabólica. Hablaremos a fondo de esto en la parte 2.

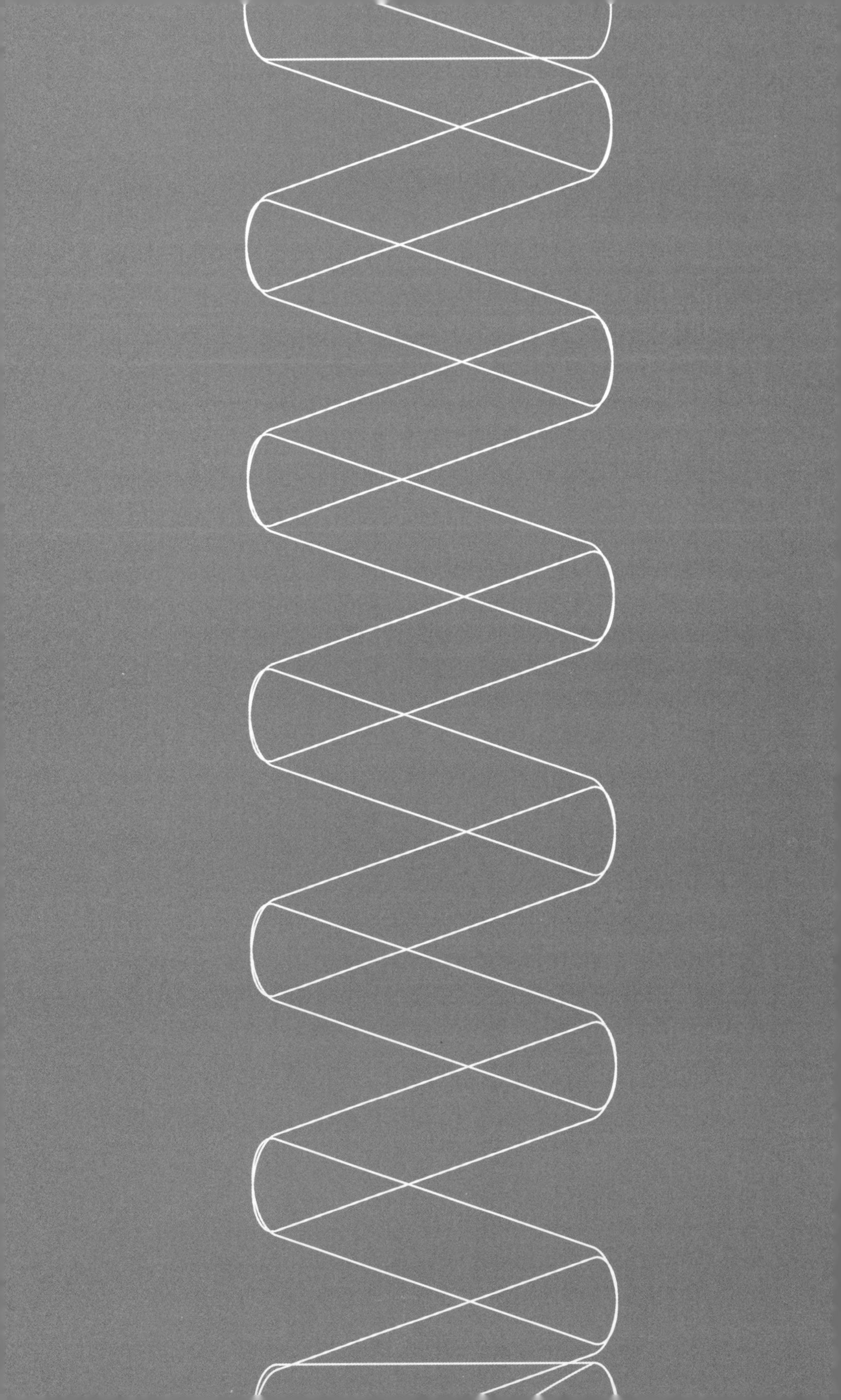

Capítulo 6

Sobre el azúcar, el colesterol y otros saboteadores del metabolismo

La resistencia a la insulina, el enemigo silencioso

La obesidad aumenta entre seis y veinte veces (según grado y estudio) la probabilidad de desarrollar diabetes tipo II (Schnurr *et al.*, 2020). Empezamos fuerte. Pero también empezamos a tope diciendo que, al revertir una, podemos revertir las dos. De hecho, hay un nuevo término que las combina y es «diabesidad» de diabetes más obesidad.

En el ensayo DiRECT realizado en 249 pacientes de Reino Unido entre 20 a 65 años con sobrepeso u obesidad, pero con menos de 6 años de diabetes, el 57 % de los participantes con obesidad y diabetes tipo II que perdieron entre un 10 y un 15 % del peso corporal en dos años y lo mantuvieron en el tiempo (importante esto), lograron la remisión total de su diabetes (Lean *et al.*, 2018). Así que, visto que los datos pueden ser muy esperanzadores, vamos a conocer un poquito más.

La cantidad de grasa influye en el riesgo de desarrollar diabetes, pero, volviendo a lo que hemos explicado antes, según donde se acumule, importa más o menos, porque afecta más o menos a la salud metabólica. La grasa ectópica, como está más en contacto con el páncreas, hígado, músculo, en definitiva, con nuestros órganos y tejidos, aumenta mucho más el riesgo de diabetes que la grasa subcutánea acumulada en el glúteo, por ejemplo.

Fíjate hasta qué punto importa, que se ha llegado a proponer llamar a la diabetes común, la tipo II, diabetes lipídica o diabetes basada en la adiposidad. Porque la obesidad es su causa directa. La obesidad y su acompañante, que va siempre de la mano, y que es el siguiente concepto que vamos a explicar y del que ya te he ido adelantando bastante: la **resistencia a la insulina**.

Cuando llega la diabetes tipo II, antes ha habido resistencia a la insulina. De hecho, la diabetes tipo II es una situación de resistencia a la insulina.

Aunque siempre hablemos del binomio insulina-glucosa, esta también influye en el resto de los nutrientes. Por ejemplo, la insulina, en condiciones de ejercicio de fuerza y proteína suficiente, aumenta el anabolismo del músculo ayudando a que este absorba los aminoácidos (proteínas) y estimulando la síntesis proteica (crecimiento muscular). La insulina también regula el metabolismo y el acúmulo de grasa, y por ende, su uso como combustible.

En mi opinión, la insulina es una de las hormonas más poderosas que tenemos. Por lo tanto, cuando controlamos bien sus subidas y bajadas, se convierte en una aliada clave para el metabolismo. En cambio, si generamos resistencia a la insulina y la tenemos permanentemente alta, puede convertirse en enemiga.

La insulina como una llave para permitir que la glucosa entre dentro de las células y tejidos que la necesiten para usarla o almacenarla

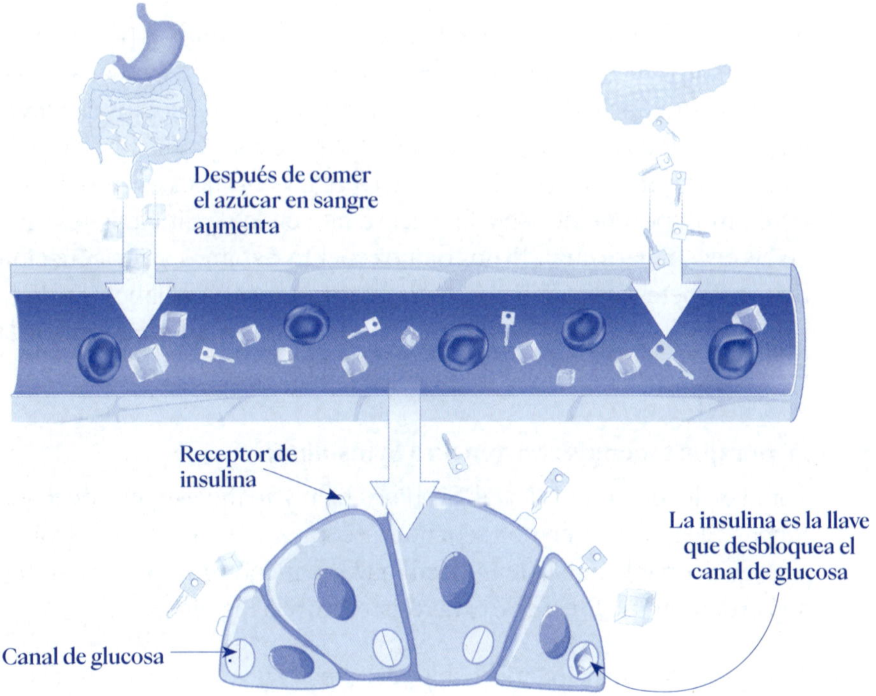

Entonces, ¿qué significa tener resistencia a la insulina?

Tener resistencia a la insulina significa que los tejidos se niegan a obedecerla, es decir, oponen resistencia. Aunque la insulina los ayude a captar la glucosa que necesitan, y así quitarla de la sangre (terminar con el pico de glucosa), estos no lo hacen o no de la forma más eficiente. Por lo tanto, se necesita más cantidad de insulina para conseguir lo mismo. Esto hace que el páncreas tenga que trabajar el doble y secretar mucha más insulina para la misma cantidad de comida. Que el páncreas trabaje de más puede ser suficiente para mantener los niveles de glucosa igual de bien, pero todo tiene un límite. Al principio, si no te haces pruebas específicas, no sabes que tienes resistencia a la insulina, porque no debuta de ninguna forma. Como te decía antes, puedes estar hasta 10 o 15 años con ella sin tener ni idea.

¿Qué pasa después? Pues que la situación empeora y el páncreas se cansa. Entonces, aunque se esfuerce más y más para ayudarte, llega un punto que ya no da más de sí y empieza a haber episodios de hiperglucemia (glucosa alta en sangre) o lo que se conoce como intolerancia a la glucosa. Ya no respondemos bien a ella, y entonces es cuando nos enteramos, porque nos sale la glucosa alta en la analítica de revisión en ayunas. Y para cuando nos damos cuenta, estamos ya en situación de prediabetes (casi diabetes) o directamente ya con diabetes tipo II. Entonces es cuando el médico te manda medicación para regular el azúcar. Esa que has visto tomar a tu abuela o abuelo casi seguro.

¿Y por qué tenemos resistencia a la insulina?

Por el estilo de vida. Tal cual. Si comes bien y te mueves, es difícil que tengas. Si eres una persona sedentaria, comes regular o bebes alcohol, es muy probable que la tengas, en mayor o menor grado. Los hábitos son el detonante directo de esta resistencia a la insulina.

Es importante mencionar el hábito de fumar, que no solemos asociar a resistencia a la insulina, pero que tiene mucha relación. Un estudio de más de 93.000 personas en 2023 estimó que fumar aumenta el riesgo de diabetes en un 73 %, en comparación con no hacerlo (Wei, Y. *et al.*, 2024). Fumar deja una firma metabólica en nuestro organismo detectable en laboratorio, que predice la resistencia a la insulina y riesgo de diabetes.

Así que, si desde la prevención, hacemos las cosas bien, podemos evitarla y, por tanto, ahorrarnos la cadena de consecuencias que llega después y que no es solo diabetes. Tener resistencia a la insulina también implica otras alteraciones metabólicas que predisponen a obesidad, inflamación, patologías cardiovasculares, colesterol alto y una larga lista de enfermedades que incluye algunos tipos de cáncer y el alzhéimer.

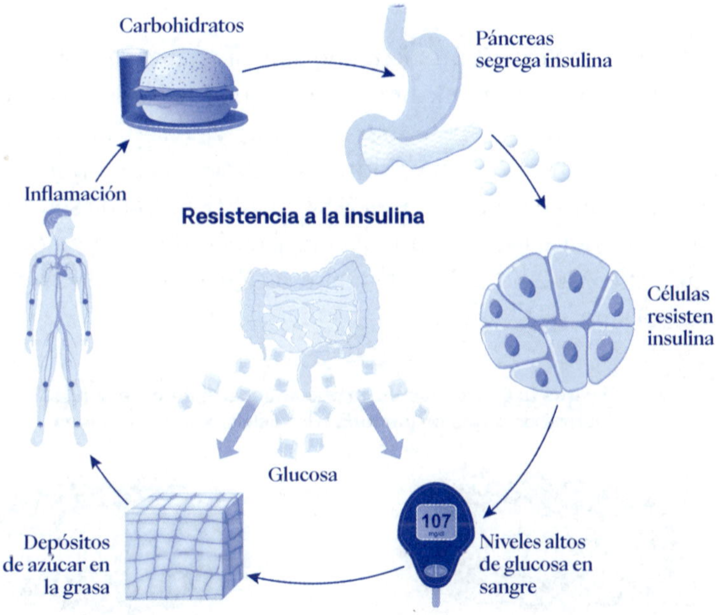

Si tienes resistencia a la insulina, tendrás muchos más picos de glucosa en sangre, o tendrás la glucosa elevada durante mucho más tiempo. Y aquí no tenemos que equivocarnos, porque hay mucho error conceptual con los picos de glucosa. No son malos en sí, sino algo normal fisiológicamente hablando. Si tú comes hidratos, al descomponerse y llegar a la sangre en forma de glucosa, los niveles suben. Obvio y normal. Eso no es un problema. El problema es que el cuerpo no sepa gestionarlos y recolocar esa glucosa de forma ágil en los órganos que la necesitan, como el hígado, el músculo o prácticamente cualquier célula. Y si tienes peor salud metabólica, esta gestión empeora con total seguridad. Y ahí es donde llegan los riesgos.

¿Por qué aclaro esto? Para evitar equivocaciones con esta moda que hay ahora de demonizar los carbohidratos que ya tiene hasta nombre: carbofobia. Los hidratos se demonizan porque suben la glucosa en sangre (evidentemente), y se cree que hay que evitar los picos de glucosa a toda costa. Se tachan directamente de nocivos. Grave error, no culpes a los carbohidratos de lo que puede generar una baja flexibilidad metabólica. El problema no son ellos, sino los malos hábitos en general. Te aseguro que una persona que coma relativamente bien, con sus caprichos, y sobre todo que haga ejercicio, no va a tener ni un solo problema por comer hidratos, cereales, fruta, y puntualmente azúcar, porque le apetezca. Y eso es porque tiene buena sensibilidad a la insulina, que es lo contrario a la resistencia. Por eso, su organismo es más eficaz a la hora de gestionar esa glucosa, también la grasa, y el metabolismo, en general.

Lo que la gente cree vs. lo que sucede realmente con los temidos picos de glucosa y la resistencia a la insulina

Lo que la gente cree

↓

Consumo carbohidratos (cereales, frutas...)

↓

↑ Picos de GLUCOSA

↓

↑ INSULINA

↓

Lipogénesis-acúmulo de grasa

Obesidad

Peor salud

Lo que sucede realmente

↓

Sedentarismo

Exceso de azúcar, harinas refinadas, grasas de baja calidad...

Obesidad

↓

↑ Resistencia a la INSULINA

↓

↑ Picos de glucosa y peor tolerancia a los hidratos de carbono

↓

+ Obesidad

+ Enfermedades metabólicas

Pero como ahora hay una corriente que dice que es fundamental que no te suba la glucosa en sangre ni un poquito, y se están incluso promocionando sensores de glucosa que te pones en el cuerpo y controlan las subidas y bajadas con el móvil, pues yo aviso. Y te recomiendo que te los ahorres si no tienes diabetes, porque no te van a generar más que obsesión e ideas equivocadas, y además son carísimos.

La resistencia a la insulina se puede medir fácilmente, pero se hace muy poco. Es tan sencillo como que con una gota de sangre puedes tener una idea de cuanta resistencia a la insulina tienes. Pero ya te digo que estas pruebas no suelen hacerse en las consultas habituales excepto si tienes prediabetes. Ahora mismo, en la universidad, estamos con un proyecto que dirijo yo que justamente pretende esto: analizar en gente joven aparentemente sana si tienen o no resistencia a la insulina y relacionarlo con sus hábitos, composición corporal, dieta, etcétera. Ya te contaré.

Estudios previos nos avisan de que podemos llevarnos una buena sorpresa, porque está infradiagnosticada no, lo siguiente. Por ejemplo, un estudio en 100 escolares con obesidad españoles halló que ninguno tenía diabetes tipo II, pero para su sorpresa entre el 29 y el 50 % tenía resistencia a la insulina (dato variable según el método utilizado) (Bahíllo-Curieses *et al.*, 2012). El estudio es de 2012, así que imagina lo que les ha pasado a esos niños si han seguido así estos años. En su momento, posiblemente la analítica les salía estupenda, de hecho, en el estudio, casi ninguno tenía glucosa alta en ayunas, pero doce años después, a saber.

Otro estudio en 2.629 adolescentes eslovacos, en este caso no obesos, halló que el 18,60 % ya tenía resistencia a la insulina, y sus principales causas eran el sedentarismo y el consumo elevado de refrescos (Jurkovičová *et al.*, 2021). Si hablamos de población adulta, los datos empeoran, porque han ido pasando los años. Por ejemplo, un estudio en 12 388 estadounidenses seleccionados al azar entre 2009 y 2018 halló que al menos el 20,45 % tenía resistencia a la insulina, un porcentaje que alcanzaba el 31,50 % según los puntos de corte empleados (Li, X. *et al.*, 2023).

Y si la persona tiene obesidad o una peor distribución del acúmulo de grasa, más riesgo. De hecho, casi el cien por cien de las personas con obesidad tienen también resistencia a la insulina. Se estima que para una misma comida rica en hidratos, la persona con obesidad necesita entre un 30 y un 50 % más de insulina para regular esa glucosa que una persona sin obesidad. Pero lo importante es que si esa persona mejora hábitos, incluso sin apenas bajar peso, mejora una barbaridad su sensibilidad a la insulina.

Y, de nuevo, vamos con los números para entender la importancia real de todo esto.

Según la Internacional Diabetes Federation (FDI) en 2021 se calcula que el 10 % de la población mundial tiene diabetes tipo II, unos 537 millones de personas. Además, otros 541 millones tienen prediabetes. ¿Difícil de creer verdad? Pues el número no para de crecer.

No sé si te has dado cuenta de que el dato es muy parecido a los millones de personas con obesidad, ¿casualidad o causalidad? Pues se calcula que, de las personas diabéticas del mundo, el 75 % tiene obesidad o al menos sobrepeso. Y se cree que del 25 % restante, la mayoría quizá no tenga exceso de grasa corporal, pero sí probablemente una peor distribución de esta, generada por un metabolismo alterado. Por ejemplo, tener más grasa visceral y ectópica, y seguro que también poco músculo, son factores claves. Cuanto menos músculo, más resistencia a la insulina. De hecho, un músculo sano es incompatible con la resistencia a la insulina, así de directo.

Y, por si fuera poco, la diabetes está muy infradiagnosticada, es decir, que se sabe que hay más millones de personas que la padecen y otras muchas resistentes a la insulina, como ya he mencionado. Nuevamente, los estudios concluyen que este dato seguirá creciendo, y se atreven a apuntar que el número podría duplicarse literalmente.

Pues sí que va a resultar que es un problema muy grave, y no una enfermedad típica que aparece en las personas muy mayores, que les prohíben las galletas, se toman la pastillita y solucionado.

Y como a España nos encanta llevarnos premios, igual que antes te contaba que encabezamos las cifras mundiales y europeas de obesidad, pues con la diabetes no iba a ser menos. La Federación Internacional de Diabetes estima que un 14,80 % de españoles tiene diabetes, y es el segundo país con más prevalencia de la Unión Europea.

Hasta aquí todo parecen malas noticias, así que te voy a dar una buena que vale por todas. Se puede prevenir y, mejor aún, también revertir si ya la tienes. Los cambios en el estilo de vida reducen entre un 30 y un 60 % o más la incidencia de diabetes. De hecho, esta es la razón por la que escribo este libro, no para darte un listado de datos catastróficos, sino para ayudarte a que no te pase.

Dicho esto, pasamos al último bloque de alteraciones metabólicas que abordaremos en el libro, las relacionadas con alteraciones de las grasas: el temido colesterol y los triglicéridos altos.

El papel central de tu hígado en la salud metabólica

Ya hemos hablado de que la resistencia a la insulina es silente hasta que debuta en diabetes. Algo parecido sucede con el hígado graso y el colesterol y triglicéridos altos en sangre; hasta que no empeoran o te haces una analítica de revisión, no salen a la luz. Además, los tres también tienen su base en un empeoramiento de la salud metabólica.

El hígado es el motor central del organismo. Por ello es mi órgano favorito, me apasiona estudiarlo. Esto es porque si indagas un poco en cualquier aspecto de la salud metabólica, acabas en él. Y es que como el hígado es el rey del metabolismo, si él funciona mal, todo va a mal. Aunque tenemos que dar gracias de que se regenera bastante bien (dada su importancia) y nos ayuda a que el metabolismo funcione, aunque no se lo pongamos fácil. Pero como todo, tiene sus límites si no lo cuidamos. El hígado es tan importante que es capaz de regenerarse constantemente y necesita solamente una parte equivalente a un 10-20 % funcional para sobrevivir.

Como el hígado manda, cuando comemos y digerimos los nutrientes, la mayoría van directos del intestino para allá, y él los coordina. Se queda los nutrientes que necesita y libera a circulación los demás para que se repartan entre el resto de los órganos. Es el jefe. Eso significa que está conectado con el resto de los órganos y tejidos para lo bueno y para lo malo, por lo que, si se daña, esto repercutirá enseguida en todos los demás. También es clave para detoxificarnos de moléculas extrañas y contaminantes, como metales pesados, alcohol, etcétera. Sin duda, el hígado es nuestro detoxificador por excelencia. Sí, el hígado, y no los batidos detox verdes que te venden a precio de oro para hacer supuestamente eso mismo. No, gracias, de eso se encarga el hígado.

Destacado el valor de este maravilloso órgano, recalco que no podemos hablar de salud metabólica sin contar qué pasa cuando lo descuidamos.

La patología más común en el hígado es el **hígado graso**, lo que se llama técnicamente «esteatosis hepática». El hígado graso no duele y no muestra síntomas. Nos enteramos de que lo tenemos cuando nos salen altas en una analítica de sangre las enzimas hepáticas (ALT, AST, GPT). Seguro que te suenan si sueles mirar tus datos de los reconocimientos. Si hay alteraciones en ellos, se hace una ecografía para confirmar si el hígado tiene grasa infiltrada, que es lo que le daría la denominación de «graso».

La resistencia a la insulina y la salud hepática están tan relacionadas, que la definición más actualizada de hígado graso la incluye como factor innato. El hígado graso se define como la acumulación de grasa en el hígado más resistencia a la insulina. Así que creo que ya te vas dando cuenta de que todo esto gira en torno al metabolismo, y la salud del metabolismo, en torno a nuestros hábitos.

El hígado graso es una enfermedad causada una vez más por los malos hábitos que dañan nuestra salud metabólica. Normalmente, cuando no hacemos deporte, llevamos una vida sedentaria, comemos muchos ultraprocesados o desarrollamos obesidad, estamos dañando al hígado.

De una manera resumida y muy simplista podríamos decir que sucede lo siguiente:

1. Los malos hábitos hacen que el hígado, principal sintetizador del colesterol, genere más de la cuenta (más colesterol y también más triglicéridos).

2. Si los hábitos empeoran o hay una situación de obesidad, el hígado empieza a sintetizar más grasa aún, y a liberarla, porque recuerda que, en condiciones normales no acumula grasa. Aquí nos damos cuenta porque vemos que suben el colesterol y los triglicéridos en la analítica.

3. Si el problema avanza, el hígado empieza también a acumular grasa en sí mismo de forma patológica, y aparece ya el hígado graso. Y un hígado con grasa infiltrada desarrolla mecanismos proinflamatorios que generan una cadena de daños que, en los peores casos, terminan en cirrosis (forma avanzada de la enfermedad) o cáncer hepático.

¿Qué puedes hacer si entras en este proceso? Pues puede frenarse y revertirse. Sobre todo en las primeras etapas, puede revertirse en su totalidad. Si ya está más avanzado, aunque siempre se puede mejorar, se complica más el asunto.

Datos sobre el hígado graso, ¿es muy prevalente?

Sí, mucho. Las cifras actuales indican que padecen hígado graso aproximadamente el 25 % de la población en Europa; el 31 % de la población en Estados Unidos; el 44 % de la población en América del Sur; el 30 % de las poblaciones en Asia; y el 37 % de la población de Oriente

Medio y África del Norte (Younossi *et al.*, 2023). Y se considera que otro porcentaje alto está sin diagnosticar, así que estos datos son una estimación a la baja.

La prevalencia de hígado graso es paralela a la epidemia de obesidad y a la alta prevalencia de cualquier enfermedad metabólica.

Diferencias entre un hígado sano y un hígado graso que contiene grasa interna en zonas donde no debería acumularse

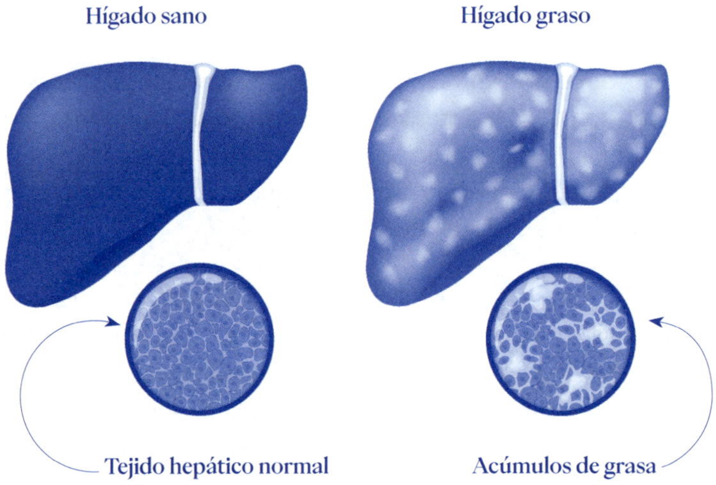

El hígado graso no tiene medicación aprobada como tratamiento que sea realmente útil, así que las directrices actuales de la Asociación Europea para el Estudio del Hígado (EASL) indican que el estilo de vida es la estrategia a seguir.

El estilo de vida es clave. Para que te hagas una idea, un estudio de Vilar-Gómez *et al.* (2018) en pacientes con obesidad severa que redujeron su grasa corporal unos cuantos kilos, condujo a la resolución total del hígado graso en la etapa inicial, y a revertir hasta en un 85 % la esteatohepatitis (que es la siguiente fase del hígado graso, donde ya es destacable el grado de inflamación que tiene).

No todo es bajar kilos de grasa, por supuesto. Solo que cualquier persona que tenga obesidad, casi con total seguridad tendrá resistencia a la insulina, que aumenta el riesgo de hígado graso. Por lo que cualquier mejoría es bienvenida y se nota enseguida. Pero ojo, ¡que no todo es perder peso! Sin bajar de peso también se puede revertir en gran medida el daño hepático y mejorar el funcionamiento de nuestro metabolismo solo con pequeños cambios de hábitos.

Colesterol alto y salud metabólica, aquí hay un buen cacao

Acabamos de llegar a la parte más conflictiva de la trama, el colesterol. Seguro que has oído mil cosas sobre él, y me atrevo a apostar que la mitad contradictorias. Hemos pasado de oír que el colesterol es el mayor indicador de riesgo cardiometabólico a leer en redes sociales frases del tipo «nos engañan, el colesterol no es malo» o «no hagas ni caso a tus valores de colesterol en la analítica, porque no valen para nada». Pues ni es lo único que importa, ni debemos pasar de él. Este tipo de mensajes solo confunden a la población general que al final, harta de tanta discrepancia, o bien acaba pasando de sus niveles de colesterol pese a tenerlos por las nubes; o bien se comen 3-4 huevos al día sin hacer siquiera ejercicio.

El colesterol alto en sangre es un signo de que algo no va bien, y en la mayoría de los casos son nuestros hábitos los que fallan. Niveles elevados de colesterol suelen ser la consecuencia de alteraciones metabólicas varias, muchas de ellas que parten de afectaciones del hígado y su metabolismo.

Lo primero es aclarar una duda existencial que genera muchísimas confusiones.

— Colesterol solo hay uno, es decir, solo existe una molécula o un tipo de colesterol. Y en concreto el colesterol es una grasa derivada del ciclopentanoperhidrofenantreno. Seguro que hasta te suena esa palabra infumable del colegio (o no), porque alguna vez todos tuvimos que aprendérnosla, y no es la canción de Mary Poppins, aunque suene parecido.

— El colesterol, pese a que lo tenemos demonizado, es esencial para la vida. Es la base de muchas otras cosas como:

› Las hormonas sexuales (estrógenos, andrógenos...) y otras hormonas, como el cortisol.

› La vitamina D. Para obtener vitamina D del sol debemos haber sintetizado una molécula cuya base es el colesterol (7-dehidrocolesterol), que circula hasta las capas externas de la piel donde se activará por los rayos de luz y, tras una serie de procesos, obtendremos la vitamina D activa.

› La bilis, que nos permite digerir y absorber grasas y vitaminas como la A, D, E y K.

› Además, sirve para formar las membranas de las células.

Ahora ya sabemos que el colesterol es importante, pero ¿dónde lo encontramos?

El colesterol puede provenir de dos vías:

— **Colesterol dietético:** contenido en alimentos.

— **Colesterol endógeno:** sintetizado por las células de nuestro cuerpo, sobre todo en el hígado. Este supone el 80 % del colesterol que tenemos, mientras que el dietético no más del 20 %.

El colesterol dietético podemos ingerirlo contenido en alimentos animales (no lo tienen los vegetales), o podemos sintetizarlo endógenamente, prioritariamente en el hígado. En la dieta lo obtenemos de fuentes como la yema de huevo, como seguro que te habrás hartado de oír, en carne roja grasa y embutidos, en marisco y en vísceras, también en lácteos enteros o grasos, como el queso curado.

En condiciones normales, el colesterol en sangre se autorregula perfectamente gracias en gran medida a nuestro hígado. El hígado es capaz de equilibrar la dosis de colesterol que genera con respecto a la dosis de colesterol ingerida en la dieta, el llamado colesterol dietético. Por tanto, y por lógica, si comes más colesterol (yema de huevo, carne roja, marisco), el hígado genera menos cantidad, porque ya lo has obtenido de fuera. Y si comes poco colesterol, el hígado generará el necesario. Por ejemplo, una persona vegana, que no consume ningún alimento animal, ingiere 0 mg de colesterol. Pero esto no le supone un problema, porque el organismo genera el que necesita. Así de simple. Pero como hablando de metabolismo nada es simple, vamos a ver qué pasa aquí.

¿Por qué cuando empeora mi salud metabólica me sube el colesterol?

Tener el colesterol alto es uno de los motivos más recurrentes en consulta. Mucha gente, no sabes cuánta, viene con el colesterol en los límites superiores de 200-220, y algunos más. Muchos vienen ya medicados con estatinas por el médico, mientras que a otros les han recomendado cuidarse e intentar regularlo solamente con hábitos.

En realidad, lo que interpretamos en la analítica, el mal llamado colesterol bueno o HDL y colesterol malo o LDL, no es colesterol como tal. Son las moléculas transportadoras del colesterol en sangre, llamadas lipoproteínas. Seguro que te suenan. Estas moléculas transportan colesterol en su interior y, por eso, medir sus valores es una forma de estimar cuánto colesterol tenemos en sangre. LDL y HDL transportan colesterol en su interior, y por eso, medir sus valores, es una forma de estimar cuánto colesterol tenemos en sangre. De cómo interpretar esta analítica hablaremos en el capítulo siguiente, pero te avanzo que no hay colesterol bueno o malo, es una molécula única como te decía antes. Lo que pasa es que para evaluar la salud metabólica lo recomendable es tener niveles en el límite bajo de colesterol total y colesterol LDL; y el colesterol HDL en los altos, porque es una molécula que ayuda a regular positivamente los niveles totales de colesterol.

— **Colesterol total:** suma de todas las lipoproteínas transportadoras de colesterol en sangre.

— **Colesterol LDL:** lipoproteínas más pequeñas que llevan colesterol del hígado al resto del cuerpo. Aumentan cuando tienen mucho colesterol que repartir y se consideran las más aterogénicas cuando están elevadas, porque pueden quedarse en las arterias y colarse en su capa interna, donde se acumulan y generan placas de ateroma (de las que hablaremos más adelante).

— **Colesterol HDL:** lipoproteínas que redistribuyen el colesterol donde se necesite, y recogen el sobrante para devolverlo al hígado y expulsarlo por la bilis (en las heces); esto ayuda a controlar los niveles. Por eso se considera «bueno».

El motivo más habitual por el que sube el colesterol en sangre son los hábitos. Y aquí hay errores garrafales. A menudo consideramos que lo único que nos sube los niveles de colesterol es el que ingerimos. Y no es necesariamente así. De hecho, ya te he dicho que en torno al 80 % del colesterol lo sintetiza nuestro cuerpo, y no más del 20 % restante se obtiene de la dieta. Además, la absorción del colesterol es muy dinámica; si tengo suficiente y como colesterol, absorbo menos; y si requiero más, absorbo más. Por eso, la ingesta dietética de colesterol tiene menos importancia que los hábitos generales.

¿Colesterol que como, colesterol que me sube en sangre?

No sucede realmente así, no hay una relación causa-efecto, aunque sí influye. Si ingieres mucho colesterol en la dieta es posible que esto repercuta en tus niveles de colesterol sanguíneo, pero no va a ser el detonante de una hipercolesterolemia. El principal problema de tener el colesterol alto no es el colesterol ingerido, sino el sintetizado por el hígado en respuesta a una salud metabólica que se ha visto afectada.

Te habrás dado cuenta de que hay personas que desayunan huevos a diario. Esto es algo típico en Latinoamérica y cada vez más en España. En muchas familias, caen dos huevos al día y, pese a comer entre 7 y 14 huevos a la semana, esto no se traduce necesariamente en hipercolesterolemia. En cambio, hay otras personas que apenas consumen colesterol, pero sí muchos ultraprocesados con azúcar, harinas refinadas, grasas de peor calidad, no hacen apenas ejercicio, y tienen el colesterol mucho más alto.

Lo más importante son los hábitos generales. De hecho, es mucho más probable que te suba el colesterol si desayunas siempre donuts o magdalenas que huevos. Es mucho más probable que te suba el colesterol si no haces ejercicio que si comes marisco y tomas lácteos enteros. Lo importante, lo que más afecta al colesterol en sangre, son tus hábitos, tu composición corporal, si tienes resistencia a la insulina, inflamación, bajos niveles de músculo, etcétera. Porque estos alteran el metabolismo y la función hepática. Y, por tanto, el hígado genera más cantidad de colesterol de forma desregulada. Es decir, desequilibramos esa regulación perfecta entre colesterol dietético y colesterol endógeno (que crea tu cuerpo), de la que hablábamos antes.

Si una persona que consume dos huevos al día empieza a comer tres, el impacto en su colesterol será mínimo. En cambio, alguien que no suele consumir colesterol y comienza a tomar 2 o 3 huevos diarios sí notará un aumento mayor debido a un desequilibrio metabólico. Por ello, al hablar del impacto del colesterol en sangre, hay que considerar la ingesta previa. Por ejemplo, un vegano que empieza a consumir colesterol notará un incremento más significativo que alguien que ya come carne y embutidos en exceso. Tener esto en cuenta es clave para interpretar estudios científicos correctamente y evitar errores en su divulgación.

Regulación de la síntesis del colesterol en el hígado en función del colesterol que se ingiere por la dieta: condición sana vs. baja salud metabólica

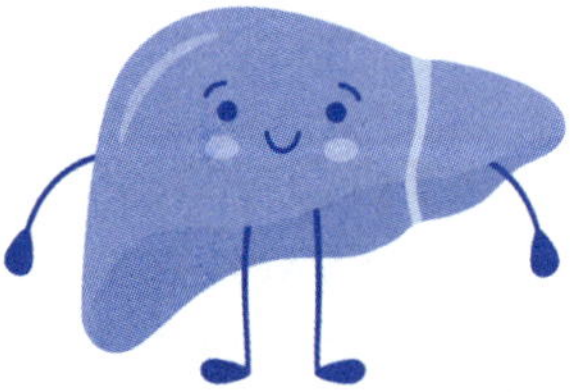

En condiciones sanas

+ ingesta
↓
− síntesis de colesterol

+ colesterol en sangre
↓
− síntesis

− ingesta
↓
+ activa síntesis colesterol

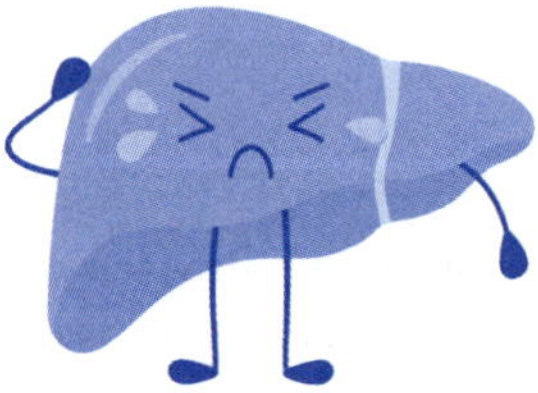

Cuando baja la salud metabólica

Haya + o − ingesta de colesterol o colesterol en sangre
↓
+ síntesis de colesterol
↓
+ colesterol total y LDL
↓
+ riesgo metabólico y para el corazón

Entonces estamos ante una situación que genera más colesterol del que el cuerpo necesita, por lo que cuando lo tenemos circulando, transportado por colesterol LDL, ningún tejido lo solicita porque ya están a tope de colesterol y no quieren más. Entonces, el colesterol se queda dando vueltas en sangre sin rumbo. Por eso los niveles de LDL suben. ¿Qué pasa?

Que el LDL no es eterno y tiene un tiempo de vida limitado, así que empieza a oxidarse y unas células llamadas macrófagos lo degradan, porque lo consideran un patógeno, por eso lo atacan y lo destruyen. Estos macrófagos desintegran el LDL, pero son capaces de eliminarlo todo menos el colesterol. Así, el colesterol queda libre y desprotegido. ¿Quién se lo puede llevar de ahí? El HDL. El HDL es como un padre que va a recogerlo para quitarlo del medio, porque sabe que eso no es bueno. Peeeero, aunque el HDL sea muy bueno recogiendo y barriendo el colesterol sobrante, no da abasto con todo cuando hay demasiado. Es entonces cuando el colesterol empieza a acumularse en la pared interna de las arterias y se forma lo que se denominan **placas de ateroma**.

Por si eso fuera poco, el colesterol LDL es la lipoproteína más pequeña de todas, por lo que, para empeorar el problema, tiene la capacidad de colarse o infiltrarse en la pared de los vasos sanguíneos (el endotelio) y oxidarse dentro (primer paso de las placas de ateroma, como ves en la imagen).

Formación de placas de ateroma por acúmulo de colesterol con el paso de los años

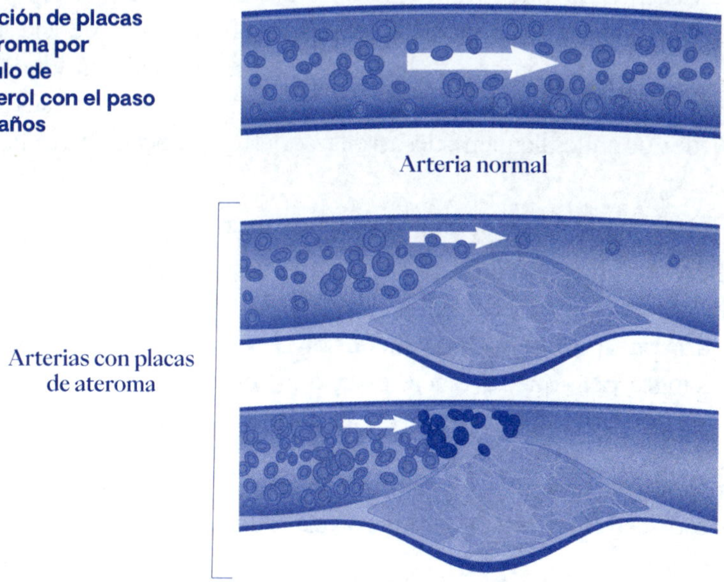

Y esto es un problema, porque cuando el colesterol se fija a la arteria es muy difícil revertir la situación, y eliminarlo del todo es prácticamente imposible. Y tampoco hay fármaco probado que sea cien por cien útil para eliminar las placas de ateroma, aunque se sigue investigando.

Esa placa de ateroma o estas primeras capas de grasa en la arteria, pueden pasar desapercibidas en un principio y no dar problemas. Pero, con los años, pueden ir creciendo y engrosándose, hasta que taponan la arteria formando un trombo, o hasta que se desprenden y empiezan a circular por la sangre hasta atascarse en algún punto y formar un tapón que no permite la circulación de la sangre. Y entonces llega el susto, que depende de en qué zona suceda esto. Si pasa en las arterias coronarias posiblemente te dé un infarto; si se produce en las arterias que irrigan al cerebro, un ictus.

Por eso, generalmente, un niño o alguien joven que tenga malos hábitos no suele sufrir un infarto ni patologías cardiovasculares, porque este proceso requiere tiempo: años o décadas, no tenemos cifras exactas. Pero esto no significa que alguien joven, incluso se está viendo ya en adolescentes, no pueda tener placas de ateroma creciendo, aunque aún sean pequeñas como para dar problemas. Tenemos evidencia de que hasta el 70 % de hombres y el 43 % de mujeres de mediana edad tienen algún grado de aterosclerosis o placas de ateroma en formación, que puede que nunca lleguen a desarrollarse del todo (Laclaustra *et al.*, 2015).

¿Cómo puedo saber si tengo placas de ateroma?

El problema es que en revisiones generales o analíticas no podemos obtener información de si tenemos placas de ateroma. Sin embargo, podría pasar que tengamos buenos niveles de colesterol o triglicéridos en sangre, pero que las placas estén ahí. Por eso las analíticas no todo lo pueden ni todo lo saben. Y por eso hay que cuidarse siempre.

Poniendo en orden las ideas, lo importante es que te quedes con la clave de todo esto. Lo primero, que los niveles de colesterol sí importan. Para que veas cuánto, acaba de publicarse un estudio en 1.270 adultos jóvenes sin enfermedades metabólicas ni cardiovasculares. Pues la investigación concluye que quienes tenían más colesterol total y colesterol LDL tenían más presencia de placas en las arterias coronarias, aunque fueran pequeñas, que quienes tenían los mejores niveles de colesterol en analítica (Masrouri *et al.*, 2024). Así que concluimos que estos datos sí importan a nuestra salud metabólica y cardiovascular, y no son parámetros obsoletos a los que ya no hay que hacer caso como transmiten en sus redes algunos «profesionales» y «pseudoprofesionales».

Y es que, si el colesterol sube, significa que nuestro metabolismo está alterado y se debe casi siempre a hábitos que deben mejorarse. También existe la causa genética, pero es menos común y también se trabaja en parte con hábitos. Así que si tienes el colesterol o los triglicéridos altos, tómatelo como un aviso que te da tu metabolismo, y pasa a la acción de los buenos hábitos de vida. Te los cuento en la parte 2 del libro. Va quedando menos para llegar a la práctica.

Simplemente con dejar de consumir lo que llamamos dieta occidental o *western diet*, alta en procesados de baja calidad, carne procesada, etcétera, ya podemos reducir el colesterol total y el LDL en un 10-20 %, e incluso más, y eso es mucho. Solo con mejorar la alimentación, sin fármacos. Imagínate si sumas ejercicio físico y te mueves más. O si mejoras tu composición corporal. También fumar y beber alcohol son dos hábitos muy malos para el metabolismo del colesterol. Con estilo de vida se pueden prevenir hasta el 80 % de estos problemas y la mortalidad prematura. Y luego, si hace falta, en algunos casos, se valora también tomar fármacos.

Es brutal cómo algunos estudios equiparan el efecto de una dieta saludable con fármacos como las estatinas, y encuentran resultados muy similares en algunos casos. Un estudio que es genial, aunque pequeñito y ya algo antiguo, seleccionó a 46 adultos con hipercolesterolemia y los asignó aleatoriamente a tres grupos: uno que tomaba estatinas y seguía una serie de pautas dietéticas básicas sobre comer menos grasa saturada y poco más; otro que solo siguió las pautas sencillas; y otro que llevó una dieta más controlada orientada a bajar el colesterol (con almendras, cereales integrales, fibra y esteroles vegetales, como los contenidos en la soja) sin tomar medicación. ¿Resultado? Que el grupo con medicación y el grupo sin medicación, pero con una dieta controlada, tuvieron prácticamente la misma reducción de colesterol: un 30,90 % el grupo que tomaba estatinas y un 28,60 % el otro (Jenkins *et al.*, 2003). ¿Increíble, eh? Que haya tantísimas personas con el colesterol alto, cuando se puede mejorar con una buena cesta de la compra y moviéndonos más.

Y, además, el colesterol de la dieta es importante, pero sus efectos dependen de tu estilo de vida. No es lo mismo que desayune dos huevos una persona activa y deportista, que lleva una dieta mediterránea, que una persona que se pasa el día sentada en la oficina, come precocinados y abusa de los refrescos y los dulces. Claro que, en este segundo caso, el huevo será el menor de sus problemas. Pero puede repercutir más en la segunda persona que en la primera.

Así que ni demonices el huevo ni ningún alimento, ni creas que lo del colesterol es mentira y te atiborres a carne roja, huevos y barbacoas. Hay que tener cuidado con ambos extremos, pero, sobre todo, con las corrientes carnívoras paleolíticas, que recomiendan que te comas hasta 7 huevos al día si hace falta, pero, cuidado, no tomes cereales, que inflaman, y no abuses de las frutas. Por favor, sentido común.

La combinación de todo lo anterior: el síndrome metabólico desvelado

Para terminar, y no me detendré mucho más, voy a presentarte la combinación de todo lo anterior, que es el síndrome metabólico, definido por la OMS como «una condición patológica caracterizada por obesidad abdominal, resistencia a la insulina, hipertensión e hiperlipidemia». O sea, todo lo que hemos visto hasta ahora, pero junto.

Para que se considere que una persona tiene síndrome metabólico, y se diagnostique como tal, no debe tenerlo todo, pero sí debe cumplir al menos tres de los criterios de la tabla. Si dispones estos datos sobre ti, te propongo que autovalores tu riesgo, aunque debes confirmarlo siempre con un profesional.

Tabla de criterios diagnósticos de la Sociedad Europea de Cardiología

Hipertensión arterial	Tensión sistólica ≥ 130 mmHg (la alta) Tensión diastólica ≥ 85 mmHg (la baja).
Dislipemia aterogénica	Triglicéridos altos ≥ 150 mg/dl. Niveles altos de LDL
Niveles de HDL disminuidos	< 40 mg/dl varones. < 50 mg/dl en mujeres
Glucemia alterada en ayunas	> 100 mg/dl, riesgo de prediabetes
Obesidad central (medida en el ombligo)	> 88 cm en mujeres > 102 cm en hombres

Si estás buscando la resistencia a la insulina, no está. No porque no importe, sino porque suele medirse menos y complicaría el diagnóstico.

Cuando una persona tiene una alteración metabólica, es fácil que tenga varias, ya que como te he contado, todo lo que tenga que ver con salud metabólica está totalmente interrelacionado. Por eso, no es de extrañar cifras como que alrededor del 3 % de los niños y el 5 % de los adolescentes tiene síndrome metabólico (Noubiap *et al.*, 2022). Te parecerá una cifra baja, pero es que hablamos de niños, en los que todavía no suelen salir a la luz estos aspectos. Es muy alarmante. Si con 8-14 años ya tienen la salud metabólica tan baja, en edad adulta tendrán enfermedades típicas que asociamos a personas de la tercera edad. Un potente estudio en 13.172 personas de 37 a 66 años con normopeso halló que casi el 18 % tenía síndrome metabólico, cifra que se multiplica hasta por tres cuando hay un exceso de grasa corporal (Suliga *et al.,* 2016). Y es que según criterios empleados y estudios nos movemos en datos que asustan: entre un 30 y un 45 % de la población adulta tiene síndrome metabólico. ¿Lo bueno? Todos los parámetros se mejoran igual, así que mejorado uno, mejorados todos. En la parte 2 del libro te cuento.

IDEAS CLAVE

— La obesidad no siempre implica mala salud metabólica, pero a largo plazo conlleva riesgos asegurados.

— La resistencia a la insulina es una de las bases que empeoran la salud metabólica, y de las primeras que debemos corregir. Muchas más personas de las que creemos tienen resistencia a la insulina, incluso a edades tempranas y sin patologías diagnosticadas.

— No te confíes: la salud metabólica se desgasta con el tiempo si no la cuidas, aunque parezca que todo está bajo control. Ya has visto que, a veces, puede tardar 15-20 años en debutar un problema que estaba latente. Así que cuidar tu salud no es opcional, incluso sin síntomas, ¡no esperes a que sea tarde!

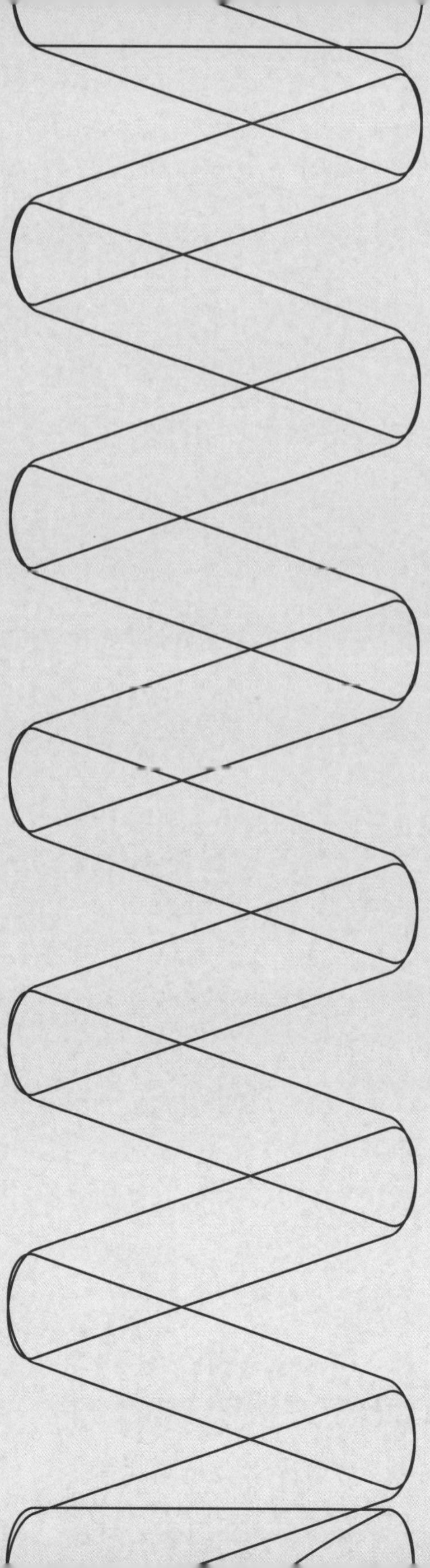

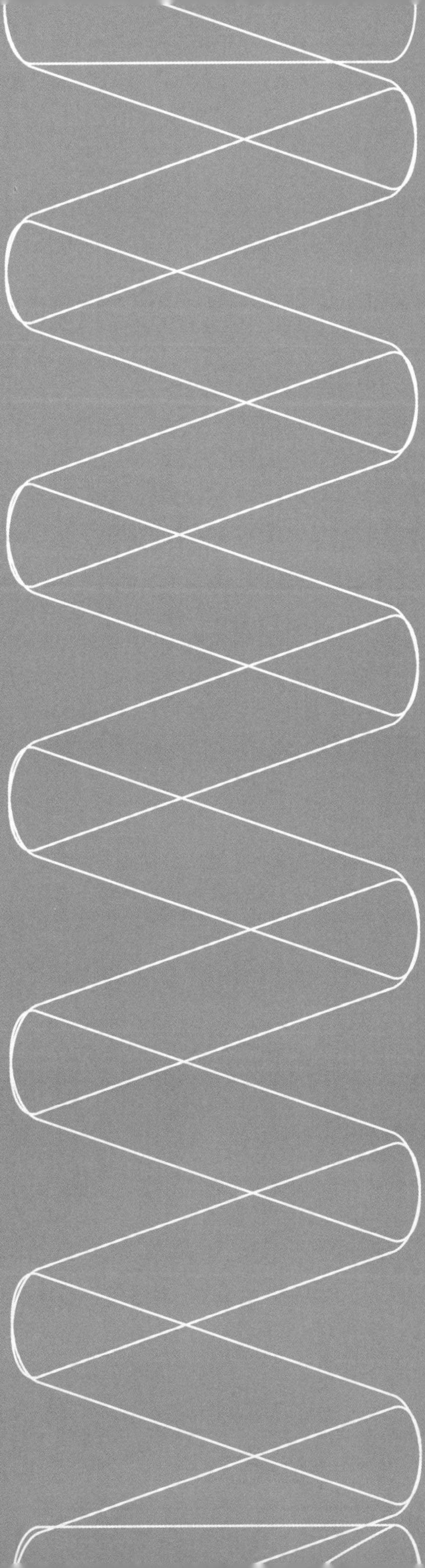

Capítulo 7

Cómo saber si eres metabólicamente flexible

Después de todo lo que te he contado sobre salud y flexibilidad metabólica, su importancia, cómo repercuten en tu salud, etcétera, supongo que estás deseando saber en qué punto estás tú y cómo puedes medirlo.

¿Se puede medir?

Sí, se puede. Ahora bien, la manera de saber cómo está tu flexibilidad metabólica es muy amplia, porque, como has visto, se ve afectada por muchos factores. En este capítulo hablaremos de los más importantes que, además, son los que, o bien puedes medirte tú, o ver en una analítica, o bien puede medirte un dietista-nutricionista u otro profesional de la salud (tu médico, tu entrenador...) mediante las pruebas adecuadas.

— **Composición corporal:** grasa, músculo y relación grasa/músculo.

— **Datos sanguíneos:** resistencia a la insulina, marcadores de inflamación, triglicéridos, colesterol.

— **Tu gasto calórico en reposo y en pruebas de esfuerzo**, además de cuanta energía que usas proviene de la grasa o de los hidratos de carbono (calorimetría indirecta).

— **FatMax** (grasa que gastas haciendo ejercicio e intensidad a la que tú concretamente quemas más grasa).

— **VO_2máx** o eficiencia cardiorrespiratoria.

— **Datos de condición física** como fuerza de agarre, velocidad de la marcha, prueba de caminata de 6 minutos y la prueba cronometrada de subir y bajar.

Podríamos hablar de muchos otros, como el análisis de mitocondrias, pero no son fáciles ni prácticos de observar. Por ejemplo, la mejor manera de conocer la salud de tus mitocondrias es mediante biopsias de tejidos, como el muscular, para analizar su número y calidad; o analizar determinados genes relacionados con la salud mitocondrial; ácidos orgánicos como el succinato en orina, que dan información sobre patologías mitocondriales, etcétera. Pero nosotros vamos a lo práctico.

En este capítulo vamos a hablar de forma sencilla de los datos que está en tu mano conocer.

Composición corporal

Lo más habitual en las consultas médicas es que midan tu peso, tu IMC (que relaciona peso y altura), el perímetro de tu cintura y poco más. Y tendrás suerte si lo hacen bien y no te dicen que te subas a la báscula con los zapatos puestos o te miden la cintura con el dedo por dentro de la cinta. Yo me he encontrado de todo, no lo digo en broma. Pero la antropometría, cuando se hace bien, puede ser un estándar magnífico, sencillo y barato de medir. Aunque, lógicamente, hay pruebas más específicas, y por supuesto más caras, que te darán más información.

¿Qué valores útiles puedo medirme en casa?

Perímetro umbilical

Un dato muy sencillo, pero que aporta información interesante, es el perímetro umbilical (el perímetro a la altura del ombligo), que puede medirse con una cinta métrica, que seguro que tienes por casa en la caja de costura. El perímetro umbilical puede dar una idea general de tu acumulación de grasa abdominal, que recuerda que era de las más importantes. El punto de corte establecido es de 88 cm en mujeres y 102 cm en hombres.

Hay dos índices que dan una información aún más precisa que el perímetro umbilical por sí mismo, que son los que lo relacionan con tu altura y con tu cadera. Estos índices correlacionan muy bien en estudios científicos con el riesgo de alteraciones metabólicas.

Cómo medirse el perímetro umbilical

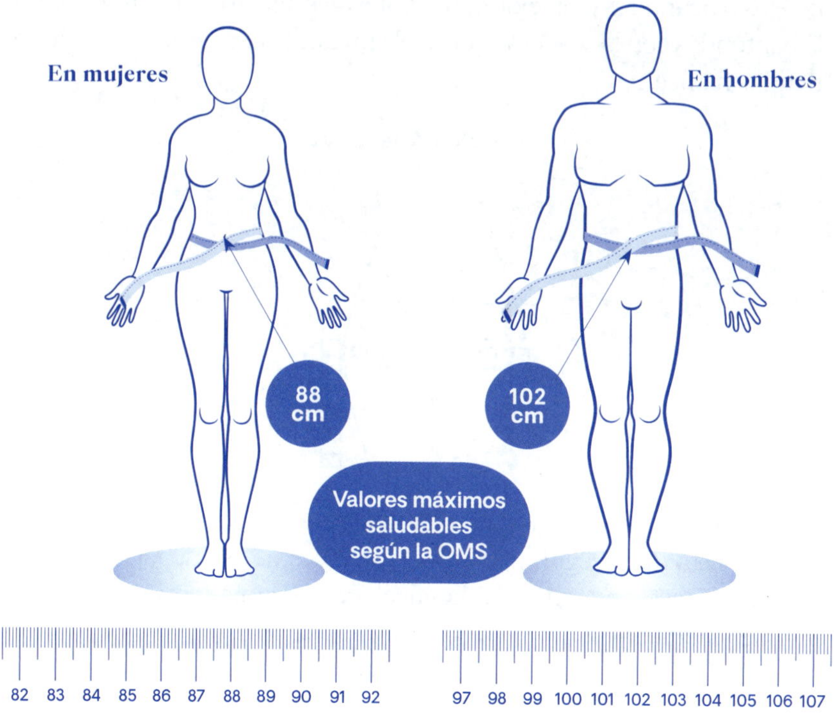

Índice cintura/talla

Conociendo el dato de tu altura (o midiéndola en casa con la cinta métrica contra una pared), puedes calcular el índice cintura/talla.

Índice cintura/talla = perímetro umbilical (en cm) / altura (en cm)

El resultado se interpreta así:

Inferior a 0,50: sin acumulación excesiva de grasa a nivel abdominal. Menos riesgo metabólico.

Superior o igual a 0,50 = acumulación de grasa abdominal y mayor riesgo metabólico. Cuanto más alto sea el valor, más riesgo.

Índice cintura/cadera

También puedes usar el índice cintura/cadera, que se calcula igual que el anterior, pero midiendo tu cadera, que se encuentra a la altura de los huesos trocánteres (coincide con la zona más ancha de tus glúteos). No la confundas con la «cadera» que suele medirse para elegir talla en una tienda en línea.

Medición de la cadera

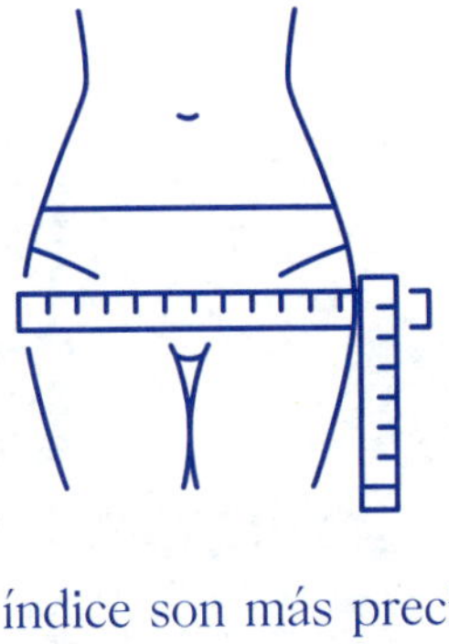

Los resultados de este índice son más precisos y puedes buscar el tuyo en esta tabla según tu edad y sexo. Si estás por debajo del valor, perfecto. Si estás por encima, significa que tienes más grasa abdominal y riesgo metabólico.

Tabla de valores de referencia del índice cintura/cadera por sexo y edad (Seidel y Deeremberg, 1994)

Sexo	Edad	Bajo	Moderado	Alto	Muy alto
	20-29	0,83	0,83-0,88	0,89-0,94	0,94
	30-39	0,84	0,84-0,91	0,92-0,96	0,96
Hombre	40-49	0,88	0,88-0,95	0,96-1,00	1,00
	50-59	0,90	0,90-0,96	0,97-1,02	1,02
	60-69	0,91	0,91 0,98	0,99-1,03	1,03
	20-29	0,71	0,71-0,77	0,78-0,82	0,82
	30-39	0,72	0,72-0,78	0,79-0,84	0,84
Mujer	40-49	0,73	0,73-0,79	0,80-0,87	0,87
	50-59	0,74	0,74-0,81	0,82-0,88	0,88
	60-69	0,76	0,76-0,83	0,84-0,90	0,90

Bioimpedancia eléctrica, la máquina que mide tu composición corporal en un minuto

Otra herramienta que tenemos para medir la grasa corporal de una forma bastante concreta es la **bioimpedancia eléctrica.** ¿La qué? Esa maquinita enorme que hasta hace unos años estaba en todas las farmacias y que, por 50 céntimos o su equivalente en pesetas, te imprimía un ticket que decía tu peso, porcentaje de grasa, etcétera. ¿Te suena? Según tu edad seguro que sí, aunque si eres más joven no habrás llegado ni a verlas. Es mucho más posible a día de hoy que las hayas visto en tu gimnasio o en la consulta del nutricionista si vas a uno. Pues esta máquina, que para acortar llamaremos por sus siglas, BIA, es uno de los métodos más empleados para medir tu composición corporal, no porque sea el mejor de lo mejor, sino porque tiene una buena relación calidad-precio y es muy rápido. Y tú dirás: ¿cómo puede ser que en 30 segundos esta máquina te lea casi hasta el alma y te dé tanta información? Pues porque pasa corrientes eléctricas por tu cuerpo a distintas frecuencias, no te preocupes, son imperceptibles y cien por cien inocuas, que detectan tus tejidos (grasa, músculo, agua, etcétera). Esta sería una forma de resumir su funcionamiento. De modo que, si tienes interés en conocer más sobre tu composición corporal, puedes acceder a una, aunque siempre es mejor que te la explique un profesional. Además, las mejores también te dicen tu grasa por segmentos (en tronco, piernas, etcétera), para que te hagas una idea de tu lipodistribución (distribución de tu grasa por el cuerpo), aunque no es capaz de diferenciar la grasa visceral (la que tenemos internamente recubriendo nuestros órganos y tejidos). Sí la estima, y te da una puntuación aproximada, pero no es un dato muy fiable.

Quizá estés pensando que tú tienes una de esas, o que la viste en el último catálogo de ofertas de tu supermercado de confianza por 20 euros, pero esas, aunque son BIA, no son muy fiables. Te adelanto que en pandemia, cuando empecé a pasar consulta online y algunos pacientes me daban los datos de su BIA del baño, algunas arrojaban información directamente poco compatible con la vida. Sin embargo, puedes hacerte con una medianamente económica (100-150 euros), que, aunque no dé una barbaridad de datos, los que proporciona sí son mucho más precisos.

BIA aparte, existen métodos mejores que, además, proporcionan información más concreta sobre tu masa muscular, masa ósea, etcétera. Se trata de pruebas de imagen como ecografías, o mejor aún, DXA o TAC. Pero son menos accesibles y, por supuesto, mucho más caras, así que no hablaremos de ellas.

La BIA te va a dar una idea de tu grasa corporal total y por segmentos (brazos, piernas y abdomen o grasa abdominal), y además las mejores también te dirán cuánto músculo tienes y hasta te informarán de su calidad, y no solo de la cantidad.

La propia máquina contextualizará tus resultados según puntos de referencia preestablecidos para tu edad y sexo. Si tienes acceso a una en el gimnasio, la consulta de uno de tu nutri o entrenador, la farmacia o en casa de un amigo, puedes probarla si te apetece.

Yo te recuerdo por aquí los porcentajes de grasa corporal considerados adecuados:

Fuente de datos de referencia: grasa corporal en adultos según ACSM (American College of Sports Medicine, 2023).

Sexo y edad	Normal	Alto	Muy alto
Hombres			
18-39 años	8-19 %	20-24 %	> 24 %
40-59 años	10-21 %	22-27 %	> 27 %
más de 60 años	13-24 %	25-29 %	> 29 %
Mujeres			
18-40 años	20-32 %	33-38 %	> 38 %
41-65 años	20-33 %	24-39 %	> 39 %
más de 65 años	24-35 %	36-40 %	> 40 %

Recuerda que lo más importante es dónde se localiza la grasa (visceral ectópica...). Aunque si mejoras tus hábitos, mejorarás todas las localizaciones de grasa.

Tu estado físico según la relación entre grasa y músculo

Además, un dato que me encanta de estas máquinas es que relacionan tu cantidad de grasa y músculo, que es más importante que ambos datos por separado, para que te hagas una idea de tu condición global. Recuerda que es preferible tener mucho músculo, aunque la grasa esté ligeramente alta, que tener el músculo por los suelos. Igual que el peor escenario es el de la obesidad sarcopénica (grasa alta y bajo músculo). ¿Dónde crees que te ubicas tú?

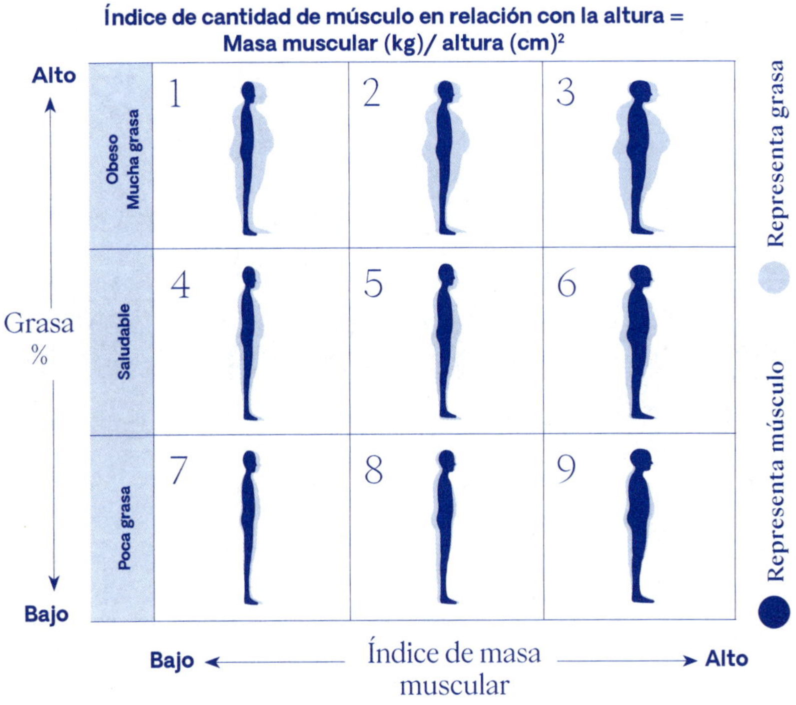

¿Qué pruebas existen para ver mi flexibilidad metabólica?

Datos de las analíticas de sangre: resistencia a la insulina, marcadores de inflamación, triglicéridos, colesterol, etcétera.

Los análisis de sangre pueden aportar información valiosa sobre tu flexibilidad metabólica. Seguro que tienes por ahí alguno que recuperar para examinarte conmigo. De todas formas, siempre me gusta aclarar que las analíticas no son palabra de Dios. Una persona puede tener una analítica de libro, pero eso no implica que su salud metabólica esté perfecta. Por ejemplo, puedes tener buenos niveles de colesterol, pero tener placas de ateroma que van creciendo.

Los datos más interesantes y habituales de las analíticas son:

— Colesterol: total, LDL, HDL.

— Triglicéridos.

— Glucosa y resistencia a la insulina.

— Enzimas hepáticas o del hígado.

— Parámetros de inflamación y hormonales (aunque estos no suelen aparecer en analíticas basales, por lo que no profundizaremos tanto en ellos).

Además, es muy interesante conocer el estatus de vitaminas y minerales que afectan a tu flexibilidad metabólica como: vitamina D, magnesio, folatos (vitamina B9) y zinc. Hablaremos de ellos en la parte 2 del libro. Ahora te voy a explicar en qué debes fijarte en tu analítica para saber más sobre tu flexibilidad metabólica.

Datos relacionados con tu glucosa y la resistencia a la insulina

Estos datos tienen mucho que decir sobre tu flexibilidad metabólica, ya que la resistencia a la insulina y la tolerancia a la glucosa son indicadores directos de la misma.

En tu analítica figuran los datos de tus niveles de glucosa en ayunas:

	Tolerancia normal a la glucosa	Prediabetes	Diabetes tipo II
Glucosa en ayunas (mg/dl)	< 100	< 126	≥ 126

También, y más importante para la flexibilidad metabólica, puede indicarte tu resistencia a la insulina. Este dato se mide normalmente con la prueba de hemoglobina glicosilada (HbA1C), que no aparece en todas las analíticas, pero que sería interesante que todos conociéramos. Este dato también se puede estimar con aparatos similares a los que usan los diabéticos para conocer sus niveles de glucosa pinchándose el dedo que, en lugar de calcular la glucosa, calculan la HbA1C.

	Tolerancia normal a la glucosa	Prediabetes	Diabetes tipo II
Hemoglobina glicosilada (HbA1C) (%)	<5,7	5,7-6,5	≥6,5

Colesterol y triglicéridos

Por aquí os dejo un resumen de los datos más importantes que puedes encontrar en una analítica en relación con el estado de tus grasas. El colesterol total es el más conocido, y realmente importante pese a que como te he contado anteriormente, algunas corrientes intenten desterrarlo o tildarlo de «inútil»; igualmente es cierto que su valor por sí solo es limitado, porque corresponde a la suma de lipoproteínas que en exceso suman riesgo cardiometabólico (LDL) y otras que son más protectoras (HDL). Así, más importante que el total es la suma de sus partes y cocientes calculados que los relacionan como LDL/HDL.

Te dejo esta tabla donde tienes todos los puntos de corte estándar recomendados. Recupera tu analítica y echa un vistazo si quieres. Si te faltan algunos (es poco probable que en tus análisis figure el Apo B) puedes estimar tu estado con los que sí tengas. Debido a su alta relación con la salud metabólica, estos límites deben ser más estrictos cuando haya más factores de riesgo como resistencia a la insulina, obesidad o tabaquismo.

Datos analíticos relacionados con el colesterol y metabolismo de las grasas

Colesterol total	El valor deseable en adultos es < 200 mg/dl, aunque importan más sus fracciones que el total
Colesterol LDL	Se recomienda < 130 mg/dl o de 100 mg/dl si hay factores de riesgo asociados (por ejemplo, diabetes o enfermedades cardiovasculares)
Colesterol HDL	> 40-60 mg/dl, tiende a ser más alto en hombres que en mujeres
Triglicéridos	< 200 mg/dl, mucho mejor si es inferior a 150 mg/dl
Cocientes	Los cocientes sirven para conocer el equilibrio entre parámetros, más significativo que los valores independientes. Puedes verlos en tu analítica o, si no están indicados, calcularlos tú con el móvil en un momento.

Cociente colesterol total/ HDL	< 3-3,5
Cociente LDL/ HDL	< 2-2,5
Cociente triglicéridos /HDL	< 2 es lo deseado
Datos para ir a máximos	Puede que estos datos no figuren en tu analítica, pero, si los tienes, consúltalos, porque son los mejores valores
LDL oxidadas	30-100 U/L ¿Recuerdas que te conté que las LDL empiezan a oxidarse y desintegrarse cuando pasan demasiado tiempo en sangre? ¿Y que cuanto más LDL acumulado tengamos, más LDL oxidado tendremos circulando? Pues el valor de LDL oxidadas es un dato muy útil para estimar el riesgo metabólico. Cuanto más alto, peor, y más riesgo de eventos cardiovasculares y problemas en el metabolismo
Apo B	Entre 50-170 mg/dl Es la apoproteína (componente principal y fijo) de las LDL y de otras partículas aterogénicas (de alto riesgo cardiovascular) Por lo tanto, cuando está alta implica riesgo de alteraciones metabólicas. Cada vez se utiliza más para medir riesgo cardiovascular y metabólico
Apo A-I	Entre 100-220 mg/dl Es la apoproteína de la HDL, por lo que, cuanto más alta, mejor

Apo B/ Apo A-I	< 0,6-0,7 Este índice es de gran valor para conocer el riesgo aterogénico y metabólico

Conoce el estado de tu hígado

Si la mitocondria es la reina del metabolismo, el hígado es el rey. Y, aunque a ella no la podemos valorar con un análisis de sangre, al hígado, en parte, sí. Podemos analizar las transaminasas, que son las enzimas del hígado, cuyo valor aumenta en sangre cuando este está alterado metabólicamente. Normalmente, que estas enzimas estén altas significa que hay hígado graso o riesgo de desarrollarlo (es decir, que se está acumulando grasa intrahepática que impide su correcto funcionamiento), y posiblemente, se altere su metabolismo y empeore tu flexibilidad metabólica en general.

**Hígado dañado =
capacidad metabólica alterada =
flexibilidad metabólica reducida**

Hay tres enzimas del hígado que siempre aparecen en todas las analíticas y que puedes revisarte. Son:

Enzima hepática (transaminasa)	Valores adecuados
GOT (AST)	< 30-35
GPT (ALT)	< 33-35
GGT	< 40

Datos que hablan sobre tus niveles de inflamación

Recuerda que inflamación crónica también es sinónimo de peor salud metabólica, y muy posiblemente de menor flexibilidad metabólica. Algunos de los datos más comunes a este respecto que puedes ver en una analítica son:

Parámetro	Valor recomendado
Proteína C Reactiva (PCR)	< 1 mg/dl
Ácido úrico	< 4,7-5,5 mg/dL, el ácido úrico alto se considera promotor de inflamación
Índices de resistencia a la insulina	
Índice omega-3	> 6,6 %, la baja ingesta de omega-3 se asocia a una situación más proinflamatoria
Magnesio	> 2 mg/dl, su deficiencia promueve la inflamación y reduce la eficiencia en la obtención de energía
Vitamina D (25-OHD)	> 30 mg/ml, su deficiencia es más habitual si hay inflamación
Zinc Selenio	> 80 ng/ml > 100 ng/ml Un nivel bajo puede indicar inflamación, resistencia a la insulina o también baja ingesta en la dieta

Es fascinante ver cómo, a medida que mejoras hábitos y flexibilidad metabólica, estos datos se recolocan solos. Señal de que lo más importante para reducir la inflamación crónica de bajo grado es comer mejor y hacer ejercicio. De los nutrientes hablaremos en la parte 2, porque, si tienes alguno bajito, sea por el motivo que sea, debemos corregirlo con pautas dietéticas (y/o suplementación en algunos casos), además de encontrar el motivo.

Flexibilidad metabólica medida mediante la prueba de calorimetría indirecta en reposo y en pruebas de esfuerzo

La mejor forma de evaluar tu flexibilidad metabólica es conocer qué porcentaje de la energía que estás gastando proviene de grasas o hidratos en distintas circunstancias, como reposo o haciendo ejercicio. Y eso puede hacerse gracias a la calorimetría indirecta, un equipo sofisticado, pero que cada vez se encuentra más en consultas de nutrición y hospitales (casi siempre privados), por lo que puedes tener acceso a él, si quieres.

La calorimetría indirecta es un equipo que calcula tu cociente respiratorio midiendo el oxígeno que inspiras y el dióxido de carbono que espiras:

Cociente respiratorio = CO_2 espirado/O_2 inspirado.

Con ese dato, la máquina es capaz de estimar tu gasto metabólico tanto en reposo (en posición tumbada), como en esfuerzo (si estás practicando ejercicio, normalmente bici o cinta de correr). Además, puede estimar qué porcentaje de la energía que estás usando procede de las grasas y de los hidratos de carbono. Por ejemplo, el resultado de una prueba en reposo sería así:

Metabolismo basal: 1.200 kcal.
Energía procedente de las grasas: 70 %.
Energía procedente de carbohidratos: 30 %.

Como esta prueba se debe hacer con al menos 12 horas de ayuno previo, tu flexibilidad metabólica será óptima si tu cuerpo prioriza al máximo el uso de grasa frente a la glucosa. Eso significa que tu organismo es metabólicamente inteligente y que en condiciones que no requiere glucosa es capaz de guardarla y tirar de sus reservas de grasas.

Cuando utilizo este equipo con alumnos en la universidad, encuentro grandes diferencias entre quienes tienen mejores y peores hábitos dietéticos y de estilo de vida. Para que te hagas una idea, dado que todo esto es un poco complejo, te pongo un ejemplo:

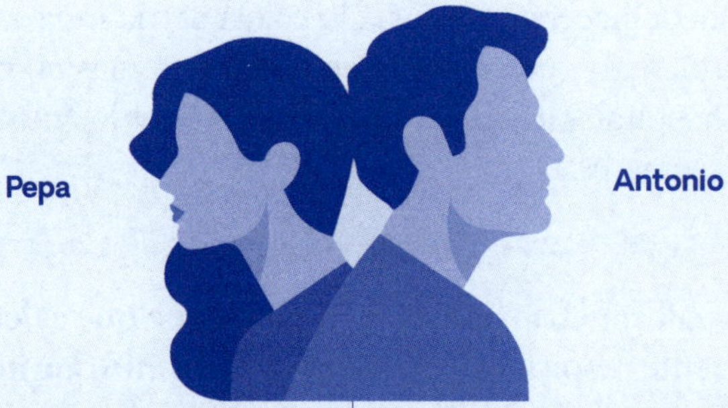

Pepa suele comer sano, hace ejercicio y tiene buena forma física

Antonio come peor, tiene sobrepeso, apenas entrena y tiene poco músculo

Resultados de la calorimetría indirecta en reposo tras 12-14 h de ayuno

Pepa posiblemente utilice grasa al cien por cien, o casi, como fuente de energía. Incluso podría estar llegando a entrar en cetosis (situación que se busca en abordajes como el ayuno intermitente o dieta cetogénica).

Antonio posiblemente esté tirando mucho de reservas de glucosa (50 % de grasa y 50 % de glucosa) y necesite muchas más horas para obtener casi el cien por cien de su energía a partir de grasas. En vez de tardar 14 h en entrar en cetosis, puede necesitar entre 2 y 5 días de ayuno total (no recomendable) para conseguirlo, y obtener los beneficios de dicho estado.

Una prueba de esfuerzo te puede indicar el gasto calórico medio y, lo que es más importante para la flexibilidad metabólica, en qué momentos priorizas la grasa y en cuáles la glucosa o los hidratos como fuente de energía. Así, y volviendo al ejemplo que vimos en el capítulo sobre flexibilidad metabólica, estarás mejor cuanta más grasa uses en situaciones de intensidad moderada y más tiempo guardes la glucosa para picos de máxima intensidad.

¿Recuerdas la imagen de la página 148? Se hizo con una prueba de calorimetría indirecta en esfuerzo, y mostraba claramente que la persona 2 (imagen de la derecha) tenía mejor flexibilidad metabólica y rendía más en el ejercicio.

Si tienes oportunidad de hacértela en algún momento, no lo dudes. Se tarda entre 20 y 30 minutos y sus resultados valen oro. Yo la uso para ver mejoras de la misma persona con el tiempo, y es muy motivador ver cómo los cambios por fuera se reflejan tanto en cambios en tu metabolismo.

Conoce tu FatMax o tu gasto de grasa cuando haces ejercicio

Conocer el FatMax o la cantidad de gramos de grasa máxima por minuto que podemos oxidar (quemar) es interesante, no solo para optimizar el rendimiento, sino también para conocer un poco más sobre nuestra salud metabólica, en concreto, de nuestra flexibilidad.

Además, todo el mundo cree que su FatMax, o pico máximo de gasto de grasa, se da en el momento de máxima intensidad del ejercicio, cuando estás dándolo todo y enseguida te agotas, pero no es así. El FatMax se suele encontrar en otro punto más llevadero y menos intenso, que solemos llamar **ejercicio en zona 2**. ¿Qué es eso de zona 2? Es el ejercicio que se hace a intensidad submáxima, más o menos al 60-70 % de tu frecuencia cardíaca máxima.

El ejercicio aeróbico suele clasificar su intensidad en zonas que van de 1 a 5

Zona 1: equivale a dar un paseíto tranquilo.

Zona 2: equivale a caminar deprisa, trotar o usar máquinas de cardio del gimnasio a intensidad media. Se reconoce porque te permite mantener una conversación mientras practicas el ejercicio, aunque hablas entrecortado.

Zona 3: equivale, por ejemplo, a correr. En esta zona, tu VO_2máx toca techo. Se reconoce porque aquí apenas puedes hablar.

Zona 4: equivale, por ejemplo, a un WOD de crossfit. La intensidad del ejercicio es alta, la fatiga es clara y aguantas menos tiempo.

Zona 5: equivale, por ejemplo, a un esprint. Es la intensidad máxima, en la que apenas aguantas.

Zonas de entrenamiento en función de la FC (frecuencia cardíaca) durante el ejercicio

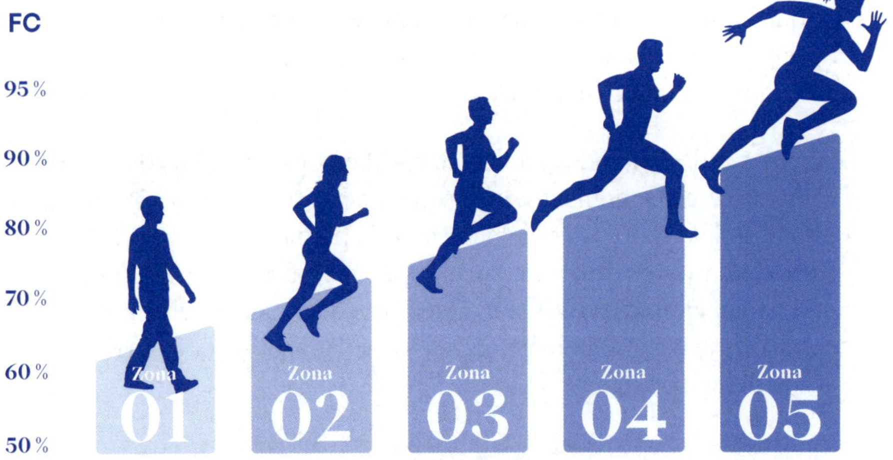

Cuando estamos al máximo de nuestra frecuencia cardíaca (FC) (en torno a 190-220 pulsaciones/minuto según tu condición física), no es cuando más grasa consume nuestro cuerpo. En esos picos de intensidad utilizamos glucosa (hidratos) como fuente principal de energía, porque las rutas metabólicas que sirven para usar la grasa se inhiben.

El dato de FatMax aporta información sobre tu flexibilidad metabólica, porque, como ya te he contado, cuanta más grasa puedas usar como fuente de energía durante el ejercicio, mejor. En definitiva, si conoces tu FatMax y haces ejercicio a esa intensidad durante más tiempo, más grasa quemarás por tiempo de ejercicio. Y más hidratos guardarás de forma eficiente para el final o para los picos de mayor intensidad.

Este hecho implica ser metabólicamente inteligente, porque, recuerda, la capacidad de guardar glucosa es mucho más limitada, pero la de acumular grasa no tiene fin. Así que cuanta más grasa, y menos glucosa, más rendiré y menos tiempo tardará en llegar la fatiga por haber agotado mis depósitos.

Curiosidad

Si en un cuerpo caben en total unas 3.000 kcal de glucosa (acumuladas como glucógeno), distribuidas, más o menos, el 80 % en el músculo, el 15 % en el hígado y el 5 % restante en otros órganos; un hombre medio con un 12-15 % de grasa corporal, puede llegar a acumular entre 80.000 y 100.000 kcal en forma de grasa.

Los motivos por los que tenemos una reserva de grasa tan grande, y no de hidratos, son:

1. Porque la grasa se expande, no cuenta con un espacio limitado donde acumularse (por eso «engordamos»).

2. Porque la grasa se almacena con más eficiencia ya que es anhidra (no necesita agua para acumularse), mientras que el glucógeno requiere unos 2 gramos de agua por gramo (y eso ocupa espacio).

3. Porque recuerda que 1 gramo de glucógeno son 4 kcal mientras que 1 gramo de grasa son 9 kcal, por lo que es una reserva más potente.

¿Esto se puede medir?

Sí, existe una prueba, llamada **FatMax**, que sirve para conocer este dato y que se lleva a cabo haciendo ejercicio en una máquina, normalmente una bici estática o una cinta de correr, que sube de intensidad poco a poco. Durante la prueba se ve cómo, a medida que sube la intensidad, se quema cada vez más grasa, hasta que ¡bam!, se alcanza el pico máximo de quema de grasa y, si la intensidad del ejercicio sigue aumentando, enseguida decae drásticamente la curva de consumo de grasa, lo que indica que esta ruta metabólica de quema de grasa en el músculo se ha inhibido y que el cuerpo ya está empleando hidratos de carbono, que es una fuente de energía más rápida y eficaz a niveles intensos de esfuerzo.

Ahora quizá estás pensando: «Ya, Andrea, esto es muy chulo, pero esas pruebas cuestan dinero/no tengo donde hacérmelas/etcétera». Pues no te preocupes, que hay plan B, más fácil, más barato, y aunque, evidentemente, no es igual de exacto, totalmente válido. Consiste en fijarnos en un dato que miden hasta los relojes inteligentes, o que quizá conozcas si alguna vez te han hecho una prueba de esfuerzo en el cardiólogo. Hablo de algo tan simple como tu **frecuencia cardíaca máxima** (FCmáx).

Aunque los relojes inteligentes no son perfectos, en lo que a frecuencia cardíaca se refiere, cada vez son más precisos, y nos pueden dar datos en tiempo real. Casi cualquiera de ellos, no necesitas que sea de los más caros, ni de los más nuevos.

Si conoces tu FCmáx, es decir, la frecuencia cardíaca máxima que alcanza tu corazón al límite del esfuerzo, puedes usar una calculadora para determinar la FC media a la que gastarás más grasa como fuente de energía. Esto te ayudará a mantener tu entrenamiento en torno a ese punto para optimizar la quema de grasas.

¿Cómo se hace esto?

4. Haz un ejercicio de mucha intensidad hasta que no puedas más (con precaución, por favor), y mira en tu reloj inteligente qué frecuencia cardíaca has alcanzado.

5. Calcula el 65-70 % de tu FCmáx (resta aproximadamente 1/3 a tu FC máxima). Esa es la FC en la que con mucha probabilidad te encuentres en tu zona óptima de FatMax, o intensidad a la que consumes más grasa.

Lo recomendable sería que entrenaras unas 3 horas semanales a esa intensidad o, por lo menos, todo el tiempo que puedas, porque todo suma.

La buena noticia es que, como habrás notado, la intensidad a la que más grasa gastas no es la más fatigante ni dura de hacer. Aunque tampoco consiste en andar ni dar paseítos, necesitas meterte más caña. Pero corriendo a un trote estándar, o nadando a un ritmo medianamente decente, ya estás en esa zona.

Siendo más precisos, hay estudios que apuntan a que la FC óptima de entrenamiento para quemar grasa varía en función de tu condición física y tu composición corporal. Así se ha hallado que:

— Las personas con un porcentaje normal de grasa y niveles decentes de músculo (composición corporal óptima) tienen su FatMax a niveles más bajos de FC. En torno al 57-64 % de su FCmáx. Es decir, que les será más fácil y menos fatigante estar más tiempo en esa zona.

— Las personas con obesidad o exceso de grasa corporal (sobre todo las que tienen menos músculo) necesitan moverse en FC más altas para alcanzar el mismo punto. En este caso, se estima que en torno al 66-70 % de su FCmáx. Es decir, que tienen que esforzarse más y trabajar a más intensidad para alcanzar el mismo objetivo (Chávez-Guevara *et al.*, 2023).

De hecho, un estudio en individuos sedentarios halló que, a misma intensidad de ejercicio que personas más activas, sus tasas de oxidación de grasas eran más bajas, es decir, que quemaban menos grasa en el mismo tiempo y con la misma intensidad (Özdemir *et al.*, 2019).

Ejemplo

La zona óptima para quemar grasa de un chico joven y deportista que tenga su FC máxima en unas 200 pulsaciones/minuto estará en torno a las 125 pulsaciones/minuto.

En cambio, una persona con menos músculo y más grasa, además de que suele tener las pulsaciones más altas (vamos a poner 230 de FC); tendrá que moverse en zonas de 155-160 pulsaciones (el 70 % de su FC).

Claro que, si nunca has entrenado, no es cuestión de que te fustigues y te pongas en ese nivel desde el primer momento, porque posiblemente aguantes poco, puedes ir cogiendo fondo progresivamente. Tu cuerpo te lo agradecerá.

Además, es importante incluir o intercalar ejercicios de máxima intensidad con la intensidad moderada. La máxima intensidad requiere adaptaciones metabólicas diferentes que aportan otros muchos beneficios, entre ellos, y para la flexibilidad metabólica, cuidado de las mitocondrias, prevención de patologías metabólicas, etétera. Por ejemplo, correr a intervalos o nadar a intervalos. Hacer 20 minutos de bici moderada y un superHIIT de 7-8 minutos para terminar (zona 5). Yo no soy licenciada en deporte y no puedo darte más detalles sobre planes concretos de entrenamiento, pero como idea general te puede venir bien. Si quieres un plan personalizado, debes acudir a un profesional de ciencias de la actividad física y el deporte para que te asesore.

Buenas y malas noticias para las mujeres

Las mujeres solemos tener un FatMax un poco más alto. Lo bueno es que en deportes de resistencia aguantamos más empleando grasa a más intensidad. Lo malo es que en un entrenamiento estándar debemos hacer un extra de esfuerzo para alcanzar el mismo gasto de grasa.

¿Y si no tienes reloj inteligente? No pasa nada. Puedes determinar qué ejercicios te ponen en la zona 2 pensando en que podrías charlar mientras los haces, al menos durante un rato, antes de entrecortarte. Si estás haciendo un ejercicio y te resulta imposible mantener un mínimo de conversación, posiblemente estés en niveles superiores.

Y quizá te preguntes: «¿De verdad vale la pena calcular zonas y FC y fijarme en esto cuando entreno?». En mi opinión, sin obsesionarte y sin estar todo el rato que entrenas centrándote en esto, sí es útil. Para que te hagas una idea, dando un paseíto puedes gastar unos gramos de grasa, pero nada muy llamativo. En cambio, si haces una sesión de deporte de 1 hora en tu zona óptima, puedes llegar a quemar entre 60 y 75 gramos de grasa de una vez. Es una práctica interesante sin duda.

Y es que, en general, la mayoría de la población no pasa de la mitad de su punto óptimo de uso de grasa en su rutina cotidiana. Normalmente, las actividades del día a día están en un rango de la mitad de esa FC, por lo que consumen energía como todo lo que implique un mínimo de movimiento, pero mucha menos de la que se gasta en la zona 2.

¿Cuándo es más interesante conocer este dato?

Conocer su FatMax es útil para cualquiera, pero especialmente para quienes buscan perder grasa corporal y quieren optimizar al máximo su rendimiento. Esto puede ser interesante sobre todo a partir de los 40-45 años, momento en el que, en general, decae ligeramente la eficiencia en el uso de grasa. Entonces, si sabemos cuál es nuestro punto de máximo uso de grasa, podemos hacer más ejercicio ahí y optimizar nuestros entrenamientos diarios.

Pero insisto en que es útil para todo el mundo, porque hay estudios que han relacionado tener un mayor FatMax con una mejor flexibilidad metabólica general, menor resistencia a la insulina, mayor quema de grasa en ejercicio y menor inflamación crónica, aparte de que, en este punto de intensidad, el corazón trabaja de una forma óptima, que le permite esforzarse de la mejor manera para fortalecerse y mejorar su capacidad cardiorrespiratoria. Capacidad que, por cierto, se pierde con los años si dejamos de entrenar, pero que podemos mantener si la seguimos trabajando.

Además, la evidencia de que esto contribuye a la salud metabólica es clarísima.

Un estudio publicado en 2021 buscó la relación entre el FatMax y la salud metabólica en 81 adultos sanos. Los grupos con mayor nivel de FatMax eran los que tenían menor riesgo metabólico evaluado a partir de colesterol, triglicéridos, glucosa y composición corporal (Montes-de-Oca *et al.*, 2021). Esta misma relación se halló de forma incluso más acusada al asociarlo al VO_2máx, siguiente valor clave del que te hablaré enseguida.

Otra intervención de ejercicio en zona FatMax durante solo 12 semanas en personas con obesidad e hígado graso halló que con solo esos 4 meses de actividad controlada mejoraron parámetros de oxidación, inflamación, composición corporal e hígado graso (Yang *et al.*, 2023). Estudios similares han tenido grandes resultados en apenas 8-20 semanas.

Entrena a una intensidad moderada, porque te alarga la vida y, además, mejora su calidad. No te descubro nada nuevo, es una recomendación que hace muchos años que se da, pero sí creo que te he demostrado que de verdad vale la pena. Y queda mucho libro por delante para convencerte aún más.

IDEAS CLAVE

— Haz 150 minutos de ejercicios de cardio a la semana a esta intensidad. Puedes repartirlo en 3, 4 o 5 sesiones, según puedas. Puede ser correr, nadar, hacer bici o máquinas de cardio en el gimnasio, tú eliges.

— Incluye en tus rutinas ejercicios de máxima intensidad tipo super-HIIT o combina mayores intensidades en intervalos (o en sesiones diferentes de ejercicio).

— Aparte, incluye ejercicios de fuerza, que, como ya hemos visto, son un básico para tu flexibilidad metabólica. Lo óptimo serían, al menos, 2-3 sesiones más. También puedes hacerlas combinadas.

La eficiencia cardiorrespiratoria

Otro parámetro que puede ayudarte mucho, no solo a conocer aspectos de tu condición física, sino también de tu salud y flexibilidad metabólica, es el VO_2máx. Este valor nos da idea de la máxima eficiencia en el uso de oxígeno, parámetro clave del metabolismo. De hecho, se considera uno de los factores predictivos más importantes de la salud metabólica, y también del rendimiento aeróbico y de la longevidad.

Llamamos VO_2máx a la máxima capacidad de oxígeno que podemos usar o procesar por unidad de tiempo. Se expresa en ml/kg de peso/minuto.

Cuanto mayor es nuestro VO_2máx más sanos están nuestros pulmones y más oxígeno captan (oxígeno que llega al corazón y que este reparte por todo el cuerpo en cada latido). También significa que tus mitocondrias pueden usar eficientemente oxígeno para obtener energía.

Pista: si después de echar a correr porque estás perdiendo el autobús, o de subir unos cuantos pisos a pie porque se ha estropeado el ascensor, te ahogas, tu VO_2máx posiblemente es bajo y tu eficiencia mitocondrial, mejorable.

¿Se puede mejorar el VO_2máx?

Sí. Tiene un componente genético alto, pero también mucho margen de mejora mediante hábitos. Cuanto más alto sea tu VO_2máx, no solo rendirás mejor, sino que también se asocia positivamente a la longevidad y a mejores mitocondrias (es decir, más flexibilidad metabólica).

Piensa que, para obtener energía a partir de los nutrientes, las mitocondrias necesitan usar oxígeno y generan dióxido de carbono. Por eso, si tienes más VO_2máx, tienes más rentabilidad mitocondrial, mejor flexibilidad metabólica y más eficiencia muscular. Y no solo a la hora de hacer ejercicio propiamente. Cuanto más VO_2máx tengas, más tiempo podrás correr, pedalear o nadar, por ejemplo, sin agotarte.

Esta idea ya ha saltado al mundo de la medicina y se incluye incluso en guías de sociedades científicas como la Asociación Americana del Corazón, que desde 2016 recomienda que se tenga en cuenta de forma más habitual en reconocimientos médicos en población general. Para evaluar el VO_2máx hay que hacer una prueba de esfuerzo parecida a la de FatMax o también se puede estimar con un reloj inteligente.

¿Cuál es el rango recomendable?

El valor varía en función de tu edad y sexo, pero, como estimación, puedes consultar los datos de esta tabla. Si tienes un reloj inteligente o haces una prueba de esfuerzo, puedes comparar aquí tus resultados.

	Hombres		Mujeres	
	20-50 años	más de 60 años	20-50 años	más de 60 años
Valores óptimos (ml/kg/min)	> 42-45 (lo óptimo es >50)	> 38	> 32-35 (lo óptimo es >40)	> 30
Valores mejorables (ml/kg/min)	< 33-36	< 26	< 25-29	< 20

Los valores intermedios que no figuran en la tabla indican que estás en rango de normalidad, que también es adecuado para tu salud metabólica

Como sucede con casi todos los conceptos que estamos viendo: este valor se reduce con la edad, pero aún más si no se entrena. Para que calcules, aproximadamente se pierde en torno a un 10-12 % de capacidad cardiorrespiratoria cada década a partir de los 35-40 años, lo que va acompañado de una pérdida del 5-10 % de fuerza.

Es decir, si tienes 20 años y empiezas con un excelente VO_2máx de, por ejemplo, 36 si eres mujer, pero decides dejar de hacer ejercicio, con 40 años tu VO_2máx será de alrededor de 26, y con 60 años será menor a 20. Esto afectará negativamente a tu salud metabólica.

¿Por qué es tan importante? Un estudio publicado en 2018 con 122.007 pacientes concluyó que el VO_2máx o la aptitud cardiorrespiratoria estaba inversamente relacionada con la mortalidad a largo plazo. El grupo que estaba por encima de la media del VO_2máx tenía un 50 % menos de riesgo de mortalidad a los diez años que quienes estaban por debajo (Mandsager *et al.*, 2018).

Estudios posteriores han hallado resultados similares, y es que el VO_2máx se empieza a plantear como un factor más importante incluso que datos clásicos como la tensión arterial. No exagero si te digo que, si comparamos tener un VO_2máx muy bajo con fumar o tener la tensión alta; el ganador como factor predictivo de riesgo es el VO_2máx. Así que, imagínate qué pasa si además de tener un VO_2máx bajo, tienes más factores de riesgo metabólico: multiplicas la probabilidad de enfermedad.

Aunque aquí no se trata de qué importa más o menos, sino de evaluarlo todo en su conjunto. Te aseguro que cada vez oirás hablar más sobre el VO_2máx, así que aprende lo que significa y trabaja en mejorarlo, ya que está en tus manos, o, mejor dicho, en tus hábitos.

¿Cómo se mejora?

Haciendo ejercicio. Con ejercicio de cardio moderado, ejercicios más intensos tipo HIIT, y ejercicios de mejora de fuerza y potencia. Un poco de todo.

Se recomienda que un 70-80 % de tu actividad física sea de intensidad moderada, y que el 20 % restante se reserve para HIIT o intensidades más altas. Aunque el ejercicio aeróbico o de cardio es el que más repercute en tu VO_2máx, no olvides la fuerza. Cuanto más músculo de calidad, más VO_2máx, incluso en personas con obesidad, tal y como refleja el estudio de Caamaño en el que quienes tenían un poco más de músculo presentaban un VO_2máx un 18-20 % superior (Caamaño-Navarrete *et al.*, 2023).

Como conclusión, te diré que hagas deporte de todo tipo: moderado, intenso, de fuerza, el que te guste. Todo ejercicio es bienvenido y hagas lo que hagas siempre será bueno para tu VO_2máx, para tu FatMax, y para tu flexibilidad metabólica. Cualquier tipo de ejercicio.

IDEAS CLAVE

— **Monitoriza tu salud metabólica: cuanto más la entiendas, mejor podrás cuidarla.**

— **¿Cómo saber si tu metabolismo está en forma?** Medir tu flexibilidad metabólica es como hacer un chequeo de tu motor interno. **Pruebas sencillas, como análisis de sangre, te dirán si tu cuerpo está listo para cualquier desafío energético.**

— **Tu composición corporal** es un medidor de tu flexibilidad metabólica. No hablo de los kilos de peso, sino de la cantidad y localización de tu grasa, tu cantidad de músculo, y también su calidad o fuerza.

— El **VO_2máx**, que indica tu capacidad cardiorrespiratoria, es clave para saber si tu metabolismo está funcionando al máximo. Cuanto mayor sea tu VO_2máx, más eficiente es tu uso de oxígeno para generar energía. Este dato no solo es importante para los atletas: una buena capacidad de absorción de oxígeno refleja un metabolismo flexible y saludable.

— No olvides tu hígado. Si no funciona bien, tu metabolismo irá peor. Recuerda que el hígado es quien dirige la orquesta de todo tu metabolismo.

— **Aunque no te hayas hecho chequeos concretos, si tu cuerpo responde bien a los cambios de dieta y ejercicio**, es señal de que tienes un metabolismo flexible y listo para todo.

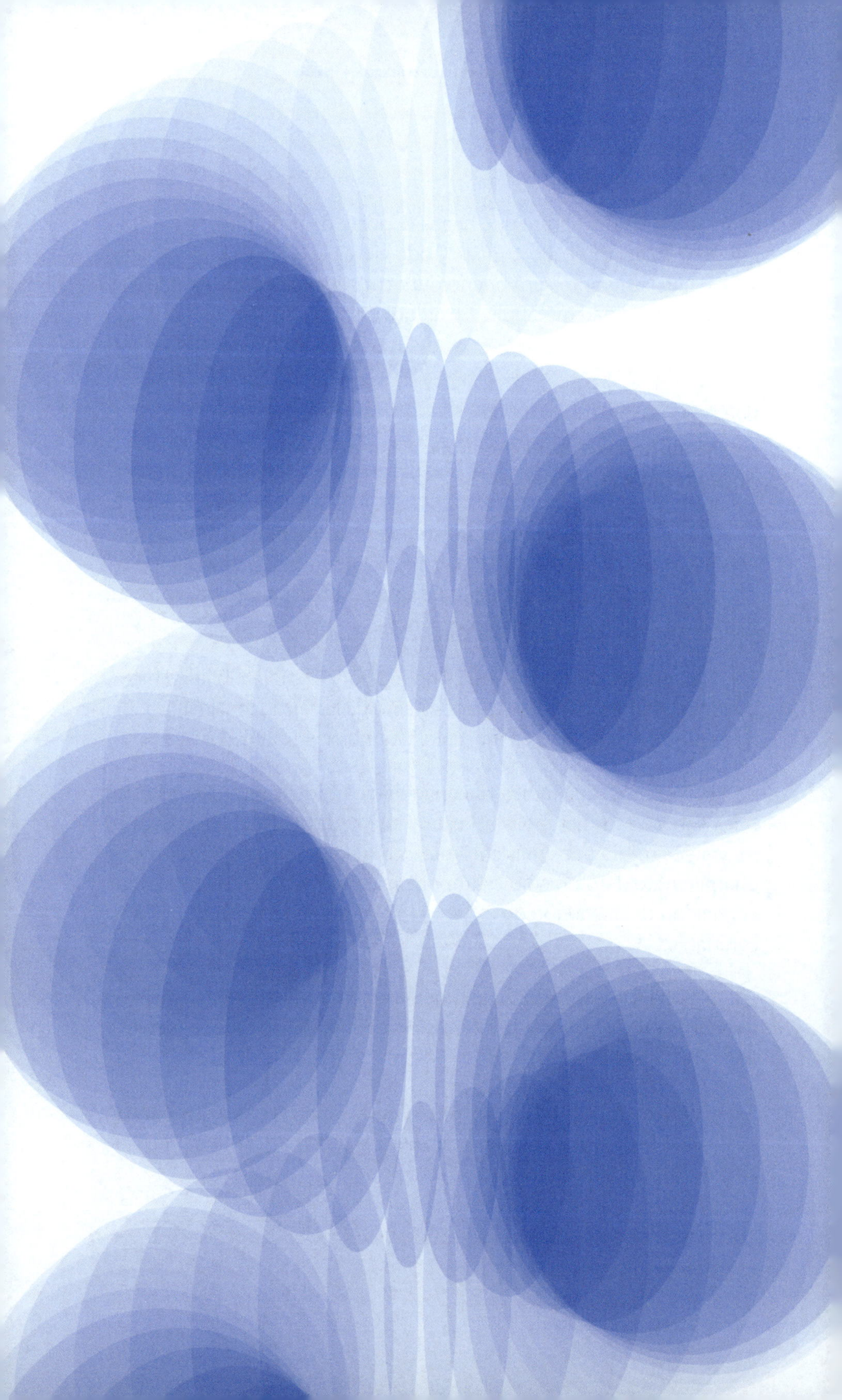

PARTE 2

Alimenta tu flexibilidad

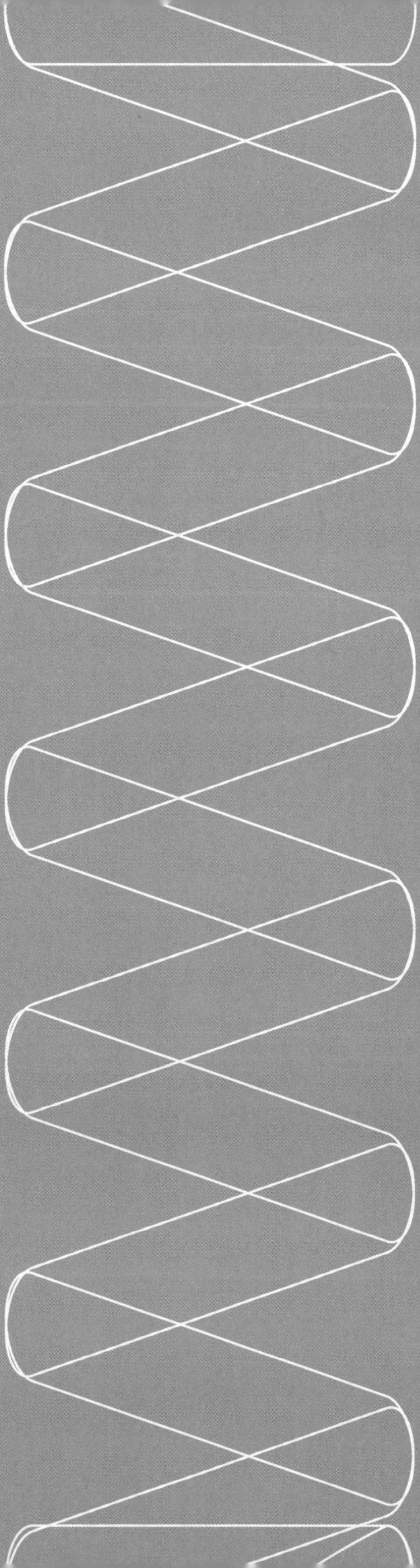

Capítulo 8

La nutrición, el pilar de tu metabolismo. Descubre qué alimentos lo debilitan

Nos ponemos en marcha. Ahora que ya lo sabes todo sobre tu flexibilidad metabólica, no dudo de que estarás deseando pasar a la acción. Pues ya ha llegado el momento. En esta parte 2 del libro hablaremos sobre la alimentación que te permitirá tener la mayor flexibilidad metabólica posible. Y, al final, cerraremos el recorrido con un capítulo que te permitirá sacar nota en esto de la flexibilidad metabólica, donde te daré consejos de estilo de vida que marcan la diferencia.

¡Arrancamos!

Sin nutrición no hay flexibilidad metabólica, es así. Ahora bien, hablando de nutrición y de comer de forma saludable seguro que has oído un montón de veces frases como estas:

— Es tan fácil como comer lo que sabes que hay que comer, y cerrar el pico con lo que no se debe. Come verdura, lácteos desnatados, fiambres bajos en grasa y reduce los bollos y refrescos.

— Todo el mundo sabe comer bien, el problema es aplicarlo.

¿Seguro? Yo creo que mucha gente cree que sabe comer bien, pero en realidad no lo hace. Hay demasiada desinformación en redes sociales y medios de comunicación que, en lugar de ayudarnos a comer mejor, nos hacen dudar de las pocas certezas que teníamos. Y la gente ya está harta. Cuántas veces habrás leído u oído que hay que moderarse con la fruta, o que de postre fermenta en tu estómago, o que a partir de las seis de la tarde no debes comerla porque engorda el triple. Puede que en ese momento no hagas caso de esa información, pero también puede que te replantees reducir tu consumo de fruta en la merienda, y sustituirla por pan con fiambre de pavo con un 40 % de carne. O cuántas veces ves clasificaciones de alimentos que los separan entre proinflamatorios y antiinflamatorios, y tú eliminas de tu dieta supuestos alimentos que «inflaman» como un pan cien por cien integral que contiene gluten. Yo no digo que la nutrición sea sencilla, pero es mucho más fácil de lo que intentan vendernos. Y es que yo he aprendido estos años que, si promueves una dieta saludable alta en verduras, frutas y alimentos «normales», no estás de moda y no llamas la atención en Instagram. Pero si propones desayunar bayas de goji con 2 dientes de ajo a palo seco y 3 cucharadas del aceite del momento, parece que ya estás haciendo algo diferente. Al final, comer bien es sencillo, pero no nos lo ponen fácil.

Comer garbanzos está igual de bien o incluso mejor nutricionalmente que comer quinoa; aunque sea más instagrameable el plato de quinoa. Tomar un yogur con frutos secos es igual de buena opción que un kéfir ecológico de cabra con semillas de chía y amapola. Así que, si esperabas una dieta milagro donde hay que ir a buscar los alimentos por todos los herbolarios de tu ciudad o al Himalaya, aquí no es. Llevar una dieta beneficiosa para tu flexibilidad metabólica, para promover la longevidad y el envejecimiento de calidad, y que sea antiinflamatoria, es más sencillo. Y, además, está rica.

¿Dónde metemos más la pata en la alimentación? Discordancia entre los hábitos dietéticos actuales y pasados a lo largo de la evolución

Nuestra composición genética no ha cambiado en los últimos siglos, pero el entorno y los comportamientos dietéticos, sí, y de manera sustancial. En la era moderna, los cambios rápidos en nuestra dieta han presentado desafíos significativos para los humanos. Nuestros cuerpos están más adaptados a los alimentos y estilos de vida de nuestros antepasados cazadores-recolectores, y la adaptación genética a estas nuevas condiciones alimentarias ha sido limitada. Esta discrepancia entre nuestra biología ancestral y los patrones de vida actuales ha dejado a muchas personas predispuestas a enfermedades metabólicas y crónicas relacionadas con la dieta.

En las últimas décadas, el patrón dietético se caracteriza por una marcada reducción en el consumo de verduras, hortalizas y frutas, acompañada de un bajo consumo en general de alimentos frescos y básicos de la dieta mediterránea, según datos de la Agencia Española de Seguridad Alimentaria y Nutrición (AESAN) (López-Sobaler *et al.*, 2019).

Estos alimentos han sido reemplazados por una mayor ingesta de productos de origen animal, en los que destacan la carne y procesados de carne (fiambres, embutidos), y, en general, procesados carentes de valor nutricional. El consumo de bollería, dulces, precocinados y refrescos ha aumentado ni más ni menos que en más del 50 % en los últimos diez años, debido a la alta oferta, fácil acceso y bajo precio, sumado a su hiperpalatabilidad (Latasa *et al.*, 2018).

Es relevante mencionar que, por ejemplo, en Estados Unidos, productos como los cereales refinados o blancos, los azúcares, las galletas, la bollería, los aceites vegetales refinados y el alcohol, junto a los lácteos, ¡suponen el 72,1 % de la energía diaria total que se come una persona! Sin embargo, estos alimentos habrían tenido poca o ninguna presencia en la dieta típica preagrícola de los homínidos (Bustamante-Sánchez, A. *et al.*, 2022).

En consecuencia, esta discordancia alimentaria ha causado un aumento de las enfermedades crónicas asociadas a la civilización moderna, entre las que destacan las enfermedades metabólicas y cardiovasculares. Además de, por supuesto, potenciar la inflamación crónica de bajo grado y alteraciones en nuestra microbiota intestinal, que sería motivo de un libro entero.

A esta situación hay que sumar el fuerte impacto que tienen las campañas publicitarias destinadas a todos los públicos, pero sobre todo a la población infantil y adolescente; junto a los premios, juguetes y concursos en productos de baja calidad; o el aval de personajes de ficción o famosos; que son capaces de modular las preferencias alimentarias y modificar nuestro patrón dietético hacia una mayor ingesta de productos insanos.

Un estudio de 2023 calculó un 77 % más de probabilidades de consumir productos insanos tras verlos anunciados en redes sociales o en la televisión (Tsochantaridou, A. *et al.*, 2023).

Está claro que el entorno no ayuda, porque promueve hábitos que fomentan que nuestra salud metabólica caiga en picado. Así que vamos a empezar a desglosar los hábitos alimentarios que no hacen bien a nuestra flexibilidad metabólica.

Hábitos que no cuidan nuestra flexibilidad metabólica

El alto consumo de productos procesados de baja calidad nutricional, comúnmente conocidos como ultraprocesados es el quid de la cuestión en nutrición. No solamente por lo que comes, sino por lo que dejas de comer a su costa. Si en cada desayuno y cada tentempié incluyes cereales azucarados, galletas, pan, pan y más pan, ¿te cabe la fruta, lácteos sin azúcar, frutos secos y proteínas de calidad a lo largo del día? Lo dudo.

Muchos pacientes me dicen que cuando leen las recomendaciones de frecuencia de consumo de alimentos no entienden cómo es posible comer tanto, y que tienen que hacer encaje de bolillos para cubrirlas. Yo creo que es muy sencillo, pero que no dejamos espacio a lo importante. Pongo dos de los ejemplos más clásicos que me encuentro casi a diario:

> — *Sara normalmente suele comer algo rápido en el trabajo, como una ensalada comprada, un sándwich de máquina o algo que se lleva de casa para comer en el puesto de trabajo discretamente. Por la tarde, como ha comido poco, se muere de hambre y termina arrasando la nevera. Cuando llega la cena apenas tiene hambre y suele picar algo rápido, como un poco de queso, embutido y colines, o un yogur con una fruta.*

> — *Lucas desayuna todos los días una tostada de pan con aceite y fiambre en casa antes de salir. Después, a media mañana, desayuna con los compañeros un café con un pincho de tortilla y pan u otra tostada. Come en el comedor del trabajo siempre con pan y de postre natillas, flan o yogur azucarado. Merienda algo de picoteo que pille por casa, y cena normalmente carne, tortilla francesa o a veces pescado, habitualmente sin verdura o se añade un tomate. Como se queda con hambre, lo acompaña con pan y pica algo de la nevera para rematar.*

Tanto Sara como Lucas lo tienen difícil para equilibrar su dieta y cubrir al menos las recomendaciones de los básicos, como verdura, fruta o pescado.

En el caso de Sara, lleva una dieta tan desorganizada que acaba comiendo a deshoras el mayor aporte calórico del día (con comida no tan nutritiva), y luego, a la hora de la cena, ya no tiene hambre. Sara no cubre ni de lejos sus necesidades de proteína, al final apenas toma verdura muchos días, y desplaza básicos de la dieta, por lo que es probable que tenga carencias de nutrientes como el magnesio o los folatos (vitamina B9) de los que luego te hablaré.

En el caso de Lucas, su dieta está hidratocarbonizada (palabra que me acabo de inventar y significa exceso de harina y carbohidratos a todas horas). Si desayuna con pan, media mañana con pan, come con pan más el hidrato del menú (pasta, arroz), cena con pan, ¿cómo va a tomar otros alimentos interesantes si ya no le caben en el menú diario? Por ejemplo, si Lucas no comiera los filetes de la cena solos sin acompañamiento, no necesitaría comerse media barra de pan y picar embutidos de la nevera para saciarse. Si comiera un plato más equilibrado con verdura o ensalada, quizá patata unos días, pan integral en menor ración otros días, no necesitaría rellenar tanto su dieta con harinas y productos menos deseables para no tener hambre. También tendrá carencias similares a las de Sara, y, además, si no hace deporte habitualmente, es posible que gane grasa corporal porque se exceda en calorías. Luego culparemos a la edad o al metabolismo lento.

Como ves, comer mal suele ser cuestión de organizarse mejor y de dejar de rellenar huecos con productos que aportan poco nutriente de interés y solo llenan las comidas y tu estómago. Un menú más organizado, con recursos saludables para tomar tentempiés entre horas, que incluya comidas y cenas que aporten verduras y ensaladas, más una ración completa de proteína (pescado, legumbre, carne, huevo), más hidrato de carbono en una ración más sensata (legumbre de nuevo, patata, cereal integral), facilitaría el proceso.

Para ello, contamos con una herramienta llamada el **modelo del plato saludable**, que seguro que te suena. Yo te pongo de ejemplo el que usamos en la Sociedad Española de Dietética y Ciencias de la Alimentación (SEDCA) de la que formo parte.

Modelo del plato saludable
Fuente: SEDCA <https://nutricion.org/recursos-y-utilidades/a/>

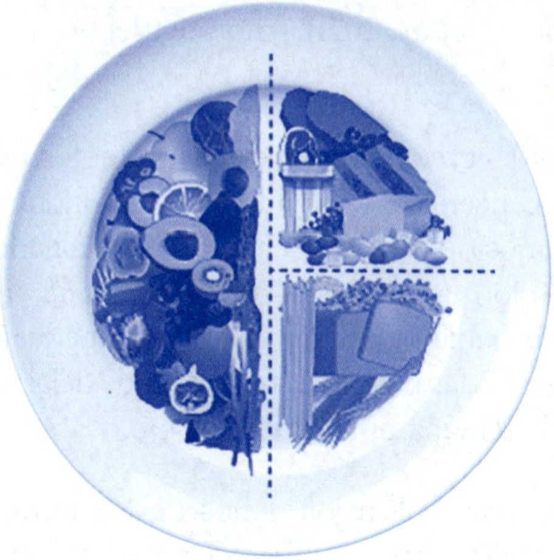

La dinámica es muy simple, y ayuda a organizar platos y raciones. Yo aquí siempre pongo el ejemplo del típico plato de pasta con tomate y carne picada. ¿Cuánto te comes tú? Acuérdate de la última vez que lo hiciste en casa, que seguro que todo el mundo lo ha comido cientos de veces. ¿A que es un buen plato de pasta con carne, tomate frito, queso y con suerte un poco de cebollita? Si te digo que reduzcas un poco la ración y te comas un 70 % de la pasta, pensarías que te vas a quedar con hambre. Pero si añades un plato completo de ensalada o una ración de verduras de verdad a ese plato, ¿a que ya no te hace falta tanta pasta para llenarte? Ese es el truco del modelo del plato. Por eso es una herramienta que veo tan práctica.

Los ultraprocesados nos ayudan nada y menos

Y es en este punto en el que, como ya habrás notado, los procesados de baja calidad nos ayudan nada y menos. Y es que su consumo en todo el mundo, y en concreto en España, es muy, pero que muy alto. Se ha estimado que comemos fácilmente 500 kcal del total del día en procesados de calidad cuestionable. Eso equivale a 350-400 gramos de ultraprocesados, y se relaciona ni más ni menos que con un 40 % más de riesgo de muerte por causas metabólicas y cardiovasculares (Romero Ferreiro, C. *et al.*, 2021). Ahora entiendes por qué voy a ser pesada con ellos.

Reducir solo un 10 % el consumo de estos productos, disminuye el riesgo de cualquier cáncer como mínimo un 4 %, aunque el porcentaje es mayor para algunos tipos de cáncer, como el de hígado, que se reduce un 23 % o el de colon, en un 12 % (Kliemann, N. *et al.*, 2023). Un 10 % no es nada, estamos hablando de un cambio tan pequeño como que, si comes galletas todas las mañanas, tendrías que dejar de hacerlo una o dos mañanas a la semana, aproximadamente.

Y para la salud metabólica los daños de los ultraprocesados son incluso más radicales. Otro estudio reciente en más de 15.000 adultos concluyó que consumir más ultraprocesados, aumentaba el riesgo de síndrome metabólico un 34 % (Canhada, S. L. *et al.*, 2023). Otros cientos de estudios avalan estos resultados, y es que abusar del azúcar, las harinas blancas, las grasas de baja calidad aumenta la resistencia a la insulina, empeora la función de tus mitocondrias, acumulas más grasa en zonas peligrosas a nivel metabólico, etcétera. Incluso se relaciona con perjuicios en tus huesos y a nivel cerebral. En definitiva, a tu flexibilidad metabólica no le gustan nada.

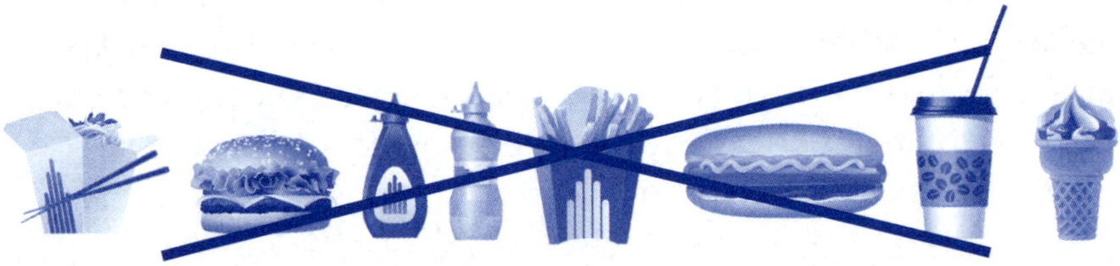

Y es que hay una frase que me parece clave que dice: «Cuanto más larga la vida de tus alimentos, más corta la tuya». Y viene a decirnos que cuanto más procesado y lleno de ingredientes y aditivos que alargan la vida útil es un producto alimentario, menos vivirás tú si te lo comes.

Todo el mundo sabe que desayunar a base de napolitanas de chocolate o bollos no cuida la salud metabólica. Pero no todo el mundo tiene tan claro qué pasa cuando se pasan a desayunar galletas que se venden como «saludables», «0 % azúcar», «que cuidan tu corazón», «digestivas», etcétera. Lo mismo pasa cuando comparas unas natillas y un yogur. Nadie dudará en elegir el yogur, y es mejor, claro está. Pero no todo el mundo tiene claro que si el yogur es azucarado tiene exactamente la misma cantidad de azúcar añadido que esas natillas. Y por eso es tan importante aprender a leer las etiquetas, la única herramienta que te empodera cuando vas a la compra, y te permite saber de verdad qué estás echando a tu cesta, que será con lo que alimentes tu metabolismo.

Ingredientes que no aportan a nuestra flexibilidad metabólica

Los ultraprocesados no ayudan, y esto se debe a los ingredientes que contienen, entre los que destacan: azúcar añadido, harinas refinadas a lo grande, alta cantidad de grasas de calidad muy mejorable, y mucha sal y aditivos.

Alto consumo de azúcar

En España contamos con datos tan preocupantes como un consumo de azúcar total medio diario de ¡111,2 gramos!, lo que equivale al 17,20 % de las calorías consumidas (Ruiz *et al.*, 2016) frente al 5-10 %, que es el límite máximo recomendado por la OMS (Global Nutrition Report - Spain,

2022). Esto quiere decir que estamos «azucarizados» (palabra que he vuelto a inventarme), que significa que nos pasamos, y mucho.

Entonces, podemos decir que no es un drama echarse un poco de miel en el yogur, que es una pregunta que me hacen a menudo, pero sí lo es desayunar con azúcar, comer con azúcar, merendar con azúcar y de postre en la cena, más azúcar.

Vamos a suponer que buscas no pasarte del límite, que podemos estimar en unos 20-25 gramos al día, aunque no sea un dato «oficial». Para ello te quitas el azúcar visible, el del café o bollos y galletas. Entonces crees que apenas comes azúcar, pero es aquí donde viene el error. Vamos con un ejemplo: Margarita no echa azúcar al café, pero desayuna galletas de las que venden como saludables e incluso «para cuidar la línea» y un zumito para coger energía mañanera. A media mañana toma un yogur de sabores (azucarado) con un puñadito de muesli (que resulta que es azucarado). Come a mediodía, y de postre toma otro yogur. En la merienda se toma un bollito pequeño, que para ella es la única fuente de azúcar que toma conscientemente. En la cena toma tostadas de pan de molde con fiambre y alguna cosa con kétchup.

Margarita, cuando viene a consulta me dice que apenas toma azúcar, porque ha conseguido no añadírsela al café y ahora toma galletas de las buenas. Solo se da un caprichito con el bollito de la merienda y ya. ¿Es ese el problema? Vamos a hacer recuento:

4 galletas «supuestamente saludables» con azúcar	10-15 g de azúcar libre o añadido
2 yogures azucarados	20 g de azúcar libre o añadido
Zumo envasado (vasito mediano)	15-18 g de azúcar libre o añadido
Muesli o cereales de desayuno «para cuidar la línea» azucarados	8-10 g de azúcar libre o añadido

Bollito de merienda	15-20 g de azúcar libre o añadido
Kétchup	4 g de azúcar libre o añadido
Pan de molde (algunos llevan azúcar añadido, pero otros no)	3 g de azúcar libre o añadido
Total	**70-90 g de azúcar libre o añadido**

El exceso de azúcar aumenta el riesgo de cualquier patología metabólica: resistencia a la insulina, inflamación crónica de bajo grado, obesidad que cursa con peor localización de las grasas acumuladas, etcétera. Esto no significa que el azúcar sea proinflamatorio en pequeña cantidad, o que consumir de vez en cuando un dulcc vaya a reducir tu flexibilidad metabólica. Tomar algún dulce no es lo mismo que fumar o beber mucho alcohol, como algunos se empeñan en afirmar. No es veneno, no es adictivo, pero tampoco es un nutriente imprescindible para el cerebro o para los niños en crecimiento. No. El cerebro necesita glucosa procedente de todos los hidratos de carbono de calidad, no del azúcar blanco. Y los niños necesitan energía e hidratos de carbono, no sobredosis diarias de azúcar. El azúcar también empeora la salud metabólica de los niños.

Pero con el caso de Margarita creo que hemos visto claro que el problema no era el bollito, ¿verdad?

Te propongo como ejercicio que evalúes tu ingesta de azúcar en un día normal. Piensa tanto en el azúcar visible, o el que añades de forma consciente, como en el que puede venir oculto en alimentos (te toca leer etiquetas para descifrarlo).

Grasas saturadas y refinadas

Si con el azúcar ha habido lío, con las grasas ni te cuento. Por un lado, habrás oído cientos de veces que las grasas que hay que reducir son las saturadas, razón por la cual también habrás leído etiquetas de productos que se jactan de ser «bajos en grasas saturadas». Pero, por otro lado, te han dicho que las grasas saturadas no son las malas, y que ha sido casi una conspiración la que nos ha inculcado erróneamente esa idea.

Vengo a aclararte este asunto. Y la respuesta es que, en general, las grasas saturadas deben reducirse, pero no todas son iguales. No es lo mismo la grasa saturada de los lácteos (leche, yogur o queso), que la grasa saturada de la bollería, embutidos y carne procesada. Nada que ver. Entonces, no podemos hablar de las grasas así en general, porque depende más de la calidad de la grasa concreta de cada alimento.

Igual sucede con las grasas vegetales refinadas, aceites como el de girasol, palma, palmiste, colza y soja se han metido todos en un mismo grupo y se catalogan como grasas proinflamatorias y perjudiciales para la salud metabólica. Pues de nuevo depende de cuáles, de la cantidad y del equilibrio con el resto de las grasas. No podemos dar estos consejos así a la ligera. Si yo soy una persona que no tiene ni idea de nutrición y me dicen que no consuma ni grasas saturadas, ni grasas vegetales refinadas, ni aceites vegetales en general, pensaré: ¿entonces qué como? Y de ahí salen guerras como la de la mantequilla (grasa fundamentalmente saturada) contra la margarina (aceites vegetales refinados), que ha generado una batalla campal entre sanitarios.

Pero no te preocupes, que esto lo vamos a desgranar mejor en el siguiente capítulo al hablar con más detalle de las grasas y su impacto en la flexibilidad metabólica.

Lo que sí te voy a adelantar es que en nuestro patrón alimentario actual incluimos demasiadas grasas que, o bien no saludables (como aceite de palma o procedente de carne procesada), o bien generan problemas en exceso (como grasas omega-6 procedentes de aceites refinados). Al mismo tiempo, consumimos demasiado pocas grasas saludables como el líquido de oro de la dieta española que sin duda es el aceite de oliva virgen, o grasas omega-3, que tantos beneficios tienen para nuestra salud metabólica, cardiovascular y cerebral o cognitiva.

Harina refinada todos los días y a todas horas

Entonces ¿es malo comer pan? No sé ya la de veces que me han preguntado esto. No, no es malo comer pan. El problema es que ingerimos una cantidad demasiado alta de harinas blancas o refinadas al día, que de por sí aportan poco nutriente de interés más allá de puro carbohidrato complejo (almidón) que, encima, desplaza alimentos de mayor valor.

Hay personas que desayunan tostadas de pan, toman a media mañana con los compañeros de trabajo un montadito de pan, comen con pan y cenan con pan. Y, además, toman pasta blanca habitualmente, galletas de harina blanca a diario o cereales refinados (y normalmente azucarados). Ese es el problema que tenemos con la harina. Pero no confundamos nuestro abuso con que sea mala. Tanta harina desplaza alimentos que no comeremos en sustitución: fruta, verduras, otros tentempiés más nutritivos, etcétera.

Un exceso de harina blanca se relaciona con marcadores proinflamatorios negativos para la salud metabólica, mayor riesgo de obesidad y patologías metabólicas en general. En cambio, un consumo habitual de cereales integrales de calidad tiene el efecto contrario. Es beneficioso y cuenta con un alto valor nutricional que complementa una dieta saludable, con tendencia más antiinflamatoria, y que previene tanto la obesidad como protege tu salud metabólica.

No olvidemos la sal

La sal, ni poca ni mucha. De toda la vida nos han recomendado reducir el consumo de sal y, de repente, llega un día que empezamos a ver a cuatro gatos, pero que hacen mucho ruido, recomendando en redes consumir sal y diciendo que es una tontería obsoleta eso de reducirla. ¿Entonces?

Entonces la sal no es mala, pero abusar de ella sí que tiene efectos perjudiciales en la salud. Si tomas mucha sal, la consecuencia es clara, no hay controversia ni estudios contradictorios. La sal aumenta el riesgo de hipertensión arterial de forma directa. Aunque no hemos hablado apenas de ella en este libro, te doy el dato de que el último informe europeo estimó que aproximadamente el 40 % de la población adulta o en la tercera edad tiene la tensión arterial alta (OMS, 2020). Además, esto puede afectar negativamente a tu salud metabólica.

La cuestión está en que es difícil pasarse con la sal del salero, pero es muy sencillo con la sal que contienen los productos procesados.

La sal del salero no es un problema para la mayoría de la población. La sal que comes en productos procesados, a veces incluso sin imaginarte la cantidad que lleva, sí. El 80 % de la sal de una persona proviene de productos que la contenían.

Dentro de la sal que consumimos oculta en alimentos procesados, la mayoría proviene del pan y productos de panadería, además de las carnes procesadas y embutidos. Le siguen otros productos como platos precocinados, comida rápida, y aperitivos salados.

Las recomendaciones de la OMS indican un máximo de 5 g de sal al día (una cucharadita de café). Pero, claro, eso es en total, sumando la sal o el sodio contenido de forma natural en algunos alimentos, más la sal de salero, más la sal de productos procesados.

Pues lo que pasa es que se estima una ingesta diaria de sal en España de en torno a los 7-9 gramos en los estudios más cautos; esta cifra llega a los 10-12 gramos a nivel europeo (Kwong, E. J. L. *et al.*, 2019). Hablamos del doble o más del doble, una auténtica barbaridad.

Este dato no es tan difícil de alcanzar si tenemos en cuenta que hasta un producto dulce como las galletas, que normalmente no consideramos fuente de sal, tienen de media entre 1 y 1,5 g de sal por cada 100 g. Y lo mismo sucede con algunos fiambres o productos salados.

La idea general debería ser buscar productos con menos de 1 g de sal por cada 100 g de producto, aunque lógicamente dependerá del producto (por ejemplo, el queso curado va a tener más), y de la cantidad que vayas a comerte. Te pongo una tabla con ejemplos que puede servirte:

Alimento	**Sal por ración habitual de producto**
Hamburguesa procesada (200 g)	2,50 g
Tres salchichas cocidas (150 g)	1,8 g
3 lonchas de pavo o jamón cocido (80 g)	1,5 g
Embutido típico (40 g de fuet)	2,5 g
Porción de pizza (170-180 g)	2,3-2,4 g
Plato precocinado (lasaña, croquetas, etcétera) ración de 180 g	2 g
Puñado de patatas fritas de aperitivo (50 g)	1-1,5 g
Aperitivo de aceitunas o encurtidos (30-40 g)	1-1,5 g
Galletas saladas (30 g)	1-1,5 g
Ración media de sopa de sobre (250 g)	2,50-3 g
5 cucharadas soperas de tomate frito (80 g)	0,8-1 g
2 cucharadas de salsa típica (césar, barbacoa o similar, 30 g)	0,6-0,7 g

Dulces: 4 galletas tipo María (30-35 g)	0,4 g
3 galletas tipo Digestive (40 g)	0,8 g
2 magdalenas (150 g)	0,9-1 g
Pan de barra (50 g, 4 dedos de ancho)	0,5-0,6 g
Ración de colines (40 g)	0,7 g

Fuente: base de datos bedca <https://www.bedca.net/bdpub/> y lectura de etiquetas de productos reales.

Presta especial atención a las galletas y dulces, ya que la cantidad de sal que contienen no es despreciable. La combinación de sal y azúcar en estos productos potencia los sabores, y su consumo puede sumar significativamente al total de sal diaria.

Sabemos que reducir la ingesta de sal a menos de 5 g al día se asocia con reducciones de la presión arterial sistólica/diastólica (la alta/la baja) de 7/4 mm Hg en personas con hipertensión y 4/2 mm Hg en personas sin hipertensión.

Vamos a verlo en un ejemplo con número:

— Presión arterial inicial: 150/90 mm Hg.

— Presión arterial después de reducir la sal a menos 5 g al día: la sistólica bajaría 7 mmHg y la diastólica 4 mmHg.

— Nueva presión arterial: **143/86 mmHg**.

Cualquiera diría que se está medicando. Pues imagina esto mismo si mejora hábitos en general: ejercicio, dieta, etcétera.

Ahora bien, no todo es la sal para la tensión arterial. Tan importante es moderar la sal, como aumentar el potasio y magnesio (vegetales, legumbres, frutos secos), para equilibrarla.

Y terminamos con el alcohol

No podemos hablar de hábitos que dañan tu flexibilidad metabólica sin mencionar el alcohol. Aquí seré breve: cuanto menos, mejor. Si no bebes, mejor. Y si bebes, que sea poco, ocasional, y en un contexto social. El exceso de alcohol aumenta el riesgo de prácticamente todo lo que se te ocurra y, en especial, no beneficia en absoluto tu salud metabólica. Al contrario, el consumo de alcohol altera tu metabolismo y no le gusta nada a tu hígado. Cuando bebes alcohol, como el rey del metabolismo lo considera un tóxico, se centra en metabolizarlo y eliminarlo cuanto antes, dejando otras tareas pendientes. ¿Qué implica esto? Pues que como el alcohol aporta energía (en concreto 7 kcal/gramo), el cuerpo lo usa para obtener ATP, y a cambio frena otras rutas metabólicas productoras de energía. Es decir, que deja de utilizar como combustible la glucosa o las grasas, y, por ende, estas se acumulan. Y aquí no termina la película, además, el alcohol fomenta la activación de otras rutas como las que sintetizan más grasas.

Tomarte unas cañas puntualmente o unas copas de vino no te va a hacer daño, pero beberlo de forma habitual, lo hará sin duda. De manera continuada, el alcohol fomenta la disfunción de tus mitocondrias y de tu hígado, cosa que fastidia bastante a tu metabolismo, y que aumenta el riesgo de enfermedades metabólicas. Además, inhibe la absorción de algunas vitaminas e impide la activación correcta de la vitamina D. Es decir que, en exceso, no interesa para nada.

Haz oídos sordos si un médico obsoleto, tu vecino sabiondo en nutrición o cualquier persona te dice que tomar una copa de vino tinto es bueno para cuidar tu corazón. No hay cosa que me dé más rabia que seguir recibiendo en consulta a personas que me dicen: «Yo no bebía vino a diario, pero desde los 50 años mi médico me lo recomienda porque tengo problemas de circulación/corazón». Oh, no. Esa persona ni siquiera bebe por gusto, bebe como si de un fármaco se tratase, porque cree que es mejor. Si conoces a alguien así, dile que se coma unas uvas.

Como conclusión final del capítulo, creo que has podido comprobar que la dieta con la que evolucionamos los humanos poco tiene que ver con nuestro patrón actual. Cabe añadir que personas que ya parten de peor situación, como baja flexibilidad metabólica, obesidad o alteraciones metabólicas varias, se ven todavía más afectadas por estos hábitos alimentarios. Esto se debe a que parten de un entorno inflamatorio, disfuncional a nivel metabólico y hormonal en muchos casos, que todavía se complica más ante hábitos insanos. Así que, mejorando tus hábitos, mejorarás tu flexibilidad metabólica, y podrás salir del círculo vicioso.

IDEAS CLAVE

— Como primer punto, quédate con que **tu dieta es el combustible de tu flexibilidad metabólica:** sin buena comida no hay un buen metabolismo.

— Equilibra tus comidas con proteínas, grasas saludables, carbohidratos complejos y frutas: esto ayuda a tu cuerpo a usar diferentes combustibles cuando los necesita.

— El azúcar añadido, las grasas refinadas y algunas saturadas, las harinas blancas o refinadas (no integrales) y el exceso de sal son los principales ingredientes de los productos no saludables para un consumo habitual. Procura tomarlos solo en momentos de capricho o días puntuales.

— **Los ultraprocesados son como gasolina sucia para tu cuerpo:** elige calidad para mantener tu metabolismo en su mejor versión.

— **El alcohol, cuanto menos, mejor.** No hay una dosis recomendable, ni una copa de vino mejora la salud de tu corazón. Unas uvas, sí.

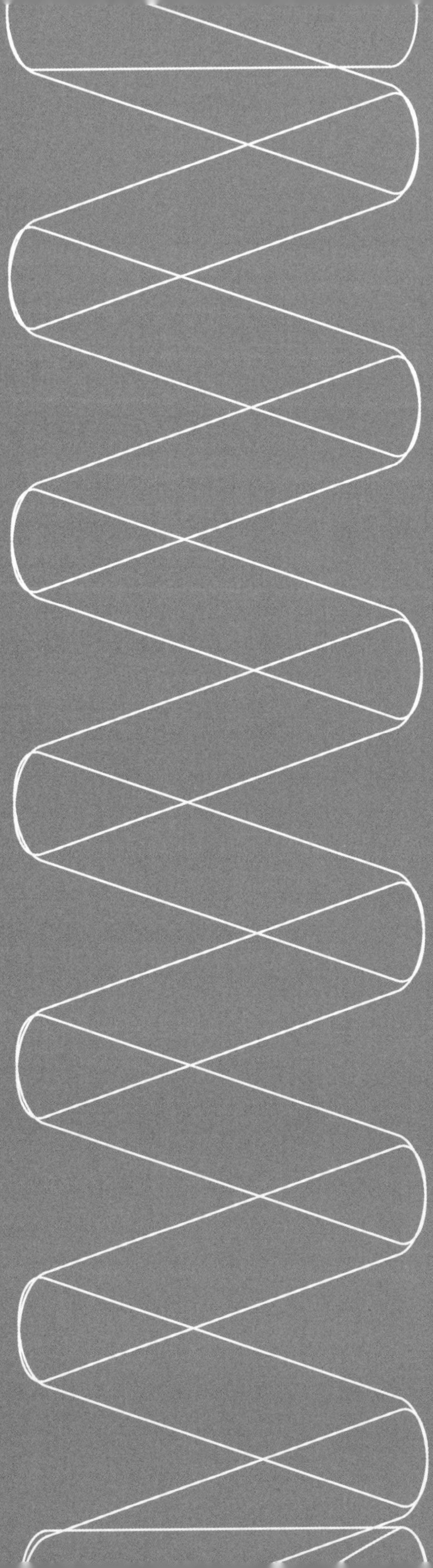

Capítulo 9

Grasas, carbohidratos y proteínas para un metabolismo óptimo

Los mitos no excluyen nada. Y cuando hablamos de nutrientes y salud metabólica ya ni te cuento. Por eso creo que es fundamental dedicar un apartado a hablar de hidratos de carbono, proteínas y grasas, y de su impacto real en nuestra flexibilidad metabólica. Ha llegado el momento de aclarar controversias, como la creencia de que los hidratos de carbono provocan picos de glucosa y, por ende, son los culpables de la mala flexibilidad metabólica. También debemos analizar detenidamente la evidencia relacionada con la ingesta de grasas, así como los efectos de las proteínas en el metabolismo. ¿Puede un ligero exceso de proteína sobrecargar el hígado? ¿O quizá estamos consumiendo menos proteínas de las necesarias?

Sobre grasas y flexibilidad metabólica

Ya te he contado que con las grasas hay un buen cacao montado, porque ni entre los profesionales de la salud parece que se aclaran. En mi opinión, es bastante más sencillo de lo que parece, e incluso de sentido común, pero yo te lo voy a contar con evidencia científica confiable.

Las grasas pueden ser un grandísimo aliado de tu flexibilidad metabólica, o, por el contrario, su mayor enemigo. Depende de que elijas las adecuadas. Y ese es mi objetivo con este apartado.

En primer lugar, debemos entender que las grasas son un nutriente esencial que, además de aportar energía, tiene multitud de funciones adicionales, entre ellas, y de las más importantes, su influencia directa en la salud metabólica, pero también contribuyen al buen funcionamiento de las defensas, de las tareas cognitivas, la función cardiovascular, los procesos inflamatorios, etcétera.

Tipos de grasa

Cuando comes grasa, lo que sueles comer son triglicéridos (una molécula con 3 ácidos grasos). Los triglicéridos son también la forma en la que acumulas grasa en el cuerpo (en el tejido adiposo, o a nivel visceral y ectópico, ya sabes). Pues lo importante aquí es la calidad de esos ácidos grasos de los triglicéridos de tus alimentos, que son los ácidos grasos que rellenarán tus células y tejidos, y que se clasifican en 3 grupos que seguro que te suenan bastante:

Ácidos grasos saturados	Son como cadenas de ladrillos, duras y estables. Por eso, son las grasas más rígidas e incluso sólidas o semisólidas a temperatura ambiente, como la mantequilla o la grasa de coco. También son las más estables cuando se les aplica calor en cocina.	Alimentos animales generalmente: mantequilla, nata, carne roja, embutidos..; y los aceites tropicales como el de palma o sobre todo el de coco.

Ácidos grasos monoinsaturados	Son cadenas de ladrillos, pero en este caso uno de los ladrillos es más flexible (que a nivel bioquímico tienen un doble enlace entre dos carbonos), por lo que son un poco menos rígidas que las de los ácidos grasos saturados.	Aceite de oliva, aguacate, frutos secos.
Ácidos grasos poliinsaturados	También son cadenas de ladrillos, pero tienen varios ladrillos flexibles (varios dobles enlaces entre carbonos), por lo que son las más inestables y líquidas. De hecho, son las que más se oxidan a altas temperaturas.	Grasas omega-3: pescado azul, frutos secos y semillas. Grasas omega-6: también frutos secos y semillas y aceites vegetales, en general, como el de girasol.

Aunque a grandes rasgos las grasas saturadas están más presentes en animales (menos pescado); y las insaturadas en vegetales (menos los tropicales), es importante entender que los alimentos no contienen un único tipo de grasas, sino una mezcla de varias, pero solemos clasificarlos en función del tipo mayoritario. Por ejemplo, el aceite de oliva tiene grasas saturadas en su composición (un 14 %), en concreto, ácido palmítico (la grasa por la que catalogamos como perjudicial al aceite de palma); un poco de grasas omega-3, pero sobre todo grasas monoinsaturadas (ácido oleico). Para que veas que no es todo o nada. Cuando decimos que las grasas saturadas son perjudiciales, ¿no estaríamos hablando entonces del aceite de oliva?

En nutrición tenemos que comprender que más importante que el nutriente, es el alimento completo, la llamada **matriz alimentaria**. La grasa no tiene el mismo efecto si se ingiere de forma aislada (ácido palmítico), que si la tomas dentro de un alimento (aceite de oliva virgen). Además, pensar en alimentos, y no en nutrientes, simplifica mucho la pauta. ¿O tú vas al supermercado a buscar el pasillo del ácido palmítico o del ácido oleico? Necesitamos comer comida y no demonizar alimentos, como el huevo, por tener grasa saturada dentro de una matriz densa en nutrientes y, por supuesto, saludable.

La recomendación general es priorizar el consumo de ácidos grasos mono y poliinsaturados, y moderar el de los saturados, aunque insisto en que no todos son iguales.

¿Qué pasa con las grasas saturadas, consideradas el demonio de las grasas?

Durante mucho tiempo se demonizaron todas las grasas saturadas sin distinción, y poco tiempo después, todo lo contrario. En la actualidad, la evidencia científica ha proporcionado una perspectiva más compleja sobre las grasas saturadas y su influencia en la salud, que sobre todo depende de qué grasa saturada sea. No afectará igual la grasa saturada de la carne roja, que la de un yogur o un poco de chocolate puro. Y es que no consumimos grasa saturada aislada, sino dentro de los alimentos (con otros nutrientes y componentes).

En general, consumir alta cantidad de grasas saturadas se asocia a más riesgo cardiometabólico, y al reducir la ingesta de animales (excepto pescado), a costa de más vegetales (que tienen menos grasa saturada), mejoramos la salud.

Ahora bien, normalmente, una persona que lleva una dieta alta en grasas saturadas suele llevar una dieta también alta en comida basura, por lo que reducir ese tipo de comida reduce drásticamente la presencia de esas grasas, lo que favorece la salud metabólica. Si tu consumo de grasa saturada procede de ingerir lácteos, carne (no más de tres o cinco veces a la semana por poner un punto de corte), y de vez en cuando un capricho porque te apetece, esto no es un problema para ti. Pero si te alimentas a base de procesados, dulces, carne y carne procesada sí que tienes que reducir la grasa saturada de tu dieta inmediatamente, para que suba tu salud metabólica.

La recomendación actual es la siguiente:

— **Piensa en alimentos, no en grasas concretas.**

— En general, reduce el consumo de la mayoría de grasas saturadas procedentes de fritos, carne procesada y carne roja (puedes comerla, pero de forma esporádica), bollería (aceite de palma), etcétera.

— No limites las grasas saturadas procedentes de lácteos de calidad: fermentados como yogur y kéfir, que son los mejores, también leche o quesos (lo que no significa que ahora te comas la cuña de queso entera para cenar). La mantequilla, al ser pura grasa, si te gusta, toma poquita cantidad, y no a diario.

— Si incluyes carne en tu dieta, consúmela en cantidades razonables (hasta 3-5 raciones/semana), sobre todo fresca y mejor magra (aves). La carne roja debe consumirse con menos frecuencia y la carne procesada, cuanta menos, mejor. Esta recomendación incluye bajar la ingesta de fiambres (sobre todo los que no tienen apenas carne y usan mucha harina para rellenar).

— La **grasa de coco**, que es muy saturada (92 % de su composición) daría para otro capítulo entero, pero la conclusión es que no es la panacea que pintan, ni la grasa top para tus bizcochos caseros. Tenemos grasas mejores (el aceite de oliva, por ejemplo), que yo no sustituiría por el de coco en ningún caso. Otra cosa es que te guste y de vez en cuando la añadas a tus recetas, no pasa nada. Es una grasa saturada que en cantidad baja no presenta riesgos, pero en cantidad alta sí que podría afectar a tu salud metabólica.

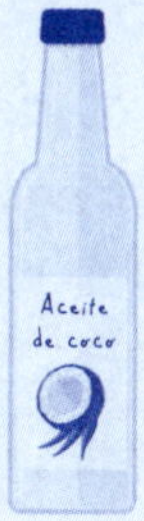

Sobre la grasa de coco

La evidencia científica no recomienda el uso de grasa de coco para sustituir una cantidad importante de grasas insaturadas vegetales, debido a los efectos negativos que podría tener en exceso sobre la salud metabólica y cardiovascular. Sin embargo, en un contexto saludable, los estudios no muestran de manera concluyente efectos perjudiciales de la grasa de coco, aunque tampoco se observan grandes beneficios en comparación con otras grasas saturadas (Duarte, A. C. *et al.*, 2022). En resumen, no es una grasa que yo recomendaría.

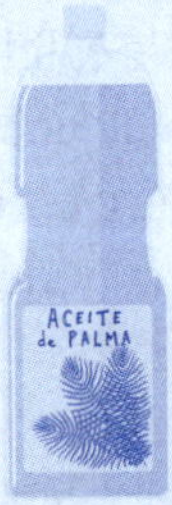

Sobre la grasa de palma

La evidencia es más clara en cuanto a sus efectos perjudiciales para la salud cardiometabólica y a nivel inflamatorio cuando se consume en altas cantidades y como aceite vegetal refinado, que es la forma principal de consumo en España. Como siempre, los efectos menos perjudiciales se observan en personas activas, sin obesidad, y que la consumen de forma moderada y en equilibrio con otras grasas (Mancini, A., *et al.*, 2015). En España, su consumo suele ser en forma de aceite refinado de baja calidad y en productos procesados con más ingredientes insanos como azúcares, por lo que no es recomendable.

Si reduces las grasas saturadas de tu dieta, sustituyéndolas por otras fuentes grasas de calidad, ayudas a reducir tu riesgo metabólico. Tendrás mejor perfil de colesterol total, LDL y HDL, menos resistencia a la insulina, y en conjunto, mejor salud metabólica.

De hecho, cuando se comparan los efectos perjudiciales entre personas con y sin resistencia previa a la insulina, con y sin obesidad, o con y sin síndrome metabólico, se observa que estas grasas saturadas no afectan de la misma forma.

Cuando hablamos de reducir la grasa saturada y sustituirla por grasas de calidad, llega el segundo punto en discordia. ¿Todas las grasas no saturadas son igual de buenas para esta sustitución? No.

La evidencia muestra que cambiar grasas saturadas por grasas monoinsaturadas como el aceite de oliva o el aguacate, o por grasas omega-3, de las que hablaré ahora, estupendo. Sin embargo, cambiar las grasas saturadas por un exceso de grasas omega-6 (como el aceite de girasol), o por más hidratos o cereales, no supone un claro beneficio.

¿Y qué pasa con los aceites refinados como el de girasol, el nuevo foco de la discordia? Del omega-3 al omega-6

Omega 3

Lo primero de todo, **¿qué son las grasas omega-3 de las que tanto habrás oído hablar?** Seguro que te suenan por sus beneficios a nivel metabólico, o al menos para el corazón, y por su función antiinflamatoria, y así es.

Los ácidos grasos omega-3 son una familia de seis ácidos grasos poliinsaturados esenciales, lo que significa que nuestro cuerpo no puede producirlos y deben obtenerse a través de la dieta. Por eso son tan importantes, si no los comes, no los tienes.

Estos ácidos grasos son cruciales para la salud, y entre los más importantes se encuentran:

- El ácido alfa-linolénico (ALA): el único verdaderamente esencial, contenido en alimentos vegetales como nueces, semillas de lino o chía, y otros vegetales en general.

- El ácido docosahexaenoico (DHA) y el ácido eicosapentaenoico (EPA): ambos conocidos por provenir de las algas y encontrarse sobre todo en el pescado azul como sardinas, atún, caballa, arenque, etcétera.

El ALA, que, como ya he dicho, se encuentra principalmente en fuentes vegetales, es el precursor de los otros ácidos grasos omega-3, por eso es el único esencial, ya que a partir de él podemos sintetizar el resto. El cuerpo humano puede convertir ALA en EPA y DHA, aunque esta conversión es limitada (solo el 2-8 %) y varía entre individuos. Por eso, una persona vegetariana, en principio, cubre sus niveles de omega-3 si consume diariamente frutos secos y semillas.

El consumo adecuado de omega-3 se asocia con numerosos beneficios para la salud, entre los que destaca de nuevo la mejora de la salud metabólica. Niveles adecuados de EPA y DHA en la sangre se relacionan con una mejor sensibilidad a la insulina, lo que puede prevenir la diabetes tipo II y otras enfermedades metabólicas. Además, tiene un importante papel como protector cardiovascular, porque contribuye a la mejora de los niveles de colesterol y lípidos en sangre, gracias a sus propiedades antiinflamatorias y antioxidantes.

Ingestas recomendadas y fuentes alimentarias

No hay una ingesta diaria recomendada universalmente establecida para los omega-3, pero muchas organizaciones sugieren ciertos niveles. La Sociedad Española de Nutrición Comunitaria (SENC) y la Autoridad Europea de Seguridad Alimentaria (EFSA) recomiendan un consumo diario de 250 mg de EPA y DHA.

Para alcanzar estas dosis, personalmente recomendaría 2-3 raciones de pescado azul a la semana y, además, un puñado de nueces u otros frutos secos cada día (unos 30-40 g según necesidades individuales) y/o 1 cucharada sopera de semillas de lino/chía de entre 15-20 gramos, aparte de incluir soja y derivados habitualmente a lo largo de la semana alternando con otras legumbres.

Los pescados más destacados como fuente de omega-3 son: salmón salvaje, sardinas, truchas, caballa, atún fresco, anchoas y arenque.

Principales fuentes de omega-3 de la dieta

Fuente: USDA Food Data Central (Base de Datos del Departamento de Agricultura de Estados Unidos) y BEDCA (Tabla de Composición de Alimentos Española).

Fuentes vegetales de omega-3 (ALA)

Semillas
Semillas de chía: 2-3 g de ALA por cucharada (20 g)
Semillas de lino: 3-4 g de ALA por cucharada (20 g)

Frutos secos
Nueces: 3,15 g de ALA por puñado (35 g)

Legumbres
Soja (cocida): 1,33 g de ALA por 100 g

Principales fuentes animales de omega-3 (EPA y DHA)

Salmón: 2,7 g/100 g
Caballa: 2,4 g/100 g
Sardinas: 1,2 g/100 g
Atún blanco: 0,8 g/100 g
Arenque: 1,9 g/100 g
Trucha arcoíris: 0,9 g/100 g

Omega-6

Son otra familia de ácidos grasos poliinsaturados, también esenciales, pero con funciones diferentes. En este caso, su principal papel es proinflamatorio. Pero, no hay que confundirse, son necesarios porque, como ya hemos visto, la inflamación es necesaria para la vida y para resolver situaciones como traumatismos, heridas y lesiones. El problema es que cuando existe un exceso de inflamación o inflamación crónica que no se resuelve es cuando puede empezar a haber problemas de salud.

Por eso, los omega-6 son esenciales, pero deben coexistir en un equilibrio adecuado con los omega-3, con funciones contrarias (antiinflamatorias). De ahí la importancia de la ratio omega-6, omega-3.

¿Dónde encontramos las grasas omega-6?

En fuentes alimentarias comunes con los omega-3, como semillas y frutos secos, además de en menor cantidad en legumbres o cereales. Hasta ahí perfecto, es necesario, y los alimentos aportan la cantidad adecuada de ambos omegas en un equilibrio correcto. El problema viene cuando abusamos de los omega-6 contenidos en aceites vegetales refinados y rompemos dicho equilibrio. Vamos a verlo.

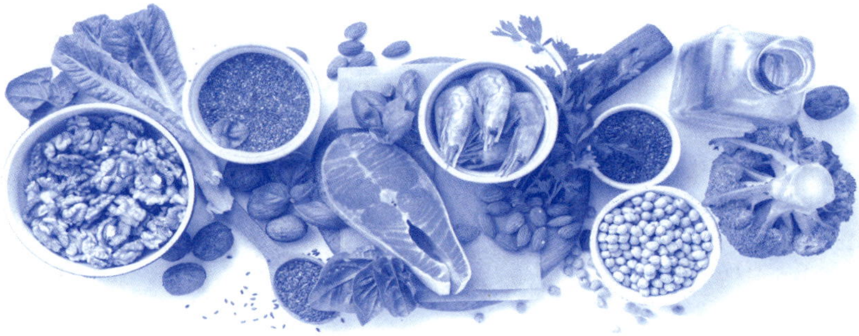

Equilibrio entre omega-6 y omega-3

El equilibrio entre el consumo de omega-6 y omega-3 es importante. Ya sabemos que ambos son esenciales, pero su ingesta equilibrada también lo es.

Hasta hace unos 100 años, la proporción entre omega-6 y omega-3 era aproximadamente de 4 a 1 o menos. Sin embargo, la dieta occidental típica actual aporta una proporción de omega-6 y omega-3 de aproximadamente 20 a 1 a favor del omega-6. Esto predispone a respuestas inflamatorias que se perpetúan y cronifican: la inflamación crónica de bajo grado.

Durante la era paleolítica, la ingesta de fuentes marinas de omega-3, EPA y DHA (pescado azul, algas) era entre tres y diez veces superior que en la actualidad, y el consumo de omega-6 mucho más bajo (Eaton, S. B. *et al.*, 1998).

Una proporción saludable de omega-6 y omega-3 debería estar entre 1 a 1 y 4 a 1 favorable al omega-6. Se considera que esta ratio se llegó a tener en épocas preindustriales, e incluso algunas poblaciones de la actualidad lo han invertido a favor de los omega-3. Te hablo de la tribu de los inuit, que habita en el ártico y cuenta con ratios de 1 a 3 o 1 a 4.

Pero en muchas dietas occidentales esta proporción puede llegar a estar tan desequilibrada que alcanza el 16 a 1 e incluso el 30 a 1 en algunos estudios (Sheppard, K. W. *et al.*, 2018). Es decir, que por cada 16 moléculas de omega-6 solo tenemos 1 molécula de omega-3, una ratio claramente proinflamatoria, que incrementa la prevalencia de enfermedades metabólicas. De hecho, el aumento en la proporción entre omega-6 y omega-3 ha ido en paralelo al incremento de numerosas enfermedades autoinmunes e inflamatorias desde 1950 hasta nuestros días. De ahí la importancia de mejorar este aspecto para cuidar tu metabolismo.

Además, recuerda que la grasa que comes es la grasa que pasará a formar parte de ti, la que rellenará tus células y tejidos, e interactuará metabólicamente con tu organismo. Por ello, en población occidental se observa que almacenamos cada vez más cantidad de omega-6 y menos de omega-3.

Nota: si quieres conocer tu estatus de omega-3 o proporción con el omega-6, puedes hacerlo. Existe un índice omega-3 que se usa como parámetro medidor de la inflamación, que te indica cuánto omega-3 tienes en relación con otros ácidos grasos dentro de tus glóbulos rojos. La cantidad debería ser superior al 6,6 %, ya que un dato menor se asocia a una tendencia más proinflamatoria.

Desequilibrio entre omega-6 y omega-3

Grasas vegetales refinadas
Fuente de omega-6

Ratio omega-6: omega-3 de 1:1 a 4:1

↓

Ratio omega-6: omega-3 de 16:1 en adelante

↓

Menor salud metabólica

Mayor riesgo de obesidad y acúmulo peligroso de grasa

Oxidación y estado inflamatorio crónico del organismo

Mayor riesgo de colesterol elevado, triglicéridos y patologías cardiovasculares

Menor rendimiento cognitivo

En ancianos, mayor envejecimiento cerebral (demencia, peor memoria, etcétera)

¿Quién es el culpable de todo esto?

No hay un único culpable, pero es la dieta moderna, rica lo primero en grasas saturadas, lo segundo en aceites vegetales refinados, la que desequilibra la balanza en favor de un exceso de omega-6 (cuyo problema, recuerdo, que solo es en el exceso). Esto, además de romper dicho equilibrio, puede interferir por otro lado con la conversión de ALA en EPA y DHA (los omega-3 más funcionales), contribuyendo a una situación más proinflamatoria y empeorando la salud metabólica. Además, hay estudios que apuntan a que la grasa omega-6 promueve la resistencia a la insulina (Djuricic, I. *et al.*, 2021).

¿Qué es un aceite vegetal refinado?

Los aceites refinados son aquellos que han pasado por procesos de refinación para eliminar impurezas, olores, colores y sabores. Estos procesos suelen involucrar el uso de altas temperaturas y productos químicos, lo cual puede reducir significativamente el contenido de vitamina E y antioxidantes en el aceite, además de modificar su estructura, haciendo que pierda parte de las propiedades saludables que tenía previamente. **Refinado es lo contrario a virgen.** Por eso siempre aconsejo escoger aceite de oliva virgen o virgen extra.

Dato 1: no busques aceite de girasol sin refinar en el supermercado, porque no lo vas a encontrar.

Dato 2: si un aceite es virgen debe indicarlo: «virgen». En cambio, si es refinado no tiene que ponerlo expresamente, basta con que no indique nada. Por tanto, si dice «aceite de girasol» es refinado.

Dato 3: el 99,99 % de los procesados contienen aceites refinados, a excepción de tres gazpachos y cremas de verdura en todo el supermercado.

Conclusión

La culpa no es del omega-6. No consideres todo alimento rico en omega-6 como un enemigo, porque es todo lo contrario. Sino no recomendaríamos frutos secos o semillas. Lo que debes hacer es reducir el consumo de ultraprocesados para regular el equilibrio perfecto entre omega-6 y omega-3. No caigamos en el nutricentrismo. En vez de eso, consumamos fuentes saludables de omega-6 y omega-3 que, además, muchas veces van juntos y no se deben separar.

¿Cómo lo hago?

— Incluye frutos secos y semillas de forma habitual en tu dieta.

— Consume 2-3 raciones de pescado azul a la semana: alguna de las ingestas puede ser pescado enlatado, como atún, pero alterna con pescado fresco también, y ojo, es mejor que no lo compres en aceite de girasol. Si en aceite de oliva te resulta muy caro, opta por la opción natural y lo aliñas tú.

— Reduce la ingesta de aceites vegetales refinados como el de girasol y, sobre todo, de los productos procesados altos en estos aceites. Si consumes menos ultraprocesados, el ratio de ingesta se equilibra solo.

— Como última opción, puedes valorar tomar suplementos de extractos de omega-3 tanto procedente de aceite de pescado como de microalgas. Hablaremos de los suplementos en el capítulo correspondiente.

— Evita cocinar con aceites con un alto contenido en omega-6, que generalmente son aceites más inestables frente al calor y se oxidan antes generando más microcompuestos tóxicos dañinos para tu salud: aceite de girasol, de colza, etcétera. Y en caso de que los uses, por favor, no los reutilices.

— La mejor grasa para cocinar es el aceite de oliva virgen (más estable frente al calor al ser monoinsaturado y alto en antioxidantes que contrarrestan el efecto de oxidación por calor) y el aceite de coco virgen, pero ya te digo que no es la opción que yo te recomendaría.

Para mantener una salud óptima y apoyar la flexibilidad metabólica es importante consumir una cantidad adecuada de omega-3 y omega-6 de forma equilibrada. De esta forma, cuidamos nuestra salud metabólica y no promovemos más la inflamación crónica de bajo grado.

Come grasas saludables para cuidar tu flexibilidad metabólica

Vistas las grasas que no debemos consumir de forma habitual, te recuerdo las que sí. Ya que no debes olvidar que la grasa va a convertirse en la aliada de tu metabolismo:

— Grasas omega-3: frutos secos, semillas y pescado azul.

— Grasas omega-9: aceite de oliva virgen.

— Grasas naturalmente presentes en alimentos en general: aguacate, granos, yogures enteros, etcétera.

Los supuestos culpables de todo: los hidratos de carbono

Los hidratos son la principal fuente de energía del organismo. Los necesitamos para vivir, cumplen multitud de funciones, pero han sido castigados por atribuírseles todos los problemas del primer mundo desde la resistencia a la insulina, la obesidad y la diabetes, hasta la baja flexibilidad metabólica.

Los carbohidratos son el nutriente que consumimos en mayor cantidad, y suponen entre el 40 y el 50 % de las calorías totales diarias según nuestro patrón de dieta que no es poco.

En cualquier caso, no hay una cantidad diaria recomendada de carbohidratos, ya que depende de tus necesidades individuales y del ejercicio físico que practiques. Esto puede ir de entre 200 y 250 g si llevas una vida poco activa, hasta 300 o 450 g si eres una persona muy activa y practicas mucho deporte. Como ves, la cantidad es muy variable y no se puede generalizar.

Lo importante, claro está, es que escojas fuentes de hidratos de carbono de calidad, tanto complejos (almidón), como son las legumbres, los cereales integrales y los tubérculos; como simples, procedentes de las frutas y un poco en las verduras, o también, por ejemplo, la lactosa de la leche. O lo que es lo mismo, que no comas hidratos a base de azúcares añadidos y harinas refinadas.

Los hidratos de carbono en la cantidad necesaria para cada persona no suponen ningún tipo de problema para la salud. El principal hándicap surge cuando el cuerpo utiliza los carbohidratos de manera ineficiente debido a una baja flexibilidad metabólica y a la resistencia a la insulina. Si no tengo una buena salud metabólica, los carbohidratos permanecen en la sangre sin ser utilizados correctamente, y esto es aún más problemático si tengo poca masa muscular, que es su principal reservorio. Si, además, consumo carbohidratos en exceso, claro que pueden fomentar la obesidad, al igual que ocurre con un exceso de grasas (o calorías, en general).

Si comes hidratos, se transforman en grasa y engordas

Error. Los carbohidratos se transforman en grasa mínimamente. En un balance energético neutro (comes lo mismo que gastas), la conversión de glucosa a grasa será de no más del 4-6 %. Pero si comes calorías de más, puede que el porcentaje aumente hasta el 15-20 %. Es decir, que no es por los hidratos, sino que depende de si te pasas o no de calorías.

Cabe añadir que, en situaciones de resistencia a la insulina, y solo en esta situación, una ingesta más alta de carbohidratos desemboca en una mayor lipogénesis de novo (síntesis de grasas a partir de carbohidratos). Específicamente, estos carbohidratos se transforman en ácidos grasos, como el ácido palmítico (el que te suena del aceite del palma), que aumenta el riesgo aterogénico. Por lo tanto, si mejoras tu flexibilidad metabólica y, por ende, tu sensibilidad a la insulina, transformas menos carbohidratos en grasa que se vaya a almacenar. Todo está tan interconectado que, al hablar de una variedad de temas, parece que siempre llegamos a lo mismo.

Y si quiero adelgazar, ¿reduzco los carbohidratos?

Puede ser una buena estrategia, especialmente si consumes muchos en relación con tu ejercicio físico, o si están demasiado presentes en tu dieta. Aviso: esto no significa que elimines de tu dieta todos los carbohidratos. Normalmente basta con reducir carbohidratos de los ultraprocesados, como azúcar y harinas refinadas, que además sacian menos y son ultrapalatables, te invitan a comer más y más, porque te generan necesidad de comerlos incluso sin hambre. En cambio, las buenas fuentes de carbohidratos son saciantes, y entre ellas destacan la patata y la fibra.

Además, si reduces poco a poco los hidratos de baja calidad (dulces, galletas, refrescos) vas a notar que, con el tiempo, tienes menos «antojos» y menos necesidad de glucosa a todas horas. Eso es porque estás educando a tu cuerpo a no ser glucosadependiente (término inventado), y a adaptarse a otras fuentes energéticas. Estás mejorando tu flexibilidad metabólica.

Esto no significa que debas eliminar frutas o legumbres (por su almidón). Para nada. De hecho, ya dijimos al principio del libro que las dietas muy restrictivas, con baja disponibilidad energética, pueden ponernos en formato ahorrador (dejamos de adelgazar), y tener otros efectos perjudiciales, como hacer que tiremos de proteína muscular para obtener energía, movernos menos porque estamos cansados, etcétera.

Ahora bien, para perder grasa hay que recortar calorías de algún sitio, y los carbohidratos suelen ser una buena opción, porque se pueden reducir de forma equilibrada con otros, como las grasas. Dependerá de cada persona que se recorte más de un lado o de otro, según gustos, costumbres o rutinas.

Debes saber que cuando recortas carbohidratos, sueles perder peso muy rápido al principio, y eso es muy alentador. Pero la mayor parte del peso perdido es agua que estaba retenida junto con tus almacenes de hidratos (glucógeno), que ahora se están gastando, razón por la que la liberan. Eso te da una falsa sensación de que esa dieta te ha venido genial y adelgazas de forma acelerada. Luego ves que te estancas, porque lo que estás perdiendo ahora es grasa, y eso va más lento. Entonces te frustras y crees que ya no te sirve. Tenlo en cuenta para no enfadarte innecesariamente.

No está de más decir que, si no consumes hidratos de carbono (te pones a hacer una dieta cetogénica), y de repente un día te das un festín (una comida fuera de casa, caprichos), puedes sentir que vuelves a pesar más. Esto se debe a que, al acumular hidratos, también retienes más agua, lo que aumenta el peso y la hinchazón. Esto suele ocurrir en personas que siguen dietas muy estrictas durante la semana y se descontrolan los fines de semana, lo que les hace ganar entre 1 y 3 kg para el lunes.

Es preferible comer fruta, legumbre y tubérculos, carbohidratos de calidad, y moverse más. Esa estrategia seguro que es más eficaz en la pérdida de grasa. Lo que no quita que las dietas bajas en carbohidratos o incluso cetogénicas, de las que hablaremos más adelante, no puedan tener su papel como estrategia temporal.

Índice glucémico de los alimentos

Por último, tengo que mencionar un factor del que cada vez se habla más, no por su validez práctica, sino por moda. Es el índice glucémico de los alimentos (IG), que se define en términos simplistas como el pico de glucemia en sangre que te produce comer X cantidad de un alimento que contenga justo 50 gramos de hidratos de carbono (50 g para estandarizar y poder comparar). El IG da una puntuación a los alimentos de 0 a 100, siendo la glucosa el 100, y se considera que los que obtienen más de 70 tienen un índice glucémico alto (miel, azúcar, algunas frutas, refrescos y zumos). Este IG llega a la conclusión errónea de que, a más pico de glucosa en sangre, menos recomendable es el alimento. Y ya sabes que no es así. Para que te hagas una idea, tiene más IG la sandía que la mayoría de galletas, pero, ¿es peor la sandía? Ni de lejos.

Otro grave error. La calidad de un alimento no se mide por el pico de glucemia que genera en sangre. Me explico, si me tomo un refresco azucarado, que es agua con azúcar, pues el pico de glucemia va a ser grande. No es recomendable consumir refrescos, hasta ahí bien. Pero las frutas que tienen azúcares simples también pueden generar picos de glucemia más altos (aunque menos que el refresco, porque la fibra ralentiza su absorción), y eso no las hace menos recomendables.

Además de que el índice glucémico no es un factor intrínseco del alimento. Me explico:

> — Tienes un plato de pasta y un plato de pasta con verduras y carne. ¿Cuál generará un pico de azúcar en sangre más elevado? El plato de pasta solo, porque se absorbe más deprisa que en combinación con otros alimentos que aportan proteína y grasa.
>
> — Lo mismo puede pasar con la bollería alta en grasa, que reduce su pico de glucemia porque tiene mucho contenido de otro nutriente (grasa), pero no por ello es más saludable que tomarte un batido solo de fruta, que posiblemente tenga un índice glucémico más alto. Hay gente que ha empezado a tomar la fruta con una grasa (como un aguacate), para reducir el pico de glucemia... (a cambio de tomarte el doble de calorías, lo cual es un sinsentido).

También depende de cómo proceses ese alimento. La fruta entera genera un pico de glucemia inferior que tomarte el jugo extraído de esa fruta. En este caso sí que es mucho mejor la fruta entera que el zumo de esa fruta.

Si es que hasta el pico de glucemia en sangre después de comer un alimento puede cambiar en función de cómo se encuentre esa persona: si ha hecho deporte o no, si está estresada o en un momento difícil o no, incluso puede influir si estás de los nervios en una primera cita, cuando el pico de glucemia posiblemente será mayor que si estás comiendo en tu casa tranquilamente. Aunque estés tomando lo mismo, pero el gusanillo del amor hace que lo metabolices diferente.

Resumen: decir que los carbohidratos son malos porque elevan la glucosa en sangre es como decir que el ejercicio es malo porque aumenta las pulsaciones del corazón.

Aunque oigas hablar de que el índice glucémico es importante, y que es mejor para tu salud tomar alimentos con baja carga glucémica, tú ni caso. En lugar de eso, céntrate en el valor nutricional completo del alimento para determinar su calidad; de lo contrario, no comerías prácticamente nada.

Si tienes una mejor flexibilidad metabólica metabolizarás los carbohidratos de manera más eficaz en cada momento. Si no la tienes, no lo harás. Parte de esa base y no culpes a factores menores. Consume hidratos de carbono de calidad, acorde a tus necesidades, y no les tengas miedo.

La proteína, macronutriente clave

Con la proteína hemos sufrido una transición curiosa. Hemos pasado de creer que consumir un poco de más casi te destroza el hígado, los riñones, te descalcifica los huesos y mucho más... a pensar que tomamos proteína de menos y que es bueno para todo aumentar su consumo. ¿Entonces?

Como siempre, en los puntos medios, donde parece aburrido posicionarse, es donde encontramos las respuestas más adecuadas. Te cuento.

Las proteínas son sustancias orgánicas con multitud de funciones para el organismo. Están compuestas por unidades más simples que se llaman aminoácidos. Las proteínas son cadenas de distintos aminoácidos combinados. Imagínate que los aminoácidos son las bolitas de un collar y la proteína el collar completo. Pues bien, existen 20 tipos de aminoácidos de los cuales solo 8 son esenciales (tenemos que ingerirlos para tenerlos). El resto pueden obtenerse por reacciones metabólicas a partir de los esenciales.

En función de las bolitas del collar (los aminoácidos) y la estructura de cada proteína, podemos obtener miles diferentes, con funciones tan dispares como las estructurales (colágeno, proteínas musculares, óseas, queratina de la piel); funciones metabólicas (enzimas que regulan procesos bioquímicos); funciones inmunológicas (inmunoglobulinas), de transporte (hemoglobina); de reserva (ferritina para almacenar hierro), etcétera.

Las proteínas son las moléculas estructurales más importantes para nuestro organismo, ya que aproximadamente el 20-25 % de nuestra musculatura y el 16 % de nuestra masa corporal total están compuestas por ellas. Por ejemplo, una persona de 70 kilos tiene alrededor de 11 kilos de proteínas formando su cuerpo.

En definitiva, tienen tantas funciones que, aunque aporten también calorías, no se usan apenas como fuente de energía, a diferencia de los carbohidratos y las grasas (no más del 3-6% de proteína se usa como fuente de energía en condiciones medias). Tienen mejores cosas que hacer, como puedes ver.

Por eso, es importante consumir una cantidad suficiente de proteínas según nuestras necesidades. De hecho, es fundamental saber que cuando comemos proteína, esta se digiere y lo que absorbemos son sus unidades más simples: aminoácidos, o di y tripéptidos (uniones de 2-3 aminoácidos, como mucho). Por tanto, dentro de nuestro organismo, combinando aminoácidos de la dieta con otros que podemos sintetizar nosotros, generamos las proteínas que el cuerpo requiere. Principalmente, se sintetizan en el hígado, el músculo esquelético y, en menor medida, en el intestino.

La proteína con el paso de los años

Con la edad, el proceso de síntesis proteica se ralentiza, especialmente en algunas células más que en otras, como en el corazón, lo que puede tener consecuencias más drásticas en el envejecimiento que, por ejemplo, en el intestino, que se regenera y sintetiza proteínas de forma mucho más eficaz. Esto, entre otros aspectos, se debe a una cosa llamada **resistencia anabólica** o impedimento a las reacciones del metabolismo anabólico (de síntesis) de proteínas. Por ello, con la edad, aunque se puede ganar músculo incluso pasados los 90 años (increíble, ¿eh?), cuesta más; y requiere posiblemente más ingesta de proteínas que a los 20 años.

Esta misma resistencia anabólica puede ser más acusada o aparecer antes si partimos de una peor salud metabólica, es decir, si tenemos baja flexibilidad metabólica que haga que usemos más proteínas de la cuenta para obtener energía, o si tenemos una base inflamatoria (malos hábitos, obesidad, sedentarismo). En esos casos, puede haber resistencia anabólica desde la juventud, lo que puede ser una barrera para ganar o al menos mantener músculo incluso a los 20 o 30 años de edad.

La **resistencia anabólica** es una condición que reduce la capacidad del músculo esquelético para responder adecuadamente a los estímulos anabólicos, como la ingesta de proteínas y el ejercicio. Esta condición puede llevar a una disminución en la masa y la función muscular, lo que aumenta el riesgo de fragilidad y disminuye la calidad de vida, especialmente en poblaciones envejecidas, pero también con patologías metabólicas.

Importante
La insulina tiene un papel crucial en este proceso, al inhibir la degradación de proteínas. Otro punto a favor de la insulina (siempre demonizada, la pobre), y a favor de que consumir carbohidratos de calidad, que estimulan la insulina, no es perjudicial.

Las dietas bajas en proteínas también pueden llevar a una pérdida de masa muscular magra sin afectar significativamente a la grasa corporal, además de disminuir la funcionalidad metabólica. O sea, que perdemos peso, pero a costa del músculo. También si comemos muy pocas calorías, como se hace en las dietas muy estrictas o milagro (del cardo mariano, de batidos...), el cuerpo puede acabar dependiendo de la proteína más de la cuenta para obtener energía, o sea, que la malgastamos.

Por ello, en cualquier dieta de adelgazamiento, cuando se recortan calorías, jamás se tocan las proteínas, al contrario, suelen ser dietas ligeramente hiperproteicas.

¿Cuánta proteína debo o puedo consumir al día?

La pregunta del millón. Las guías oficiales, como la de la OMS, recomiendan en torno a 0,8 g de proteína por kilo de peso al día, lo cual cada vez está más demostrado que es un mínimo y no un óptimo. Esto significa que si pesas 70 kg solo tendrías que tomar 56 g de proteína. Otras recomendaciones han redondeado a 1 g de proteína por kilo de peso al día, que ya está mejor, pero, en general, la mayor parte de situaciones fisiológicas e incluso patológicas se benefician de tomar un poco más, entre 1,1 y 1,5 g de proteína por kilo de peso al día. Por ejemplo, si haces deporte, es evidente que la ingesta proteica debe aumentar, sobre todo si es de fuerza o estás en ganancia muscular. Pero también aumentan las necesidades durante el embarazo y la lactancia, en el crecimiento y adolescencia, en tercera edad, ya que se aprovecha menos, en menopausia se encuentran beneficios, etcétera, etcétera. O sea que en casi todas las circunstancias suele ser mejor tomar al menos un poco más.

De hecho, un estudio en 2.066 mujeres y hombres entre 70 y 79 años demostró que comer al menos 1,2 g de proteína por kilo de peso al día redujo enormemente la pérdida de masa muscular respecto a consumir los 0,8 g recomendados aún por algunas autoridades (Phillips, S. *et al.*, 2016).

Para que no te pongas a calcular, ni enloquezcas con los gramos de proteína, todo esto es más sencillo. Más o menos entre el 20 y el 25 % de las calorías que tomes deben provenir de proteínas, teniendo en cuenta que debería haber un equilibrio al menos del 50 % entre fuentes vegetales y animales, que puede ser de hasta un cien por cien vegetales si se desea, como sucede en dietas veganas. O sea, que no te olvides de la proteína vegetal, ni creas que solo son proteínas los filetes y los huevos.

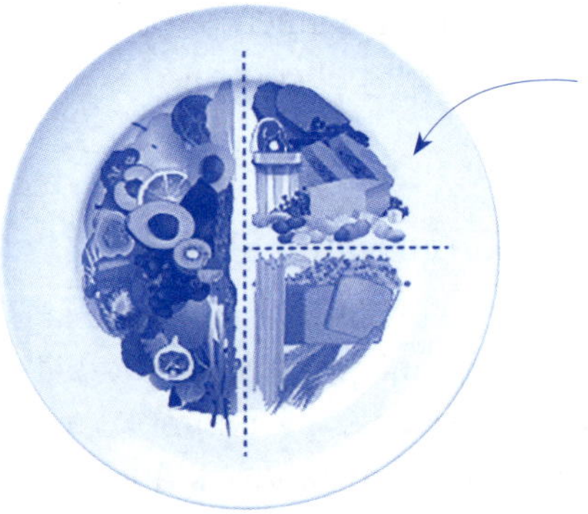

Hay estudios que documentan que entre el 25 y el 30 % de las calorías diarias deberían provenir de proteína si buscamos perder grasa corporal. Lo que no significa que las dietas hiperproteicas al estilo paleolítico (como se denominan) a base de carne, procesados cárnicos y animales sean positivas. Hablamos siempre de que debe haber un equilibrio con la proteína vegetal (legumbres *every day every time*).

Fuentes de proteína en raciones habituales de consumo

Fuente: USDA Food Data Central (Base de Datos del Departamento de Agricultura de los Estados Unidos) y BEDCA (Tabla de Composición de Alimentos Española).

Filetes de pollo o pavo (150 g)	30 g	Puñado de frutos secos (30-35 g)	6-9 g
2 huevos	24-25 g	Cucharada sopera de semillas (20 g)	5 g
Pescado medio (150 g)	20-25 g	50 g de avena integral	7-8 g
1 lata de atún (90 g)	15-17 g	2 tostadas de pan integral (50 g)	5-6 g
100 g de queso fresco o queso batido	10-12 g	125 g de tofu	13-15 g
40 g de queso curado	10-13 g	125 g de tempeh	18-21 g
1 vaso de leche (200 ml)	6 g	1 ración de soja texturizada (50 g)	25 g
1 yogur (125 g)	4-5 g	1 batido de proteínas (cazo de 30 g)	25-27 g
1 plato de legumbres (80 g en seco)	16-18 g		

Proteína, el nutriente más saciante

Además, cabe añadir que la proteína es el nutriente más saciante, y también el más termogénico. Es decir, el que más nos llena y el que más calorías gasta en su propia digestión y metabolismo. Así que podemos afirmar que sale muy rentable en el control de la ingesta y la mejora de la composición corporal.

Un estudio dividió a un conjunto de hombres sanos en tres grupos y les asignaron menús similares, pero con distinto aporte de proteína: 10, 15 y 25 % del total de las calorías diarias. El resultado fue que los que consumían solo un 10 % (incompleto), tomaban un 12 % más de calorías que quienes tomaban un 15 o un 25 % de proteínas, y además sentían más hambre a lo largo del día (Gosby, A. K. *et al.*, 2011). Comer menos proteína da hambre y terminas comiendo más.

Por no mencionar que un consumo suficiente de proteína se asocia a mejor salud metabólica e incluso a sutiles mejoras de la resistencia a la insulina. También depende la calidad del alimento que la contenga, ya que no podemos hablar de nutrientes únicos, porque comemos alimentos y no nutrientes aislados. No obtendrás los mismos beneficios por atiborrarte a filetes y embutidos (no obtendrás directamente ningún beneficio), que si comes proteína de pescado, legumbres o semillas. Ahora bien, una dieta con exceso de proteínas se asociaría justo a lo contrario, así que ni poco ni mucho.

Beneficios de ingerir suficiente proteína:

— Es el nutriente más saciante

— Es altamente termogénico: el que más calorías gasta en su propia digestión.

— Ayuda a adherirse mejor a dietas para perder grasa sin perder músculo.

— Beneficia a tu flexibilidad metabólica y sensibilidad a la insulina.

¿Cubrimos generalmente nuestra ingesta de proteína en un día normal?

Depende. Hay personas que toman mucha proteína creyendo que, pese a no hacer apenas ejercicio, deben tomar yogures, barritas y todo enriquecido en proteínas, y se pasan. Y también tenemos el extremo opuesto, en que personas, sobre todo mujeres, consumen de menos. Ingieren menos proteína porque suelen tomar desayunos y tentempiés sin apenas proteínas (fruta, tostada con aceite y tomate, cereales). Esto, sumado a que muchas veces apenas cenan o toman algo como un vasito de leche o un poco de ensalada arroja un cómputo global del día en que no alcanzan las necesidades o lo hacen de forma muy mejorable.

Te pongo un ejemplo básico donde una persona, por ejemplo, Carolina, de 40 años, cubre sus necesidades proteicas. Pesa 60 kilos, lleva una vida medianamente activa y hace ejercicio programado de fuerza 2 días a la semana, más 1 o 2 días de cardio (bici, correr). Estimamos que necesita unos 80-90 gramos de proteína.

Diferencias entre la dieta de Carolina si tiene déficit proteico o una ingesta adecuada de proteína

Déficit proteico	
Desayuno 7-8 g de proteína	Café con leche (100 ml) (3-4 g de proteína) + tostada de pan integral (4 g de proteína) con aceite de oliva y tomate
Comida 30-34 g de proteína	Ensalada de 70 g de pasta (7-8 g), hortalizas y 125 g de pollo (25 g) + fruta de postre
Merienda 2-3 g de proteína	Fruta y picoteo de unas galletas (2-3 g) Patatas fritas de bolsa precena con un refresco
Cena 12-14 g de proteína	Como se ha quedado sin hambre, pincha un poco de ensalada de lechuga, tomate y una lata de atún para compartir (8-9 g de proteína) y colines 1 yogur (5 g de proteína)
Unos 55-60 g de proteína total	

Ingesta adecuada de proteína	
Desayuno 22 g de proteína	2 yogures (8-9 g de proteína) + 40 g de avena (5-6 g de proteína) + puñado de 30 g de almendras (6-7 g de proteína)
Comida 35-40 g de proteína	Ensalada de garbanzos (70 g de garbanzos cocidos: 12 g de proteína) con hortalizas y 125 g de pollo (25 g) Fruta de postre
Merienda 7-8 g de proteína	80 g de queso batido *cottage* (7-8 g) + fruta
Cena 25 g de proteína	150 g de salmón (25 g) con verduras y patata asada Fruta de postre
Unos 90 g de proteína total	

Y si me paso, ¿enfermarán mi hígado y mi riñón?

Buenas noticias. Un consumo de proteína superior a las recomendaciones oficiales (que sea sensato) no se asocia a mayor riesgo de nada. Llevamos arrastrando la idea de que la proteína aumenta la probabilidad de enfermedades de hígado, riñón y huesos muchos años. Pero siempre se olvidó un matiz importante, bueno, dos. El primero, que para que genere daños, hay que pasarse, y mucho. Y el segundo, que depende de la proteína de la que abuses, puede haber más riesgos o apenas ninguno. Y sí, si estás pensando que el problema viene más de pasarse de proteína animal como carne y embutidos, aciertas. Si te pasaras un poco de proteína con legumbres, frutos secos y pescado, otro gallo cantaría.

Generalmente, si consumes más proteína de la necesaria, ya sea porque estás buscando ganar músculo o porque te has obsesionado pensando que debías aumentar su cantidad y se te ha ido un poco de las manos, no suele pasar nada grave. Puede que algún marcador analítico relacionado con el hígado, pero sobre todo con el riñón, se altere, y los médicos se alarmen. Cuidado, porque eso no significa necesariamente que tengas un problema de hígado o de riñón, sino que ese trabajo muscular extra para metabolizar el excedente de proteína ha aumentado algún metabolito que sale alterado de forma benigna en tu analítica. Sin embargo, si tienes una enfermedad hepática o renal y te excedes, sí que puede tener efectos más perjudiciales. Pero ya digo que, cuando hablo de pasarte, tienes que llevar una dieta carnívora pura, o tomarte batidos de proteínas sin control, y no es habitual.

Algunas dietas proteicas nada recomendables, como la famosísima dieta Dukan, sí han conseguido generar problemas de hígado y riñón serios. Pero se debían principalmente al consumo excesivo de proteínas animales combinado con la falta de fibra, verduras, frutas e hidratos de carbono, los cuales están prohibidísimos en esta dieta. Además, estos planes nutricionales eran muy restringidos en calorías, lo que generaba otros problemas que no abordaremos en este momento. Sin embargo, es importante señalar que los efectos negativos no se deben exclusivamente al exceso de proteínas, sino también a la carga ácida renal en exceso por tanta proteína animal, que puede dañar otros tejidos, afectar a la salud ósea y fomentar la inflamación crónica. Y es que abusar de carne y derivados se asocia con mayor riesgo de mortalidad por todas las causas, por tanto, céntrate en qué fuentes de proteína eliges en tu día a día.

Como curiosidad, te contaré que, hasta hace unos años, las guías oficiales recomendaban restringir las proteínas en determinadas enfermedades del hígado, y también en algunas de riñón, pero en la actualidad, todo lo contrario: fomentan dietas levemente hiperproteicas. Las vueltas que da la tortilla.

Andrea, y si me paso de proteína, ¿se transforma en grasa?

Si te pasas, tu cuerpo no puede usarla para crear más músculo o más estructuras, por lo que se usará para otros objetivos, ya que a tu organismo no le gusta desperdiciar nada. Por un lado, usará más proteína como fuente de energía para compensar, y, por otro, mucho menos probable, y solo si te pasas tres pueblos, puede convertir una pequeña parte en grasa.

En conclusión, podemos decir que la proteína es amiga, no enemiga. Es clave para nuestra flexibilidad metabólica, siempre que tomemos suficiente y prioricemos la proteína vegetal y algunas animales, como el pescado; a la vez que reducimos la carne, sobre todo embutidos y carnes procesadas en general.

IDEAS CLAVE

— Los carbohidratos son amigos de tu flexibilidad metabólica, no enemigos. Escoge fuentes de calidad: carbohidratos complejos integrales, frutas, legumbres y tubérculos, e inclúyelos en la cantidad adecuada a tus necesidades.

— Las grasas son amigas de tu flexibilidad metabólica, no enemigas. Elige grasas de calidad, aprovechando nuestro líquido de oro mediterráneo, alimentos fuente de ácidos grasos esenciales omega-3, y modera el consumo de determinadas grasas saturadas, y el exceso de aceites vegetales refinados altos en omega-6.

— Las proteínas son amigas de tu flexibilidad metabólica, no enemigas. Inclúyelas en cantidad suficiente cada día y varias veces. Escoge habitualmente fuentes vegetales, como legumbre, y no abuses de otras fuentes, como carnes y derivados. Hay proteína más allá del chuletón.

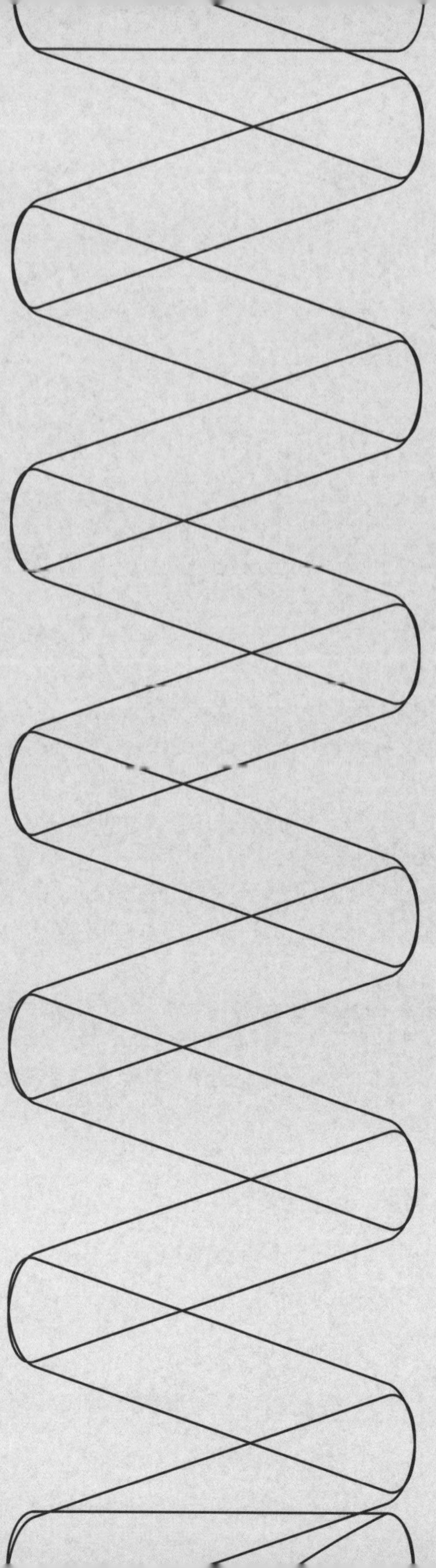

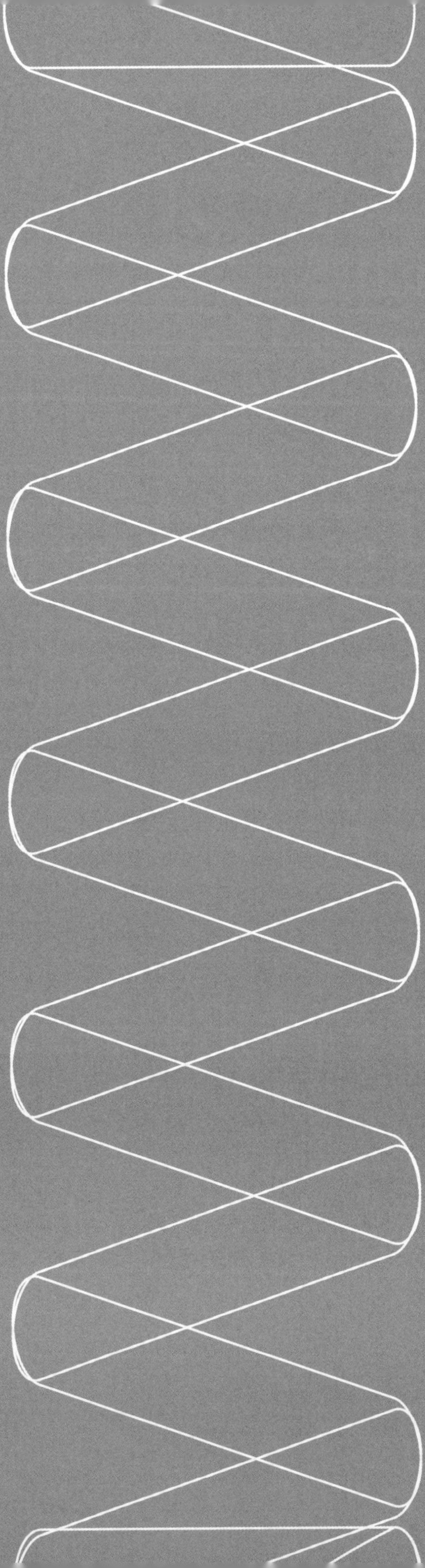

Capítulo 10

Las vitaminas y minerales esenciales para la flexibilidad metabólica

Este capítulo que se avecina me parece una maravilla. Vamos a hablar de sustancias que tu cuerpo necesita en una cantidad muy pequeñita, pero que son esenciales para que tu salud metabólica y la maquinaria completa de tu cuerpo funcionen de forma óptima. Hablo de las vitaminas y los minerales. Todos pueden cubrirse con la dieta, a excepción de la vitamina D (más del sol que de la dieta), pero cada vez tenemos más carencias nutricionales. ¿Por qué? Porque comemos de forma desequilibrada, olvidamos fuentes vegetales básicas y desplazamos alimentos saludables por ultraprocesados que carecen de estos micronutrientes. Además, algunos de ellos, como el magnesio, el zinc o el selenio, están cada vez menos presentes en nuestros alimentos. Esto se debe a la pérdida de nutrientes en las tierras por el modelo de agricultura intensiva, el cambio climático y la erosión del suelo, entre otros factores, que han reducido la calidad de los cultivos y mermado su aporte nutricional.

Vitaminas y minerales hay muchos, pero yo he seleccionado los más críticos, porque son los que más pueden influir en que tu máquina metabólica vaya sobre ruedas, y los que presentan más deficiencias en población general. Vamos con ellos.

Clasificación de las vitaminas

Vitaminas hidrosolubles

Pueden disolverse en agua. Se almacenan en el organismo solo en cantidades pequeñas y se eliminan sobre todo en orina

- Vitamina C o ácido ascórbico
- Vitamina B1 o tiamina
- Vitamina B2 o riboflavina
- Vitamina B3 o niacina
- Vitamina B5 o ácido pantoténico
- Vitamina B6 o piridoxina
- Vitamina B8 o biotina
- Vitamina B9 o ácido fólico
- Vitamina B12 o cianocobalamina

Vitaminas liposolubles

Pueden disolverse en grasa. Los lípidos son su medio de transporte y almacenamiento en el organismo. Pueden provocar toxicidad si se ingieren en grandes cantidades

- Vitamina A
- Vitamina K
- Vitamina D
- Vitamina E

Minerales

Hierro, zinc, calcio, fósforo, magnesio, selenio, yodo, cobre, cromo, manganeso, sodio, potasio, cloro, flúor, etcétera

El boom de la vitamina D

La vitamina D es una vitamina liposoluble, pero cada vez se considera más una hormona. En los últimos tiempos ha cobrado gran importancia, porque durante la pandemia se empezaron a evaluar más sus niveles en sangre y se descubrió que la tasa de deficiencia o al menos de insuficiencia es muy alta en prácticamente toda la población.

Actualmente sabemos que su obtención mediante la dieta es baja, de en torno a no más del 15-20 % del total del día, y, fundamentalmente, proviene de la radiación solar (80-90 % del aporte diario total).

Tradicionalmente, las recomendaciones de vitamina D se han basado únicamente en la cantidad necesaria para prevenir las enfermedades relacionadas con la salud ósea, que son las más evidentes y estudiadas en relación con la deficiencia de esta vitamina, como la osteoporosis. Pero, actualmente, las investigaciones relacionadas con la vitamina D y la salud han hallado que niveles adecuados se relacionan con multitud de beneficios más allá del óseo, que incluyen la salud metabólica, la diabetes, la tensión arterial y patologías cardiovasculares, debilidad muscular e incluso enfermedades autoinmunes como la fibromialgia y la esclerosis múltiple, o afecciones de la mujer como el síndrome del ovario poliquístico, la endometriosis y el síndrome premenstrual. Hasta parece asociarse con un mejor estado de ánimo.

Numerosos estudios han descrito los beneficios de tener un buen nivel de vitamina D para la flexibilidad metabólica y la prevención del síndrome metabólico. Por ejemplificar un estudio entre los cientos de miles que existen, una investigación en casi 3.000 personas mayores de 65 años concluyó que cuanta menos vitamina D tenían, mayor era la prevalencia de circunferencia de cintura elevada, triglicéridos y colesterol LDL altos, y resistencia a la insulina (Lee, S. J. *et al.*, 2019). Es una lástima, teniendo en cuenta que otro estudio en 508 adultos chinos observó que un aumento de cada 1 ng/ml de vitamina D en sangre reducía un 54 % el riesgo de síndrome metabólico (Zhu, W. *et al.*, 2018).

Se ha llegado a demostrar que incluso para una óptima flexibilidad metabólica en el músculo se necesitan buenos niveles de vitamina D. Esta vitamina ayuda a la síntesis y regeneración de proteínas musculares, razón por la que bajos niveles se asocian a debilidad muscular.

Además, la vitamina D mejora la eficiencia de las mitocondrias, especialmente en el cambio de uso de grasa o hidratos en el músculo según conveniencia. También modula la acción de la insulina y la biogénesis mitocondrial. Las mitocondrias, sobre todo las que tenemos en los músculos, poseen muchos receptores para vitamina D, lo que es un indicativo de la importancia que tiene para ellas. Por ello, cuando hay déficit de vitamina D tenemos menos energía y sentimos más fatiga.

¿Necesitas algo más para tener clara la importancia de esta vitamina en tu flexibilidad metabólica?

¿Cómo tenemos los niveles de vitamina D en España?

Regular tirando a mal. Aunque el dato varía mucho según el estudio, una investigación en 21.490 españoles halló que los niveles eran inadecuados en el 51,8 % y el 76,5 % de los adultos (< 30 ng/mL en sangre) según la estación del año empeorando en invierno y siendo mayor la deficiencia cuanto más años) (Díaz-López, A. *et al.*, 2021).

En mi experiencia en consulta, rara vez me encuentro con alguien que tenga niveles superiores a 30 ng/ml sin haberse suplementado nunca. De hecho, la gran mayoría viene con niveles más cerca de 20 que de 30 ng/ml; cuando lo deseable es que estén entre 30-50 ng/ml de media.

De hecho, para un óptimo rendimiento muscular y eficiencia de las mitocondrias, los niveles óptimos están más cerca de 40 que de 30 ng/ml, igual que para reducir la grasa ectópica en el músculo y el hígado. **Es decir, que para tu flexibilidad metabólica, mejor rondar niveles de 40 ng/ml.**

Clasificación de los pacientes en función de los niveles séricos de 25 - HCC

10 ng/mL | 20 ng/mL | 30 ng/mL | 80 ng/mL

Rango raquítico	Deficiencia	Insuficiencia	**Valores óptimos**	Posible toxicidad

¿Dónde encontramos la vitamina D?

Sol y dieta. La recomendación principal es la luz solar, y se pautan unos 15-20 minutos al día de exposición al sol de cara, cuello y manos en verano; y unos 30 minutos en otoño-invierno. En muchas regiones, la luz solar no basta para mantener los niveles de vitamina D, y menos en invierno. Esto, sumado a que tenemos una posibilidad limitada de aprovechar las horas de sol por el ritmo de vida que llevamos, horarios de trabajo y estudio, hace que en muchos casos sea necesario acompañar con suplementación, sobre todo en los meses de invierno o en países con menos luz solar.

Al exponernos al sol, un componente derivado del colesterol (sí, como ya hemos comentado, la base de la vitamina D es el colesterol), se traslada a la epidermis y queda a la espera de exposición solar para activarse por un proceso de fotobiogénesis. Para ser activa del todo, la vitamina D pasa por dos reacciones metabólicas importantes, dos hidroxilaciones, una en el hígado y otra en el riñón. Después de este paseo, ya tenemos la vitamina D activa llamada también hormona D3 o calcitriol.

Las principales fuentes alimentarias son:

— **Pescado azul o graso**, donde destacan el salmón, las sardinas y el arenque.

— **Lácteos enteros sin desnatar o enriquecidos.** Como la vitamina D va disuelta en grasa, si quitamos la grasa, quitamos la vitamina D. Por eso los lácteos desnatados no tienen vitamina D y los semidesnatados casi nada, a no ser que se la vuelvan a añadir enriqueciéndolos. Escoge lácteos enteros, pero, si son desnatados, asegúrate de que estén enriquecidos con vitamina D y A.

— En menor proporción, la encontramos también en los **huevos**.

— Además, aparte de los lácteos, es habitual la fortificación de algunos alimentos, por ejemplo, cereales, con vitamina D.

Con la vitamina D alimentaria sucede lo mismo que con la que se genera mediante el sol, una vez que la ingerimos y la absorbemos en el intestino, pasa por el hígado y el riñón para activarse del todo y *ready* para la acción.

¿Entonces por qué tenemos tan malos niveles?

Se postulan distintas posibilidades, entre las que destacan:

— Ritmo de vida y baja exposición solar como la primera causa.

— Baja ingesta de productos con vitamina D: lácteos desnatados siempre, poco pescado, etcétera.

— Obesidad: la vitamina D queda atrapada en el tejido adiposo y se reduce su disponibilidad en el torrente sanguíneo.

— Alteraciones intestinales cada vez más frecuentes que reducen su absorción: celiaquía, SIBO, etcétera.

— Problemas de hígado y riñón: que reducen su activación adecuada.

— Edad avanzada: a más edad, menos eficacia en su uso.

— Falta de nutrientes que se necesitan para su óptimo uso, entre los que destaca el magnesio (más adelante te cuento) o el omega-3.

¿Debemos suplementarnos?

Como toda suplementación, debe individualizarse. Cuando los niveles son bajos (< 30 ng/ml), es recomendable optar por la megadosis farmacológica de vitamina D que solo puede tomarse bajo prescripción médica. Es una pastilla naranja que te recomiendan tomar cada semana/quincena según lo bajita que la tengas, y aporta en torno a 15.000 UI (Unidades Internacionales) en una dosis.

Si, en cambio, quieres mejorar un poquito tus niveles a largo plazo o mantenerlos durante la temporada de invierno, se recomiendan dosis diarias de 1.000-2.000 UI/día. Esta dosis es segura para todo el mundo, inocua y relativamente barata.

Personalmente, a muchos de mis pacientes les recomiendo que la tomen entre octubre y abril-mayo para mantener los niveles, y descansamos en verano, porque con la playa tienen de sobra. Sobre todo si tienen resistencia a la insulina, colesterol alto o peor flexibilidad metabólica, no dudo en mandarles esta dosis que, a medio plazo, contribuyen a mejorarlos. Un estudio en personas con resistencia a la insulina, o bien ya con diabetes tipo II diagnosticada, que tomaron 5.000 UI de vitamina D durante 6 meses, mostraron una clara mejora en la sensibilidad a la insulina y la funcionalidad del páncreas (que está alterada cuando cursamos con alteraciones de insulina) (Lemieux, P. *et al.*, 2019).

Además, es importante que sea vitamina D3, y no vitamina D2. La D3 es una molécula más biodisponible, que remonta mucho mejor los niveles de vitamina D. Actualmente podemos obtener D3 de fuentes animales, pero también de vegetales, con alternativas aptas para personas veganas (o por qué no, para todos).

Suplementación recomendada: 1.000-2.000 UI diarias durante los meses de más oscuridad (octubre-abril/mayo) en forma de vitamina D3.

¿Eres de esas personas que se ha suplementado y no hay manera de que remonte sus niveles? Puede ser. Y no es porque necesites más y más dosis cada vez. Es porque los nutrientes no funcionan de forma aislada, como insinúa el «nutricentrismo». Los nutrientes se necesitan unos a otros y hacen sinergias.

No hay buen nivel de vitamina D que valga si no tienes suficiente magnesio y vitamina K

La vitamina D necesita magnesio para activarse y alcanzar buenos niveles. Igual que el calcio necesita vitamina D para absorberse y vitamina K para fijarse en el hueso y no en las arterias.

La vitamina D aumenta la absorción del calcio, pero la vitamina K favorece la llegada de este calcio a los huesos, reduciendo el riesgo de que se deposite en otros tejidos, como riñones o arterias (calcificación arterial). Por lo que es importante consumir cantidad suficiente de vitamina K, aunque en este caso no es necesario suplemento, ya que se encuentra en verduras de hoja verde y ampliamente repartida en la dieta.

La suplementación indiscriminada de vitamina D podría empeorar los niveles de magnesio, sobre todo en personas que ya lo tenían bajo

Esto se debe a que la vitamina D requiere de magnesio para metabolizarse y activarse. Por lo que, a más vitamina D, más magnesio gastamos. Se recomienda la valoración conjunta de ambos parámetros, ya que, en muchos casos, se requiere la suplementación combinada (vitamina D + magnesio). Sobre todo si vamos a tomar megadosis de vitamina D, pero no nos hemos revisado los niveles de magnesio, podríamos inducir un agotamiento severo de magnesio, y sería peor el remedio que la enfermedad.

Estudios recientes han hallado que si una persona toma mucha vitamina D, pero sus niveles no remontan, suele ser en gran medida por una deficiencia de magnesio. Esto hace que la vitamina D permanezca almacenada, pero inactiva. Además, el magnesio también es clave para el hueso, así que hacen una combinación perfecta: vitamina D + magnesio + vitamina K2.

Un interesante estudio en 52 mujeres sanas de Granada analizó que pasaría en sus niveles de vitamina D al suplementarlas con 500 mg/día de magnesio (sin vitamina D, solo magnesio). La administración de magnesio aumentó significativamente los niveles de vitamina D, posiblemente porque ya los tenían bien, pero no podían activarse adecuadamente (Vázquez-Lorente, H. *et al.*, 2020).

Sumando más sinergias, la vitamina D necesita de un buen nivel de omega-3 que, has visto en el capítulo anterior, llevamos bastante flojo.

Por eso siempre insisto en que no es todo tan simple como pensamos o nos venden en redes. ¿Que ahora estamos en un boom de la vitamina D? No lo dudo. Pues todos como locos a atiborrarnos a vitamina D que compramos ya hasta en el supermercado o en Amazon a golpe de clic. Ya, pero hay que informarse primero y preguntar a un profesional. Si no, fíjate que, a costa de mejorar un nutriente, puedes cargarte otro.

Impacto de la vitamina K en sinergia con la vitamina D en la absorción del calcio y su correcta dirección hacia el tejido óseo

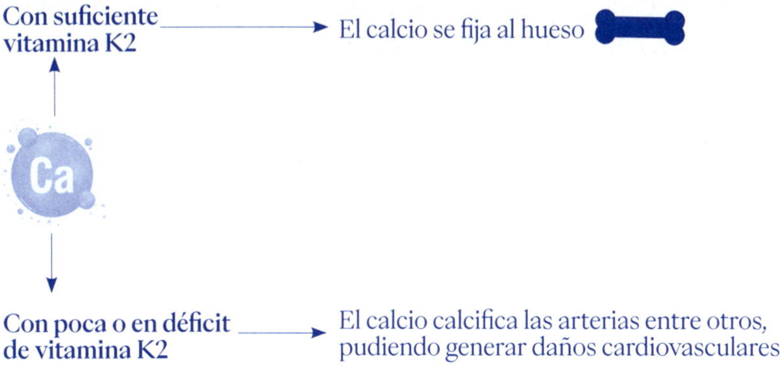

Magnesio para todo, además de para que tu vitamina D sirva de algo

El magnesio es esencial para tu flexibilidad metabólica. Si tuviera que elegir solo un mineral, aunque es imposible, me decantaría por este debido a su importancia. El magnesio está involucrado en más de 200 reacciones metabólicas que afectan a tu flexibilidad metabólica en general, y a la creación y eficiencia de tus mitocondrias, acciones metabólicas de tu músculo o la inflamación. Sin magnesio, no hay energía, literalmente. El ATP, molécula de energía, contiene magnesio, y sin él no habría ATP. Pero, además, la mitocondria decide cuánta energía produce en función de cuánto magnesio tiene: poco magnesio, poca energía.

Fundamentalmente lo tenemos almacenado en el hueso (es el tercer mineral más abundante después del calcio y el fósforo) y en el músculo.

Hasta ahora, la deficiencia de magnesio no se consideraba muy común, ya que, a simple vista, debería ser sencillo cubrir el total de la ingesta recomendada, porque se encuentra ampliamente repartido en distintas y variadas fuentes alimentarias. *A priori* podríamos tomar suficiente magnesio sin demasiado esfuerzo mediante una dieta alta en legumbres, frutos secos, semillas, cacao puro, verduras y hortalizas en general. Es más, cualquier manual de nutrición de hace unos años suele indicar que la deficiencia de magnesio «es poco común». Pero, en la actualidad, nuevos estudios tanto en población europea como americana, han constatado que la deficiencia en la población occidental podría ser mucho mayor de la que pensábamos.

Algunos datos actuales de deficiencia de magnesio

Actualmente contamos con artículos científicos de esta última década tanto en España como en Europa y Estados Unidos que han concluido que hasta el 80 % de la población podría tener niveles más bajos de magnesio de lo recomendado en sangre, aunque sea una deficiencia leve.

En concreto, el estudio NHANES (National Health and Nutrition Examination Survey) determinó en casi 20.000 adultos estadounidenses durante los años 2001-2008 que más del 40 % de la muestra presentaba deficiencia de magnesio. Además, concluyó que los **adultos con obesidad tenían significativamente más prevalencia de deficiencia de magnesio**, por posible menor ingesta de vegetales y alteraciones en su metabolismo (Deng, X. *et al.*, 2013).

Centrándonos en la población española, un estudio de Olza *et al.* desarrollado dentro del estudio ANIBES en 2017 (2009 participantes) concluyó que el 93 % de la población de estudio tenía ingestas diarias inferiores al 80 % de lo recomendado de magnesio, además de calcio y vitamina D (Olza, J. *et al.*, 2018).

Concretamente, si la ingesta recomendada de magnesio es unos 350-400 mg en las tablas españolas y europeas (EFSA), la media de consumo gira en torno a 200-280 mg.

Estos bajos niveles parecen asociarse a peor salud metabólica por múltiples razones:

¿Por qué tal deficiencia? ¿Dónde encontramos el magnesio?

El magnesio está ampliamente repartido en los alimentos, pero justo estamos bajando su consumo en favor de más procesados de peor calidad carentes de este mineral.

La recomendación dietética para incluir más magnesio en la dieta consiste en aumentar el consumo de:

— Legumbres en general, incluida la soja y derivados (tofu, tempeh).

— Frutos secos en general: un puñadito diario o varias veces a la semana.

— Semillas como chía o lino y pipas de girasol en crudo.

— Las semillas de sésamo son una de las fuentes más potentes de magnesio.

— Verduras de hoja verde: espinacas, kale, acelgas, etcétera.

— Higos secos.

— Chocolate con más del 85 % de cacao o cacao puro en polvo.

— Cereales integrales, donde destacan los copos de avena integrales y pseudocereales (sobre todo la quinoa). Los cereales blancos o refinados tienen la mitad o menos magnesio que los de grano entero o integrales.

— En general, verduras, hortalizas y frutas, además de la patata y cualquier tubérculo, son fuentes de magnesio.

Te dejo una tabla con ejemplos de cantidad de magnesio en raciones habituales de alimentos. Piensa que al día tenemos que sumar unos 300-350 mg las mujeres y unos 400 mg los hombres.

Tabla de fuentes de magnesio

Fuente: USDA Food Data Central (Base de Datos del Departamento de Agricultura de los Estados Unidos) y BEDCA (Tabla de Composición de Alimentos Española).

Alimentos	Magnesio (mg)
Legumbres en general (100 g)	100-200
Lentejas (80 g en seco)	50-60
Garbanzos (80 g en seco)	70-80
Judías blancas o pintas (80 g en seco)	100
Copos de avena (3-4 cucharadas soperas, 60 g)	85

Quinoa (70 g)	50
Arroz integral (70 g)	40
Puñado de frutos secos (30 g)	120-350
Anacardos (30 g)	150
Almendras (30 g)	150
2 cucharadas de pipas de girasol	170-200
2 cucharadas de pipas de calabaza	200
1 cucharada sopera de semillas de chía o de lino	60-70
1 cucharada sopera de salvado de trigo	250
Espinacas (un puñado, 50 g)	40
Patata (150 g)	30-35
Un plátano	30-40
Aguacate (100 g)	25
Chocolate negro 20 g o cacao en polvo (1 cucharadita)	40-50

Si con solo un puñado de frutos secos, un poco de verduras con magnesio y la ingesta habitual de legumbres cubrimos recomendaciones generales, parece difícil de entender por qué entonces tal deficiencia. Las explicaciones que se postulan como más plausibles son:

— Modificación del patrón de dieta: más rica en productos procesados de baja calidad nutricional, en detrimento de vegetales frescos.

— Estrés crónico: el estrés gasta magnesio y genera un círculo vicioso (más insomnio, dolor de cabeza, dolores premenstruales, etcétera).

— Obesidad, inflamación crónica y alteraciones metabólicas: pueden ayudar a su depleción.

— El procesamiento de alimentos, como el refinado de cereales (que eliminan las partes más ricas en magnesio).

— Algunos medicamentos que reducen su absorción, como el abuso de antiácidos como omeprazol y antibióticos. El abuso de refrescos también puede reducir la absorción del magnesio y, por último, los diuréticos contribuyen a su pérdida.

— Técnicas agrícolas que han reducido el contenido de magnesio en alimentos vegetales. Este último punto lo corroboran estudios como el de Workinger, que ha analizado que en los últimos 100 años el contenido promedio de magnesio, pero también de calcio y hierro, ha mermado en cultivos como espinacas, tomates y otros vegetales entre un 80 y un 90 % (Workinger *et al.*, 2018).

— También el agua convencional, de mineralización débil tras los tratamientos que sufre, ha perdido magnesio.

¿Sería recomendable suplementar?

De nuevo, depende. Si tienes niveles bajos o al límite, mejor que sí. Si los tienes bien, y no tienes alteraciones metabólicas que pudieran beneficiarse de un plus o estás tomando vitamina D a grandes dosis, en principio no. Te cuento más en el capítulo de suplementación.

Zinc y selenio: más de cien reacciones metabólicas los necesitan

El zinc participa en más de 100 reacciones metabólicas, además de ser clave en el mantenimiento y la eficiencia de la masa muscular. También es fundamental para mejorar la sensibilidad a la insulina y nuestro sistema inmune, y cuenta con el respaldo de cientos de estudios que lo relacionan con la longevidad.

La deficiencia de zinc, aunque parece menos común que las anteriormente citadas, también es posible en dietas desequilibradas con bajo consumo de alimentos, tanto animales como vegetales, de calidad, lo que se suma a la pérdida de contenido en cultivos en los últimos años, la industrialización masiva y el refinamiento de los cereales. Además, si tienes resistencia a la insulina (y ya has visto que la tiene más gente de la que cree), tus niveles de zinc bajan.

La resistencia a la insulina baja los niveles de zinc, y bajos niveles de zinc empeoran la salud metabólica, lo que genera un círculo vicioso del que a veces es difícil salir.

Un aspecto interesante de nuestra naturaleza es que, a baja ingesta de zinc, al igual que sucede con el calcio o el hierro, contamos con adaptaciones metabólicas que se encargan de absorber más zinc y excretar menos (aprovechan más todo lo que entra y hacen que perdamos menos). Pese a estos fenómenos, **se estima que los bajos niveles de zinc afectan aproximadamente a entre un tercio y la mitad de la población mundial, sobre todo en países en desarrollo**.

El déficit de zinc, al ser clave para la inmunidad, aumenta la inflamación crónica de bajo grado, lo que genera citoquinas proinflamatorias que empeoran la flexibilidad metabólica y también la función cerebral. Un bajo consumo de zinc se asocia con mayor riesgo de síntomas depresivos y de ansiedad, y con una sensación de cansancio continuo, debido a la limitada acción del metabolismo y las defensas. Y, por cierto, como dato interesante, si te resfrías teniendo buenos niveles de zinc, es posible que el catarro te dure entre 2 y 2,5 días menos, un efecto más potente que la propia vitamina C (Nault, D. *et al.*, 2024). Quizá te parezca poco, pero dos días menos con el moquillo colgando y el malestar se agradecen.

Cuando se mejoran los niveles de zinc y magnesio en personas con enfermedades metabólicas, se observa una mejora en la glucosa basal, el colesterol, la insulina, los factores inflamatorios como la PCR y la capacidad antioxidante del organismo (Hamedifard, Z. *et al.*, 2020).

Por su parte, el **selenio** es un mineral muy antioxidante que se une a unas enzimas llamadas selenoproteínas, encargadas de multitud de reacciones antioxidantes para combatir radicales libres. Es clave en el sistema de defensas (ayuda a regular la inflamación), en el metabolismo y el gasto metabólico, y además es esencial para la longevidad y la fertilidad. Se necesita en cantidades traza (muy pequeñas), pero es imprescindible. Su deficiencia no es común, pero al igual que pasa con el zinc, con el tiempo, hemos perdido selenio naturalmente presente en los alimentos y hemos alejado de nuestra dieta habitual sus fuentes.

¿Dónde los encontramos?

Necesitamos poco de ambos. En el caso del zinc, solo de 8 a 10 mg al día, por lo que no debería ser difícil cubrirlo. El zinc es como el hermano del hierro y el primo de la proteína. Todo alimento rico en proteína y hierro es fuente de zinc, entre los que destacan los que te indico en la infografía. Aparte está en otros alimentos como el cacao, que, ¡sorpresa!, una onza de 25 gramillos aporta ya 1 mg de zinc. ¡Viva el cacao! Una ración de quinoa o avena aportan entre 2 y 3,5 mg de zinc. Nada mal tampoco.

Por su parte, de selenio apenas necesitamos unos 55 microgramos al día, que es poquísimo. El selenio también se encuentra ampliamente repartido entre animales y vegetales, y sus fuentes son muy similares a las del zinc. Podemos afirmar que cubierto uno, cubiertos los dos. El alimento más rico en selenio son las nueces de Brasil, seguido del pescado y el marisco, pero lo cierto es que la localización geográfica modifica la cantidad de selenio que tienen las plantas y los suelos, por lo que es muy variable y no podemos conocerlo con seguridad.

Alimentos ricos en zinc	Alimentos ricos en selenio
Animales: ostras, almejas, quesos, mariscos en general, ternera, cerdo, pollo y huevos.	**Animales**: carnes, pescado y marisco en general.
Vegetales: sobre todo en legumbres en general, avena, quinoa, germen de trigo, pipas de calabaza, piñones, avena, anacardos, pipas de girasol y semillas de lino y chía. También en cereales 100 % integrales y frutos secos en general.	**Vegetales:** cereales integrales, sobre todo avena, germen de trigo y quinoa. Frutos secos, sobre todo almendras, anacardos y piñones. Semillas de lino, chía y sésamo, legumbres en general y cacao puro.

La suplementación conjunta de zinc y selenio se evalúa como un posible antiinflamatorio, pero, en principio, si se cubren con la alimentación, no es un suplemento que te recomiende. Yo, sobre todo, no te recomendaría el de selenio, ya que abusar puede ser contraproducente. También se han estudiado combinaciones con los anteriores: vitamina D, magnesio y a veces también calcio (si se necesita), lo que resulta en mejores marcadores inflamatorios y de estrés oxidativo, que son la base de una buena flexibilidad metabólica. Pero insisto en que esto no consiste en suplementar de todo lo que oímos que es bueno, porque si no tendríamos más pastillas que comida en casa. Es mejor que preguntes a un dietista-nutricionista profesional para que te asesore en tu caso concreto.

Yodo

La tiroides es el órgano maestro del metabolismo, siempre después del rey, que es el hígado, por supuesto. Si la glándula tiroidea no funciona correctamente, la regulación de la temperatura y muchas funciones metabólicas se verían comprometidas. El yodo es indispensable para la síntesis de las hormonas tiroideas (T3 y T4), que desempeñan un papel fundamental en numerosos procesos metabólicos, además de en el gasto metabólico basal. Por otro lado, el 80 % del yodo que necesitan las células y tejidos como el músculo o el hígado para obtener energía de las mitocondrias viene de esta glándula, y solo el 20 % restante lo gestionan ellas solas.

Ya te vas haciendo una idea de lo importante que es optimizar tus niveles de yodo para tu flexibilidad metabólica. Tanto, que el organismo se ha adaptado para almacenar bien el yodo y así no tener que comerlo constantemente, de forma que puede llegar a aguantar hasta un mes, e incluso dos, sin yodo, pero también te digo que no más.

Aparte, es importante saber que, si tenemos poco yodo, la tiroides se va a priorizar a sí misma y se va a llevar todo el que entre en tu organismo hasta que tenga sus necesidades bien cubiertas, y dejará las sobras a los demás órganos. O sea que, si tenemos poco yodo, otros órganos y procesos metabólicos se pueden ver comprometidos.

¿Dónde encontramos el yodo?

El yodo ha sido un nutriente problemático en la historia, tanto, que muchos países implementaron políticas de fortificación de productos de consumo habitual con yodo para mejorar su ingesta. Uno de los más conocidos en España es la sal yodada. La sal común o sal marina es simplemente cloruro sódico (cloro más sodio), pero desde 1983, políticas europeas de yodación de la sal aseguran que en los supermercados se encuentre fácilmente sal yodada, la más recomendada para obtener yodo junto con la sal.

La deficiencia de yodo ha mejorado a nivel mundial, España incluida, pero aún queda trabajo por hacer. Estudios de las últimas tres décadas indican que los niveles de yodo en la población europea y española han sido históricamente bajos, aunque están mejorando gradualmente. Es crucial prestar especial atención a mujeres en edad fértil, niños, adolescentes, mujeres embarazadas y en período de lactancia. Por eso, desde 2005, el suplemento de yoduro potásico está registrado en la Dirección General de Farmacia y la Agencia Española del Medicamento para su administración a mujeres embarazadas y lactantes, y está incluido en la financiación pública del Sistema Nacional de Salud.

Principales fuentes de yodo

Alimentos que proceden del mar: destacan el bacalao, la caballa, los boquerones, las gambas, los langostinos, los berberechos y los mejillones. Sal yodada.
Lácteos: leche, quesos y yogures.
Huevos, en menor medida.
Algas: cuidado con el consumo indiscriminado de algas, que puede tener efectos adversos.

Algas como el alga nori tienen poco yodo (unos 40 µg por cada 2 g en seco), pero otras, como el alga kombu, aportan 5.300 µg en solo 2 g, casi treinta y cinco veces la cantidad que necesita un adulto al día. Otras, en cambio, como el alga wakame, contienen cantidades intermedias. No abuses de las algas, sobre todo si las consumes sin hervir (buena parte del yodo se pierde en la cocción).

¿Mejor más sal, para tomar más yodo?

No, pero sí es importante que a partir de ahora, cuando compres sal, te fijes en que especifique ser sal yodada. Ni sal marina, ni sal del Himalaya, ni sal rosa, ni ninguna otra sal que cuesta veinte veces más que un paquete de sal yodada estándar. Además, que sea importante tomar la sal yodada no implica que tengas que tomar más sal, solo que sea yodada.

Comparativa entre sal común marina y sal yodada por 100 gramos de sal

Sal común	70 µg	Sal yodada	600 µg

Por otro lado, si no quieres que tu sal yodada acabe sin tener yodo, es importante tener en cuenta estos trucos:

— **El yodo es volátil.** ¿Qué implica esto? Que el yodo del paquete vuela una vez se abre. Puede durar unos meses si tienes el paquete o el bote bien cerrado, si no, se va. Así que evita dejar el paquete abierto sin pinza o los saleros sin tapa.

— Guarda la sal yodada en un lugar protegido de la humedad, el calor y la luz solar.

— Cambia la sal a los 4-5 meses.

— Al cocinar, en vez de añadir la sal yodada en el agua de cocción o antes de poner la carne o pescado en la plancha, hazlo una vez ya esté el alimento cocinado. Así evitas que el yodo se evapore con el calor.

Vitaminas del grupo B: mención general rápida

Las vitaminas del grupo B participan en diversas funciones mitocondriales, contribuyendo a una producción de energía más eficiente y a la mejor adaptación metabólica a las necesidades. Cada vitamina B interviene en diversas reacciones que permiten que sinteticemos hidratos, grasas o proteínas; también que los catabolicemos para obtener energía (ATP); o que, en general, funcionen casi todas las reacciones metabólicas del organismo. Pero esta vez no voy a centrarme en ellas, primero, porque haría falta un libro entero; y segundo, porque generalmente se cubren sin problema en una dieta saludable tanto omnívora como vegana. La única excepción es la vitamina B12, que debe suplementarse en caso de dieta vegetariana, ya que apenas se encuentra en alimentos vegetales (pero, oye, que es barata, inocua, fácil... supone cero problema).

En este libro solo me centraré en una vitamina del grupo B: la vitamina B9 o folatos.

Vitamina B9 o folatos, la vitamina de los vegetales

El ácido fólico sirve para crear células nuevas, como los glóbulos rojos, o para la síntesis del ADN. Por eso la B9 es un suplemento obligatorio en embarazo y lactancia materna. También desempeña funciones claves en el metabolismo, sobre todo de los aminoácidos (proteínas), y en el sistema inmune (inflamación).

Es otra vitamina cuyos requerimientos deberían ser fáciles de cubrir, pero se encuentran cada vez más deficiencias. Posiblemente se deba a la baja ingesta de vegetales, sobre todo crudos (ya que se pierde por calor); y al bajo consumo de legumbres y cereales integrales en favor de los blancos o refinados. Además, hay que considerar que la calidad del suelo, debido a la agricultura intensiva, ha disminuido, lo que afecta también a este nutriente, aunque a nivel individual tenemos pocas opciones para mitigarlo.

Personalmente, en mi consulta veo cada vez más personas con niveles bajos de esta vitamina, y todas presentan un patrón común: bajo consumo de ensalada verde, verduras cocidas en exceso (o ausentes), ingesta ocasional de legumbres y una dieta alta en alimentos de origen animal o procesados de baja calidad. Además, el hábito de fumar dificulta mantener un buen nivel de folatos en el metabolismo, al igual que las patologías metabólicas y la obesidad.

La Encuesta Nacional de Examen de Salud y Nutrición (NHANES) 2007-2018 de Estados Unidos analizó la ingesta de folatos en 31.128 personas. El consumo de folatos se estimó muy por debajo de los requerimientos, con una ingesta media de entre un 60 y un 68 % de las necesidades reales (Zhou, Y. *et al.*, 2023).

Otro análisis de Reino Unido en 5.792 personas concluyó también que entre 2008 y 2019 la prevalencia de déficit de folato se ha acentuado, y los niveles de folato en sangre se han reducido notablemente (Jones, K. S. *et al.*, 2019). Son datos complejos teniendo en cuenta que los folatos son de las pocas vitaminas hidrosolubles que pueden almacenarse en cierta cantidad (la mayoría se eliminan por la orina sin llegar a almacenarse nunca). Si tenemos suficiente vitamina B9 podemos aguantar con las reservas hasta 2 o 3 meses, pero es que ni con este poder metabólico mantenemos buenos niveles.

Fuentes alimentarias de folatos

Los folatos se encuentran repartidos en alimentos de origen vegetal entre los que destacan las verduras de hoja verde como acelgas y espinacas, y también col, grelos, endibias, espárragos verdes, y en las legumbres en general, además de en las pipas de girasol. Los cereales integrales, como la avena, también aportan folatos, aunque en menor medida.

Debemos tener en cuenta que los folatos son muy termosensibles, es decir, que se destruyen con el calor. Por ello, las verduras de hoja verde que son fácilmente comestibles sin cocer, se consideran de las mayores fuentes: ensalada verde con hortalizas variadas. En cambio, la mayor fuente en bruto son las legumbres, pero tras largas cocciones pueden perder una buena parte, aunque siguen siendo una alternativa potente y necesaria para mantener niveles adecuados.

Fuentes de folatos o vitamina B9
Verduras y hortalizas: acelgas, espinacas, col, grelos, endibias, espárragos verdes, coliflor, brócoli, repollo, lechuga y hojas verdes en general
Legumbres: habas, judías blancas y pintas, garbanzos, lentejas, guisantes.
Cereales integrales y semillas: Pipas de girasol, avena, salvado y germen de trigo (harina integral de trigo), levadura de cerveza, almendras, avellanas, semillas de sésamo y de lino.

¿Un suplemento extra es mejor?

No, no es necesario suplementarse, ni aporta beneficios adicionales, a no ser que tengas deficiencia. Si en tu última analítica te salen niveles bajos de folatos, sí que vas a requerir suplementarte un tiempo para remontar los niveles, y una vez sean los adecuados, mantienes con dieta (pero mantenlos). De forma sistemática, solo deben suplementarse las mujeres en embarazo y lactancia, porque la cantidad necesaria al día no es alcanzable con alimentación.

IDEAS CLAVE

— Las vitaminas y minerales son los pequeños gigantes del metabolismo: aunque no los veas, son fundamentales para que tu cuerpo funcione como debe.

— El magnesio es clave para más de 300 reacciones enzimáticas, incluidas las que afectan al uso de glucosa y la producción de energía. Si te falta, podrías notar cansancio, calambres o incluso problemas de sueño.

— La vitamina D no solo es buena para los huesos, también tiene un papel crucial en la sensibilidad a la insulina, lo que te ayuda a mantener tus niveles de glucosa estables. Asegúrate de tomar sol o suplementarte si vives en lugares con poca exposición.

— El zinc es un mineral esencial para el equilibrio hormonal. Sin suficiente zinc, tu cuerpo no gestiona bien el metabolismo de carbohidratos, proteínas y grasas, lo que puede afectar a tu energía y rendimiento físico.

— La vitamina B9 y el complejo B en general son como el *starter pack* del metabolismo: sin ellas no podrías convertir los alimentos en energía. La buena noticia es que están ampliamente repartidas en los alimentos y en una dieta saludable es difícil tener deficiencia.

— El selenio, aunque en pequeñas cantidades, es esencial para la función de las mitocondrias, las fábricas de energía de tus células. Sin suficiente selenio, tu capacidad para producir energía eficiente se reduce.

Resumiendo: para maximizar tu flexibilidad metabólica, asegúrate de que tu dieta esté cargada de micronutrientes. Incluir una amplia variedad de verduras, frutas, legumbres, frutos secos y proteínas de calidad te ayudará a mantener niveles óptimos.

Capítulo 11

¿Cómo como? De la restricción calórica al ayuno intermitente

Llegados a este punto del libro te preguntarás por distintos abordajes dietéticos que engloben todo lo que hemos hablado para cuidar tu flexibilidad metabólica. Seguro que te estás planteando si, dentro de comer saludable, es mejor comer más o menos veces al día, practicar ayuno intermitente o llevar una dieta baja en carbohidratos (*low-carb*) o incluso cetogénica. ¿Respuesta corta? Depende. En nutrición vivimos a base de «dependes». Pero es que aquí reside la magia. La nutrición es muy flexible, y lo que es bueno para una persona, no siempre lo es para otra. Por eso, cuanta más información tengas, más capacidad de decisión en función de lo que te gusta y te encaja.

Vamos a profundizar en este capítulo en tres puntos claves:

— La restricción calórica para mejorar la flexibilidad metabólica y la longevidad.

— El ayuno intermitente.

— La dieta cetogénica y las dietas bajas en carbohidratos.

Abordajes dietéticos para mejorar tu flexibilidad metabólica

La dieta desempeña un papel sustancial en la flexibilidad metabólica, hasta aquí no hay duda. Ahora puedes plantearte si, suponiendo que comes sano, ¿es mejor hacer ayuno intermitente? ¿O quitarse temporalmente los carbohidratos y hacer una dieta cetogénica o una *low-carb*? ¿O la dieta carnívora, la paleolítica o la del signo de zodiaco?

Para no enrollarme demasiado, ya que te habrás dado cuenta de que tiendo a extenderme mucho, porque considero que todo lo que te estoy contando es relevante para tu salud metabólica, voy a ser clara: olvídate de las dietas paleolíticas, carnívoras y similares. Si oyes esas palabras, huye de quien te esté ofreciendo la dieta. Normalmente serán dietas basadas en carne y más carne, mucho animal y poco vegetal. Te prohibirán los cereales, aunque sean integrales de calidad, incluso algunas te restringirán frutas. Como si en el paleolítico no tuvieran un buen aporte dietético procedente de frutas, frutos y vegetales. Esas dietas son cero interesantes para tu salud metabólica. De hecho, muy posiblemente te la empeoren.

Ahora, vamos con abordajes más sensatos en según qué condiciones. El primero, y que cuenta con mayor respaldo a la hora de mejorar tu flexibilidad metabólica, es la restricción calórica ligera. Después, te hablaré del ayuno intermitente y las dietas que «controlan/reducen» los hidratos de carbono, como la famosa dieta cetogénica. A ver qué evidencia tienen.

Restricción calórica, clave para tu flexibilidad metabólica y también para la longevidad

El primer aspecto importante en relación con la dieta y la flexibilidad metabólica es seguir un patrón dietético saludable y equilibrado. Yendo un paso más allá, la restricción calórica moderada, especialmente en personas con un exceso de grasa corporal, mejora la función de las mitocondrias, la sensibilidad a la insulina, la inflamación y todo lo relacionado con la flexibilidad metabólica. Así que podemos decir que es una de las mejores estrategias para mejorar tanto la flexibilidad metabólica como para la longevidad.

Ya lo dice el método japonés Hará Hachi Bu o «barriga al 80 % para vivir mejor». Viene a decir que comamos al 80 % de nuestra capacidad, como parece ser que hacen en la isla de Okinawa, conocida por la gran cantidad de centenarios que viven en ella como la isla de la longevidad. Y es que ya lo decía el filósofo chino Confucio: «come al 70 %». Nos da igual al 70 que al 80, lo importante es que la restricción calórica moderada tiene fundamento científico, y no solo filosófico.

Varios mecanismos biológicos diferentes explican este efecto, así como su asociación con la longevidad. La restricción calórica regula a la baja la expresión de genes involucrados en el estrés oxidativo, mejorando los daños relacionados con la oxidación, incluida la biogénesis mitocondrial, que asegura un metabolismo más eficaz y un mejor uso de los nutrientes.

Estos efectos son más pronunciados en animales como gusanos, donde se ha observado un aumento en la esperanza de vida de hasta un 50 % con la restricción calórica, y algo menor en ratones, con datos que muestran hasta un 10 %. En humanos, los efectos no son tan drásticos, por lo que no estamos ante el elixir de la eterna juventud, pero ayuda.

Restricción calórica moderada
Mejora de la flexibilidad metabólica
Reducción de los niveles de grasa corporal (cuando es necesario)
Mejora la sensibilidad a la insulina
Autofagia: limpieza de basura metabólica
Creación y rejuvenecimiento de tus mitocondrias
Positiva para la longevidad y el envejecimiento metabólico tardío
Mejora el control de la inflamación
Mejora de parámetros metabólicos: colesterol, glucosa, tensión, etcétera

Por el contrario, un **exceso calórico** habitual puede empeorar la flexibilidad metabólica, además de aumentar el riesgo de patologías metabólicas, que reducen la flexibilidad aún más.

Estudios de intervención que se han hecho en personas con obesidad que buscaban mejorar su composición corporal han hallado que la restricción calórica combinada con actividad física mejora la capacidad de oxidación de grasas en ayunas y durante el ejercicio físico, y la utilización de glucosa tras una ingesta de carbohidratos (Goodpaster, B. H. *et al.*, 2003; Solomon, T. P. *et al.*, 2013). O sea, que optimizamos la quema de grasa en reposo y en ejercicio. Justo lo que busca la flexibilidad metabólica.

Proyecto CALERIE: las claves de la restricción calórica en tu metabolismo y tu longevidad

Los estudios más reconocidos de restricción calórica en humanos forman parte del proyecto CALERIE, un ensayo clínico que investiga los efectos de una restricción calórica de en torno al 25 % de las calorías diarias en adultos sanos (Das, J. K. *et al.*, 2023).

Las primeras publicaciones de CALERIE hallaron que la restricción calórica durante dos años frenó el ritmo del envejecimiento biológico y evidenció una reducción del 2 al 3 % en la edad metabólica (fueron un poquito más jóvenes por dentro), lo que correspondió a un descenso del 10 al 15 % en el riesgo de mortalidad.

Investigaciones posteriores descubrieron efectos antiinflamatorios y mejoras en el sistema inmune al rejuvenecer órganos como el timo, responsable de la producción de linfocitos y glóbulos blancos. Además, se observaron beneficios musculares inesperados, contrarios a las expectativas por la restricción calórica, ya que las dietas para ganar músculo suelen ser hipercalóricas. Los análisis revelaron una buena calidad y salud muscular debido a adaptaciones en los genes encargados de dichos procesos. Estos hallazgos indican que la restricción calórica moderada (no desnutrición), junto con un adecuado aporte proteico, podría ayudar a preservar la función muscular durante el envejecimiento, o al menos no ser perjudicial para la masa muscular y la fuerza.

Durante los dos años de estudio, los participantes con dietas bajas en calorías mostraron mejoras en varios factores de riesgo cardiometabólico, como niveles reducidos de colesterol, presión arterial más baja y una mayor sensibilidad a la insulina, lo que favoreció la flexibilidad metabólica.

¿Cómo hacer esta restricción calórica? ¿Consiste en vivir a dieta?

Ni mucho menos. Y no tienes que hacerlo siempre, durante toda tu vida. Puedes hacerlo a tiempos, o a días sueltos, cuando te venga bien. O puede simplemente consistir en no llevar esa dieta hipercalórica que muchas veces nos acompaña sin saberlo, muy alta en harinas y productos procesados que aportan un montón en calorías en poco volumen (bollos, galletas, embutidos). Normalmente, comemos más de lo que necesitamos para la actividad física que hacemos. O también creemos que comemos menos, porque en volumen tomamos poca cantidad, pero lo que ingerimos tiene muchas calorías poco nutritivas. Por ejemplo, típica cena de queso curado, fuet, embutidos y fiambres varios, con pan. Pues igual te has tomado un platito pequeño, pero que tiene tantas calorías como una ensalada grande llena de hortalizas, proteína magra y un poco de queso. Así que no consiste en pasar hambre, sino en tomar consciencia.

Ayuno intermitente, ¿útil para mi flexibilidad metabólica o puro humo?

El ayuno intermitente es una técnica dietética que consiste en restringir el consumo de calorías que ingerimos durante períodos de tiempo determinados, mientras que durante el resto de las horas ingerimos alimentos.

En los últimos años ha pasado de ser objeto de burla, a serlo de investigación en la comunidad científica. El principal objetivo reconocido del ayuno intermitente es la pérdida de grasa corporal, y se ha consolidado como la mejor alternativa para ello. ¿Verdad o exaltación? Exaltación, pero con matices. Ya sabes, depende.

A muchas personas sí que les ayuda a perder grasa, pero se debe a que, al restringir tanto los períodos en los que comes, si lo acompañas de una restricción calórica adecuada, para algunas personas es más sencillo adherirse a la dieta. No hace magia más allá, o esas son las conclusiones de los estudios de mayor calidad al respecto. Además, el ayuno no es para todo el mundo, y la mayoría de las personas que lo hacen, guiados por el influencer o youtuber de turno, lo hace mal. Ahora bien, el ayuno sí que puede tener otros efectos para la salud metabólica interesantes, aunque de nuevo repito, no son milagrosos.

A mí lo que más me gusta del ayuno intermitente es que ha dejado a un lado la falsa idea de que es importante comer 5 veces al día, hasta el punto de que muchas personas se obligaban a someterse a ese plan, comiendo sin hambre y forzándose a cumplir ciertos horarios. Si te resulta más cómodo hacer 4 o 3 comidas, ya sea con o sin períodos de ayuno, estupendo.

Existen distintos tipos de ayuno intermitente adaptables a cada persona, entre los que podemos destacar los dos más comunes:

— **El método 16:8:** El ayuno intermitente por excelencia. Propone ingerir calorías durante un período del día (entre 7-8 horas) y restringir el resto del día a solo bebidas sin calorías como agua, café solo, infusiones o té sin azúcar. En el período de ingesta, normalmente se hacen o bien 2 comidas más copiosas, o bien 2 comidas y un tentempié entre horas.

— **Ayunar durante un período de tiempo mayor (como 24 horas):** Normalmente se refiere a hacer ayunos de un día completo cada x tiempo. Algunos incluso hacen ayunos de 2 días o más. Pero no te lo recomiendo, ni le encuentro la necesidad.

Tipos de ayuno

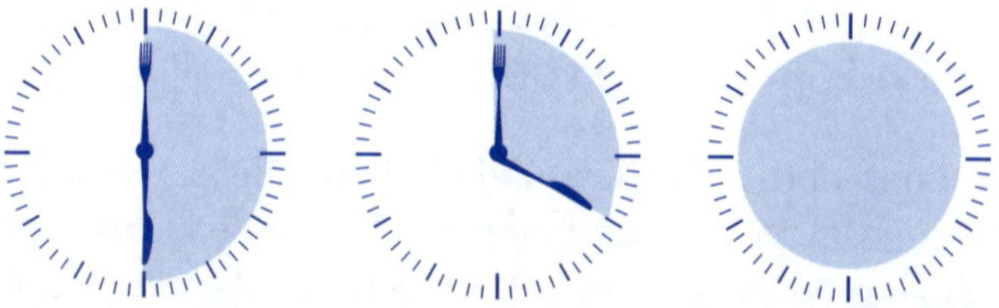

El método más recomendado y sostenible a largo plazo es el que se adapte mejor al ritmo de vida y de dieta de cada persona. Normalmente la decisión suele estar entre no hacerlo o hacer el 16:8 que, si lo piensas, consiste en extender un poco más la ventana de ayuno cuando te vas a dormir, no desayunar, o no cenar, según el día. ¿Cuántas personas llevan toda la vida haciendo ayuno sin saberlo? Si cenas a las nueve de la noche y no desayunas, fácil te da la una sin comer y ya has hecho esas 16 horas. Pero, vamos, que tampoco hay que medirlas con cronómetro.

De hecho, si has leído esto y no te llama, directamente puedes ahorrarte este apartado. No hay necesidad, ni va a marcar una gran diferencia en ti. Hay personas que por su ritmo de vida no pueden, porque no les encaja con su vida laboral y social. En cambio, otras prefieren hacer ayunos, porque sienten que controlan mejor el apetito y sus ingestas. Perfecto en ambos casos.

¿Y a mi flexibilidad metabólica qué le implica que yo haga ayuno intermitente?

Los mayores beneficios del ayuno en tu flexibilidad metabólica se deben a la restricción calórica que ya te he contado antes. Puede que el ayuno a ti te lo ponga más fácil o menos. ¿Qué se ha visto?

— **Personas con buena flexibilidad metabólica.** Suelen llevar mucho mejor el ayuno, porque su cuerpo se adapta más fácilmente a cambiar de combustible. Entonces, si no le das glucosa durante más horas, aguanta bien sin mucha hambre. Además, en ayuno te acercas mucho más a entrar en estado de cetosis, que de por sí, inhibe el apetito. Y también disminuye las hormonas del hambre.

— **Personas con peor flexibilidad metabólica.** Lo llevan peor, al menos al principio. Suelen tener más hambre e incluso sensación de que, si no reponen glucosa, se encuentran faltas de energía o con «bajones». Rinden menos físicamente y también remiten que les puede afectar a nivel mental. El cuerpo se adapta peor a usar otras fuentes de energía como la grasa, lo cual se refleja en que tardan mucho más tiempo en entrar en cetosis.*

*__Entrar en cetosis__ te permite usar las grasas como fuente de energía para órganos que normalmente no la usan, como el cerebro (que se alimenta de glucosa). En cetosis, la grasa se transforma en cuerpos cetónicos que sí pueden aportar energía al cerebro. Por ello, en condiciones de ayuno o falta de ingesta de hidratos, al cuerpo le interesa estar en cetosis. Las personas con buena flexibilidad metabólica pueden entrar en cetosis en cuestión de horas (16 horas de ayuno o menos), mientras que aquellas con peor flexibilidad metabólica pueden tardar entre 2 y 5 días.

Truco

Si llevas bien períodos de ayuno intermitente, es muy posible que sea una señal de buena flexibilidad metabólica.

¿Quieres ponerte a prueba? Es una prueba de andar por casa, pero puedes intentar hacer ayuno unos días, solo por la mera curiosidad de ver cómo responde tu cuerpo. Siempre está bien conocerse en situaciones diferentes. Situaciones que, si te acuerdas, llamamos hormesis o pequeñas inducciones de estrés, que le vienen bien al cuerpo de vez en cuando.

El ayuno también puede tener beneficios sutiles en lo que se llama **autofagia**, que ya te conté en capítulos anteriores que era un proceso que tenía como objetivo limpiar basura metabólica o dañina (que oxida, inflama). Si este proceso se altera, acumularemos más compuestos dañinos para la salud, el metabolismo empeora, y se envejece antes.

Pues el ayuno parece ayudar a la autofagia de las mitocondrias, que significa que se regeneran mejor o que «rejuvenecen», al eliminar la basura que las dañaba. Además, el ayuno puede ayudar a combatir la inflamación crónica, e incluso algunos estudios observan mejoras en la sensibilidad a la insulina, en la tolerancia a los hidratos, y en los niveles de colesterol total y LDL (Vasim, I. *et al.*, 2022).

No solo el ayuno contribuye a la autofagia, de hecho, la autofagia también sucederá sin ayuno. Simplemente con no picotear todo el día a todas horas, y dejar períodos de descanso al cuerpo, ya se fomenta una buena autofagia o reciclaje de basura metabólica. De hecho, la autofagia no tiene un número de horas mágicas a partir de las que se activa, sino que se hace de forma constante. Parece que basta con alargar un poco el ayuno nocturno para que se potencie. Pero el ayuno puede suponer un plus.

En conclusión, el ayuno intermitente tiene más estudios a favor de posibles beneficios metabólicos que en contra, pero siempre partiendo de la base de que no es para todo el mundo, ni va a ser el que marque la diferencia.

Si eres de esas personas a quienes el ayuno les llama la atención o quieres sumarte a probarlo, te dejo indicado qué alimentos no rompen el ayuno, ya que muchas personas no toman su cafecito solo por la mañana por miedo a cargarse el ayuno, pero, sorpresa: no lo rompe.

Alimentos que no rompen el ayuno
Agua: debemos cuidar siempre una adecuada hidratación.
Agua con gas, también es acalórica.
Infusiones y té sin azúcar añadido.
Café solo.
Kéfir de agua.
Caldo de verduras o de huesos, que aportan micronutrientes sin apenas calorías.

Además, te dejo por aquí tres preguntas muy habituales

¿Puedo mantener mi masa muscular durante el ayuno intermitente?

Sí, puedes mantener e incluso aumentar la masa muscular si planificas bien tu dieta y ejercicio. Durante el ayuno, si la dieta es equilibrada, el cuerpo primero usa glucógeno y grasas, y no necesariamente recurre a tocar las reservas musculares. Ahora bien, si buscas ganancia de masa muscular, no es la mejor estrategia que puedes elegir.

¿El ayuno ralentiza mi metabolismo?

No. La tasa metabólica basal no cambia, así que no vas a frenar el metabolismo.

¿Saltarme el desayuno o ayunar 16 horas puede provocar bajadas de azúcar?

No necesariamente. El cuerpo puede mantener niveles adecuados de glucosa en sangre gracias a los depósitos de glucógeno en el hígado y los músculos, que se liberan como glucosa cuando es necesario.

Precaución
No hagas ayuno si estás embarazada o en lactancia. Tampoco se lo recomiendes a niños ni adolescentes, ni a personas con mala relación con la comida o trastornos de la conducta alimentaria. Tampoco si tienes Diabetes tipo I sin supervisión.

Dieta cetogénica, ¿si elimino cereales y carbohidratos, aumento mi flexibilidad metabólica?

En los últimos años, los carbohidratos han sido objeto de atención como posibles desencadenantes de obesidad y patologías cardiometabólicas por asociaciones reduccionistas del tipo: «carbohidratos suben glucemia en sangre, carbohidratos malos» o «carbohidratos estimulan insulina, que es una hormona anabólica, carbohidratos engordan». Y como muchas veces los seres humanos tendemos a simplificarlo todo mucho, dijimos: carbohidratos culpables, carbohidratos fuera.

Ya hemos hablado en varias ocasiones sobre esto en el libro, así que directamente me centraré en las dietas cetogénicas y en las reducidas en carbohidratos, y te cuento si tienen fundamento sólido en la flexibilidad metabólica.

Las dietas cetogénicas son dietas muy reducidas en hidratos de carbono, normalmente no más de 50 gramos al día (el equivalente a lo justito de meter un poco de fruta, o lo poco que tengan las verduras). Son dietas bastante restrictivas, que suprimen cereales, legumbres y tubérculos, por lo que no son nutricionalmente adecuadas a largo plazo, pero sí se han usado en intervalos de tiempo cortos, como estrategia para perder grasa o mejorar aspectos metabólicos.

Al igual que la restricción calórica, la restricción moderada y temporal de carbohidratos puede mejorar la sensibilidad a la insulina en personas con problemas como obesidad, resistencia a la insulina y baja flexibilidad metabólica. Si no tienes estos problemas, no obtendrás beneficios al reducir los carbohidratos en exceso. De hecho, la mayoría de los estudios que observan un beneficio al reducir los carbohidratos indican que esto se debe a que las personas que consumen demasiados carbohidratos exceden las calorías diarias y, especialmente, ingieren muchos cereales o harinas refinadas y azúcares. Por lo tanto, en estos casos, es evidente que reducir estos elementos mejora su flexibilidad metabólica y su salud en general.

Cuando se analizan dietas cetogénicas en personas sanas, apenas se hallan beneficios, pero en aquellas con alteraciones metabólicas, sí acostumbran a verse mejorías metabólicas o de pérdida de grasa. Sucede lo mismo que con el ayuno intermitente, es una estrategia más, pero no hace magia.

Esto se debe a que reducir carbohidratos puede ser positivo en casos en los que tu entorno metabólico y hormonal esté alterado, ya que los tolerarás peor, y hay un 99 % de probabilidad de que tengas resistencia a la insulina. En esos casos, este abordaje puede tener sentido, pero no porque los hidratos sean el problema, sino porque tu metabolismo no está en condiciones óptimas.

Como estarás empezando a pensar, si bajas mucho los hidratos de carbono, y la proteína no debe reducirse, ¿qué nos queda? Rellenar la dieta con más grasa dietética. Las **dietas altas en grasas** pueden ser más o menos saludables, pero es cierto que es difícil plantear dietas cetogénicas que no sean bajas en vegetales y fibra a costa de aumentar los alimentos animales, carne y más grasa saturada. Por lo que, cuidado, porque a largo plazo pueden fomentar un mayor acúmulo de grasa o alteraciones metabólicas no deseadas (lo contrario a lo esperado). Siempre que quieras hacer un abordaje de este tipo, yo te recomiendo acudir a un dietista-nutricionista para que te asesore.

En resumen, hasta el momento no se ha logrado demostrar la superioridad clínica de las dietas muy bajas en carbohidratos, ya sea en términos de pérdida de grasa o de mejora de la flexibilidad metabólica.

Así que, de base, así porque sí, no te recomiendo una dieta cetogénica, ni superrestrictiva en hidratos de carbono. Otra cuestión es, que si tomas demasiados (pan, cereales, azúcar), los ajustes a tus necesidades para que no acaparen la mayor parte de tu dieta, lógico. Si tienes baja flexibilidad metabólica, puede ser una herramienta más a valorar en períodos cortos-medios de tiempo. Sin embargo, durante períodos largos pueden generar deficiencias de fibra, vitaminas y minerales, y otras consecuencias negativas en la salud.

La mayoría de los abordajes dietéticos que tienen beneficios para tu salud metabólica son fundamentalmente derivados de la moderada restricción calórica y la mejora de patrón de consumo de base. Por lo que, si aplicas la restricción calórica, puedes hacerlo con 5 comidas al día, con 3, con ayuno intermitente si te va mejor o, en caso de patologías metabólicas, como resistencia a la insulina, con reducción temporal de carbohidratos.

Por mi parte, lo siguiente que voy a hacer es ofrecerte herramientas nutricionales prácticas y resolverte las dudas que seguro que a estas alturas están pasando por tu cabeza, para que te pongas manos a la obra.

IDEAS CLAVE

— **Ayuno intermitente: una herramienta útil, pero no una fórmula mágica.** Puede mejorar la flexibilidad metabólica al ayudar a tu cuerpo a utilizar las grasas como energía, pero no es para todos ni garantiza resultados milagrosos.

— **El ayuno intermitente, por ejemplo, puede ser una buena herramienta para reducir la ingesta calórica sin tener que contar cada caloría**, pero también puede causar problemas si se usa de manera obsesiva o sin atención a las señales del cuerpo.

— **La dieta cetogénica puede ser levemente eficaz para quemar grasa y mejorar la salud metabólica**, pero no es la solución definitiva ni adecuada a largo plazo para todo el mundo. Algunos la manejan bien, mientras que para otros puede ser insostenible. Además, cuidado, porque es fácil caer en excesos de grasa o descuidar los micronutrientes, lo que puede llevar a problemas de salud a largo plazo si no se planifica adecuadamente.

— **Lo más importante es la adaptación:** ni el ayuno ni la cetogénica son abordajes universales. Funcionan para ciertas personas en determinados momentos, pero no son fórmulas rígidas ni de talla única.

— **La sostenibilidad es clave:** cualquier abordaje dietético que adoptes debe ser algo que puedas mantener a largo plazo, sin comprometer tu bienestar físico ni mental. **No busques la panacea en dietas extremas.**

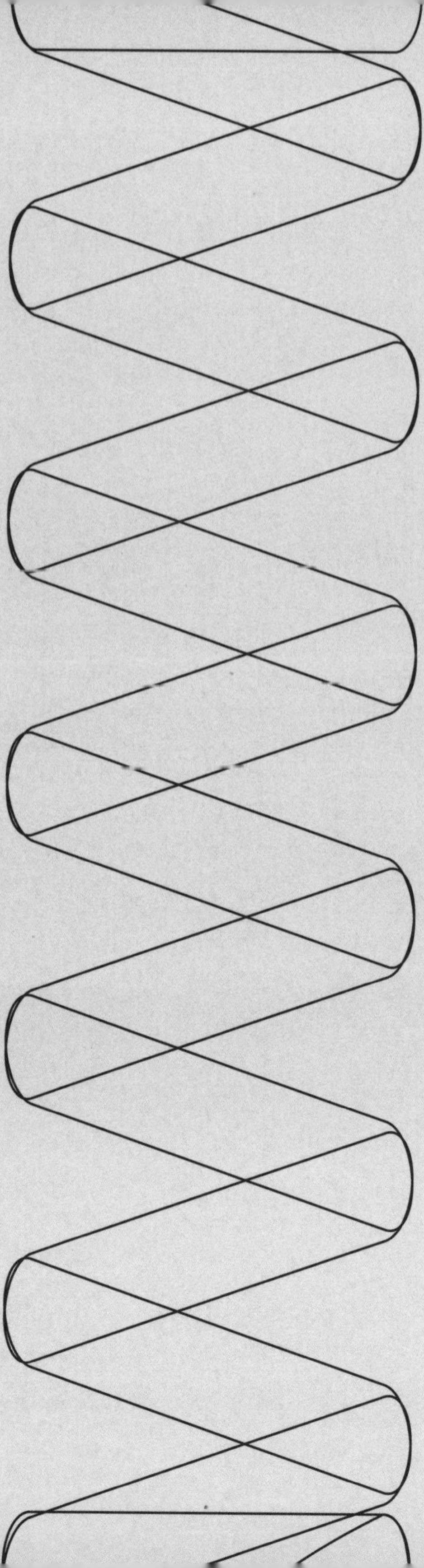

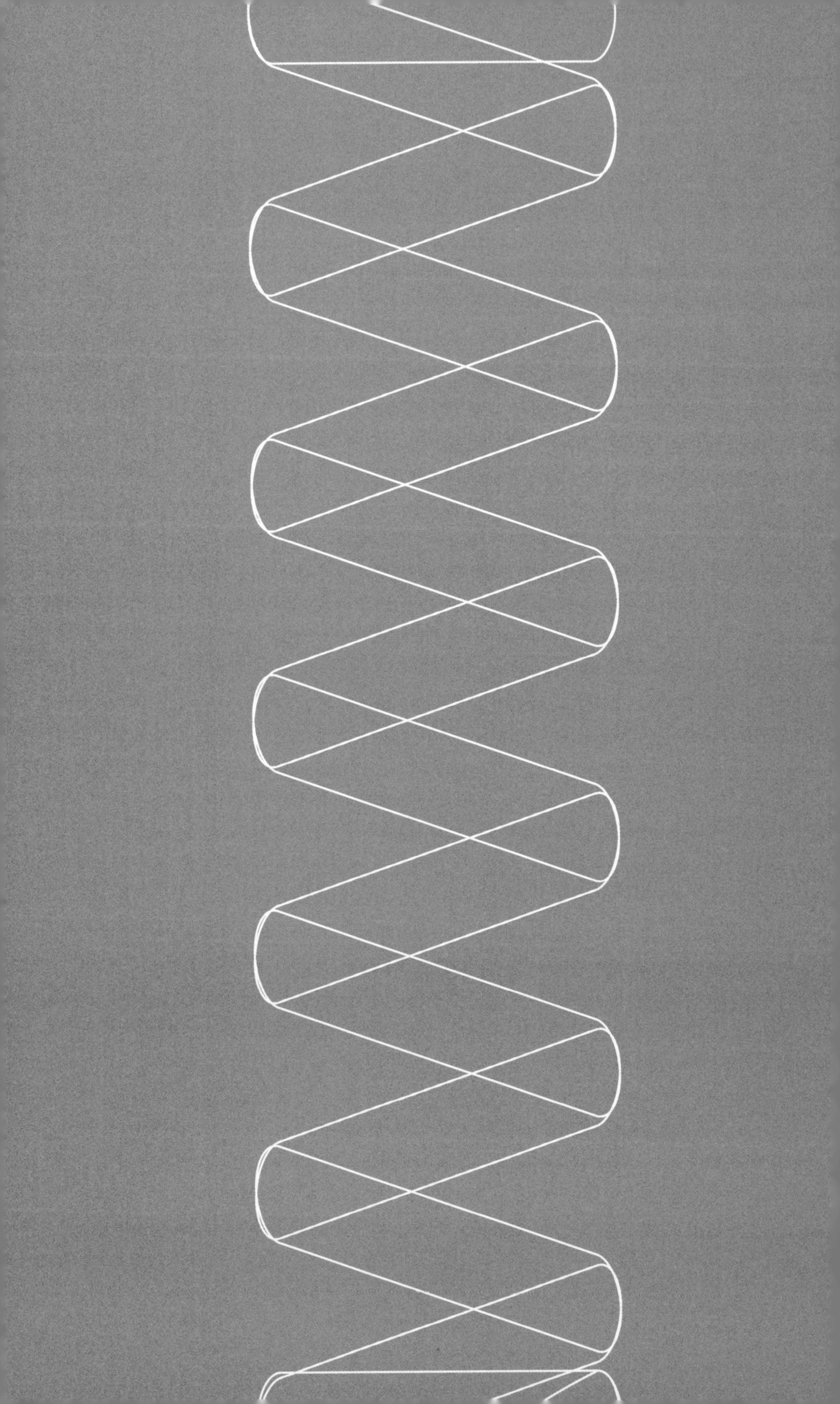

Capítulo 12

Estrategias nutricionales claves para mejorar tu flexibilidad metabólica

Como comemos alimentos, y no nutrientes, vamos a llevarnos a la mesa todo lo que hemos hablado. Te voy a dar 14 consejos prácticos sobre alimentación para cuidar tu flexibilidad metabólica, y después desglosaremos con más detalle algunos de ellos.

Listado de herramientas nutricionales para la flexibilidad metabólica

1. Lo primero y más importante, come todos los días verduras y hortalizas en cada comida y en cada cena. Deben ocupar al menos 1/3 del plato.

2. Incluye fruta fresca: 2-3 raciones al día. Las que quieras, a cualquier hora, de desayuno, de tentempié, de postre, da igual.

3. Come legumbres: 3-4 raciones semanales sería estupendo. Legumbres como plato principal, legumbres de bote como guarnición, legumbres para tus ensaladas en verano, como sea, pero no las olvides.

4. No te prohíbas los carbohidratos, inclúyelos en tu dieta y elígelos bien. Elije las legumbres como principal fuente de carbohidratos, junto a tubérculos como la patata y la batata, cereales 100 % integrales (no refinados). Procura que los hidratos no acaparen todas tus comidas (pan, pan y más pan), y altérnalos con otro tipo de alimentos.

5. Frutos secos y semillas, siempre en tu despensa. Crudos o tostados, y mejor sin sal. Son los grandes olvidados, así que intenta tenerlos visibles y acostumbrarte a incluirlos en tu día a día: un puñadito entre horas, en el yogur, en ensaladas, etcétera.

6. La grasa número 1 en tu cocina: el aceite de oliva virgen o virgen extra. Reduce el de girasol y, sobre todo, procesados altos en aceites refinados.

7. Pescado: la mejor fuente animal de proteínas. Inclúyelo más a menudo. 3-4 raciones por semana alternando entre pescado fresco y alguna ración más rápida, como pescado enlatado natural o en aceite de oliva, o también pescado congelado. Acuérdate de priorizar el pescado azul para tomar grasas omega-3.

8. Respecto al huevo, es un alimento opcional que puedes incluir de forma habitual. No te lo prohíbas, pero tampoco comas huevos todos los días.

9. Lácteos: consúmelos si te gustan, priorizando los fermentados, como el yogur o el kéfir sin azúcar ni aditivos añadidos. También la leche y el queso son buena opción. No tienes que comprarlos sin grasa, simplemente naturales.

10. Carne: cómela solo si quieres, prioriza carne fresca y mejor magra (más que la roja). Que no ocupe todos tus platos, ya que su consumo ni de lejos debe ser diario. Y, sobre todo, evita al máximo la carne procesada (embutidos, fiambres, hamburguesas).

11. Toma caprichos, pero que no formen parte de tu dieta habitual: un helado, una comida por ahí, unas cañas, etcétera. La cuestión está en que no consumas además a diario galletas «de dieta», refrescos light, cereales «superfitness» azucarados... Los caprichos, que sean de verdad caprichos.

12. Reduce la presencia en tu dieta de azúcar añadido, harinas refinadas, la mayoría de las grasas saturadas y grasas refinadas, sal y aditivos innecesarios.

13. Agua como bebida principal. Alcohol y refrescos, cuanto menos mejor.

14. Si te gusta el café, el té y el cacao puro, son grandes aliados. Inclúyelos en tu día a día.

Con el listado principal claro, en este capítulo también vamos a abordar los temas, mitos o dudas más comunes a la hora de comer bien y cuidar tu metabolismo, hablando de alimentos, y no de nutrientes. Seguro que ya tenías ganas de saber cuántos huevos comerte o si el café te hará bien o mal (y estarás rezando para que sea buenísimo). Pues, para ello, he seleccionado en este capítulo las cuestiones clave para que hagas de tu dieta la mejor amiga de tu flexibilidad metabólica.

Verduras, hortalizas y frutas, un clásico que no podemos saltarnos

«Que sí, Andrea, que ya sé que tengo que comer muchas verduras, hasta me sé que son 5 al día en total.» ¿Te lo sabes, verdad? Poco nuevo que enseñarte aquí, pero es que no lo cumplimos. Creemos que es imposible encajar casi 1 kg de verduras y frutas cada día, pero realmente no es tan difícil. Basta con:

- Acordarte en cada comida y cada cena de tu ración de verduras y hortalizas. A veces será una porción mayor y a veces una guarnición. Puede ser elaborada, puede ser de bote de conserva, puede ser congelada, cruda en ensalada, cocida, la que quieras, pero inclúyela. No implica siquiera más tiempo en la cocina, porque el día que llegas cansado o cansada a casa, basta con abrir un bote de espárragos o ponerte un puñado de canónigos con un tomate y listo.

- Come fruta, a cualquier hora, cualquier fruta, de postre, de tentempié, en la ensalada, 2-3 al día sería estupendo. Todas las frutas son igual de recomendables, no demonices al pobre plátano. Y, por favor, nunca caigas en la idea de que como la fruta contiene azúcar no es buena para tu flexibilidad metabólica o para tu insulina. Cada vez que alguien dice que hay que comer menos fruta para cuidar el metabolismo, muere una mitocondria en el mundo.

Los vegetales son garantía de salud para tu metabolismo, y, por tanto, para tu flexibilidad metabólica. Aportan la mayor parte de las vitaminas y minerales que tu salud metabólica requiere para funcionar, que las mitocondrias usan para obtener energía y que el músculo necesita para arrancar.

Además, los vegetales contienen miles de compuestos bioactivos antioxidantes que sabemos que en su conjunto hacen sinergias positivas con efectos antiinflamatorios, antioxidantes, para mejorar la sensibilidad a la insulina, para mejorar tu salud metabólica, etcétera. Así que no hay excusa. Muchos de esos antioxidantes son los pigmentos que les aportan color, por eso la recomendación es que, además, consumas vegetales de todos los colores y en todos los formatos que quieras.

Recuerda
las verduras congeladas tienen los mismos nutrientes que las frescas, así como las que vienen en conserva, que bastará con enjuagarlas bajo el grifo para convertirse en aliadas.

No hay que dar prioridad a unas frutas, ni a unas verduras por encima de otras, pero sí que te voy a destacar las que más evidencia científica tienen en relación con nuestro tema en cuestión, por su alto contenido en antioxidantes beneficiosos para nuestro metabolismo:

— **Frutos rojos, uvas tintas y ciruelas rojas:** por su altísimo aporte en flavonoides, como las antiocianinas. Un puñado de estos frutos, que puedes echar a ensaladas, yogures, kéfir, etc., son un cóctel de antioxidantes muy potente que se ha asociado positivamente a la salud metabólica y a una mayor longevidad, por promover la síntesis de unas moléculas llamadas sirtuinas, entre otros efectos. Las sirtuinas son reguladoras del metabolismo, la inflamación y el envejecimiento. Además, podemos consumir los frutos rojos congelados, que son más baratos y conservan bien sus flavonoides.

Nota para vinófilos
El vino tinto no sustituye a las uvas tintas, ya que su contenido de alcohol elimina todo efecto positivo de la uva.

— **Granada:** destacamos la granada por su aporte en urolitina A, un componente que estimula la biogénesis mitocondrial y la mitofagia (autofagia y regeneración de las mitocondrias). Y ya sabemos lo importante que son estas centrales eléctricas para nuestra flexibilidad metabólica.

— **Crucíferas como el brócoli y la coliflor, repollo, lombarda o coles de Bruselas:** las *winners* para el metabolimo, muy ricas en compuestos azufrados como los sulforafanos. Contribuyen a cuidar las células como potente antioxidante, y al mejor funcionamiento de las mitocondrias. Para no inactivar estos compuestos es interesante no hervirlas demasiado, solo saltear unos minutos o hacerlas al vapor dejándolas al dente. La mejor técnica parece ser el vapor y no más de 5 minutos a temperaturas suaves, que permitan activar el compuesto.

Importante

Los sulforafanos se encuentran en su forma inactiva en las plantas. Para su activación, necesitan una enzima llamada mirosinasa, que se almacena en compartimentos celulares separados de la planta. Por eso es tan importante masticar bien, cortar el alimento o calentarlo para liberar ambos compuestos, que puedan juntarse, y ¡pum!, encontronazo y se activa el sulforafano.

Truco: los brotes de brócoli contienen ya el sulforafano activo y en cantidades entre cincuenta y cien veces superiores. Son un buen aliado para añadir a ensaladas o platos frescos.

— **Ajo:** es un alimento milenario al que se han atribuido multitud de beneficios en la historia desde el antiguo Egipto hasta China o en la medicina griega, que no distan demasiado de la realidad. Su principal componente activo, la alicina, es un antioxidante que le da ese olor y picor, sobre todo al cortarlo y comerlo crudo; pero que también aporta beneficios a nivel metabólico y cardiovascular. Importante: la alicina se activa solo al cortar o machacar el ajo, y se potencia en crudo.

— **Verduras de hoja verde, sobre todo la rúcula o la *kale*.** La *kale* (o col rizada) es muy densa en nutrientes como magnesio, potasio, cobre, calcio y vitamina C, además de ser alta en antioxidantes llamados glucosinolatos, que le dan ese toque amargo, y que han sido estudiados como reguladores del metabolismo y de procesos anticancerígenos. Si no la has probado nunca, te invito a que la añadas o a tus ensaladas o al vapor con otras verduras.

— **Alcaparras, cebolla morada, eneldo, trigo sarraceno (que no es trigo), frutos rojos, manzanas y té verde.** ¿Qué tienen todos estos alimentos en común? La quercetina. ¿Y qué es la quercetina? Es un potente antioxidante del que te voy a hablar por sus beneficios al ingerirla en alimentos, no en suplementos. Cuenta con tanta evidencia que merece un apartado propio para ella. La quercetina es un flavonoide que ayuda a activar las sirtuinas (longevidad) y también la vía metabólica AMPK, que ayuda a la oxidación de grasas y la flexibilidad metabólica. Además, activa la molécula PGC1-α, que activa la biogénesis mitocondrial y protege a la mitocondria de la oxidación. No hay excusa.

Recuerda

La vía AMPK es como un interruptor de energía. Cuando tus células necesitan energía, AMPK se activa y ayuda a producirla y a que la uses de manera eficiente. Por ejemplo, cuando haces ejercicio o estás en ayunas, AMPK se activa para ayudarte a quemar grasa. Mantener AMPK funcionando bien mejora la flexibilidad metabólica.

Ya sabes que ningún antioxidante hace magia por sí solo, pero si consumes quercetina habitualmente, sumada a una dieta cargadita de antioxidantes (mucho color al plato) y ejercicio, en ese caso, sí, la quercetina tiene efectos potentes.

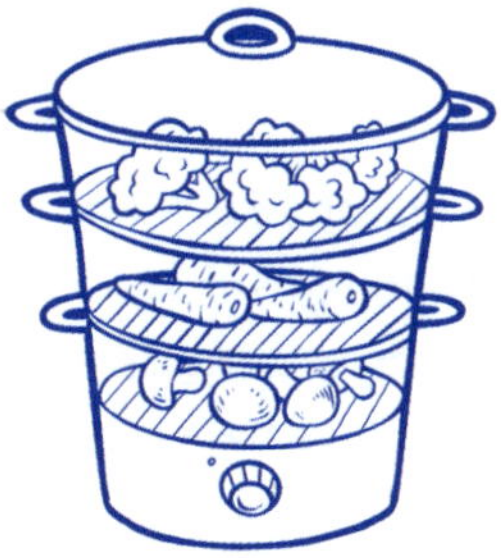

Truco para conservar antioxidantes: para conservar la mayor parte de nutrientes, mi técnica culinaria favorita es el vapor, porque minimiza la pérdida de nutrientes y antioxidantes por calor. También saltear o al microondas son técnicas recomendables para conservar nutrientes. En cambio, hervir en agua, sobre todo durante largos períodos de tiempo, es una de las técnicas que más nutrientes pierde, a no ser que vayas a provechar el líquido de cocción.

Setas, nunca hablamos de ellas, pero son aliadas de tu metabolismo y la longevidad

Las setas comestibles son una interesante fuente de nutrientes, pero apenas se habla de ellas. Acuérdate de incluirlas en tu cesta de la compra, porque también son grandes amigas de tu metabolismo y de tu longevidad. Contienen componentes como la ergotioneína, que contribuye a la síntesis de glutatión, el antioxidante por excelencia del organismo, además del mayor protector de tus mitocondrias. Por eso se está poniendo de moda como el «suplemento de la eterna juventud», pero tú quédate con que debes comer setas.

De hecho, algunos estudios apuntan a que el consumo habitual de setas ayuda a cuidar tu hígado, especialmente si tienes hígado graso; a regular la resistencia a la insulina y a controlar la inflamación. Todo un cóctel para nuestra flexibilidad metabólica.

Come champiñones, portobello (que es un tipo de champiñón), setas shiitake o cualquiera que te guste. En revueltos, en cremas, salteadas con verduras y arroz, a la plancha, al horno, toda una delicia.

Los grandes olvidados de la despensa: las legumbres y los frutos secos

Las legumbres, como las lentejas, los garbanzos y las alubias, son ricas en proteínas vegetales de alta calidad, fibra, vitaminas y minerales como el magnesio y el zinc, el calcio o el fósforo. Se recomienda su consumo varias veces a la semana, que puede ir de tres a cuatro veces, o todos los días si las usas como guarnición, en hummus, etcétera.

El problema es que ni las legumbres ni los frutos secos se consumen realmente de forma habitual, pese a que tendemos a creer que sí, ya que no faltan nunca en nuestras despensas. Pero, ¿los consumimos de verdad? ¿O quedan por meses escondidos al final del armario? Acuérdate de comer más legumbres, que además puedes incluir optando por los botes de conservas sin problema.

Con los frutos secos pasa lo mismo, en tan solo un puñadito aportan una megadosis de salud metabólica, siempre y cuando sean crudos o tostados, y mejor sin sal. Son un claro ejemplo de cómo no debemos fijarnos solo en las calorías, puesto que su consumo se reduce drásticamente en personas que quieren bajar de peso, y es un grave error. Consumir frutos secos en la ración adecuada (tus 30-40 g, según tu condición) se asocia a mejor control de peso, a beneficios infinitos y, además, aportan mucha saciedad. Ya te conté al principio del libro que no absorbemos todas sus calorías y, por la forma que tenemos de metabolizarlos, no engordan las calorías que tienen.

Por ejemplo, las nueces son una fuente muy alta de omega-3, y se asocian en la literatura a mejor salud cardiometabólica; las almendras son altas en magnesio y calcio, y se relacionan con mejores niveles de colesterol en sangre; los pistachos, los anacardos, las avellanas, las castañas, todos tienen su lugar. Come frutos secos.

Isoflavonas de la soja: mención especial a estos compuestos, porque han sido motivo de mala prensa, y he llegado a oír absurdeces como que los hombres no deben comer soja, o que la soja aumenta el riesgo de cáncer de mama. Las isoflavonas de soja actúan como fitoestrógenos, es decir, pueden mimetizar los efectos de los estrógenos en el cuerpo de forma positiva, contribuyendo a mejorar el perfil lipídico, la sensibilidad a la insulina o el estrés oxidativo.

Como el hiperestrogenismo o el exceso de estrógenos se asocia a mayor riesgo de cánceres hormonodependientes, como el de mama, se ha malinterpretado que las isoflavonas de soja también pueden tener ese efecto. Pero lo que sucede es justo lo contrario, ya que tienen capacidad de interactuar con los receptores de estrógenos de manera beneficiosa e impedir sus efectos cancerígenos. Si no díselo a una persona vegana que la soja es el epicentro... y está bien.

Puedes consumir soja y sus derivados con regularidad: bebida de soja sin azúcar, yogures de soja, tempeh, tofu, soja texturizada, etcétera.

Come como un pájaro: la importancia de las semillas

Son otro grupo de alimentos interesantes para quien le gusten, ya que no a todo el mundo le hacen gracia. En la actualidad, semillas como las de chía, lino o sésamo son fácilmente accesibles en cualquier supermercado a precios razonables, no como hace unos años, que eran productos caros de herbolario. Pero todavía hay quien me sigue diciendo en consulta que para él o ella son como comer alpiste. No son imprescindibles, pero sí recomendables para tu salud metabólica.

Además de fibra y nutrientes varios, cabe destacar que una cucharada sopera de semillas de chía aporta entre 2 y 3 gramos de omega-3 vegetal, mientras que una de lino, 3 o 4 gramos; y eso es mucha cantidad. Por su parte, las de sésamo negro destacan por ser altísimas en calcio.

Ahora bien, es importante comerlas bien para que no suceda esto que te cuento de forma clara y muy concisa: si las comes sin triturar, hidratar o masticar bien, tal cual entran, salen. Es un poco escatológico, pero sucede así. Por eso, aunque quedan monísimas las semillas espolvoreando el pan integral más caro del supermercado, en ese formato digamos que son muy poco biodisponibles.

La forma más útil de comerlas es triturándolas o moliéndolas con un mortero, o dejándolas hidratar en un líquido (agua, leche, yogur...)

durante unas horas. De ambas formas, te será más fácil absorberlas en tu intestino, ya sea porque están predigeridas (molidas), o porque las has ablandado y ayudas a que se mastiquen mejor y tus enzimas puedan atacarlas más fácilmente.

Yo suelo recomendar que las semillas de lino se muelan, y las de chía se remojen unas horas, por ejemplo, desde la noche anterior si las vas a desayunar, o las prepares por la mañana si las vas a merendar. Las de sésamo lo dejo a tu elección. Es importante que, si están en remojo, deben conservarse en el frigorífico, donde pueden aguantar 2-4 días perfectamente. Después las puedes añadir a purés, ensaladas, tostadas o tomar *pudding* de chía con frutas y frutos secos. Y las de sésamo, lo mejor que se me ocurre es utilizarlas para hacer hummus casero, ya que el tahini (ingrediente clave del hummus) no es más que pasta de sésamo.

Cómo optimizar el consumo de semillas

¿Qué semillas puedo tomar y qué nutrientes aportan?

Las más consumidas son las semillas de chía, lino, sésamo y cáñamo.

Son ricas en fibra dietética, proteína vegetal, grasas omega-3, minerales como calcio o magnesio, vitaminas del complejo B, y vitamina E.

¿Cómo hay que consumirlas?

Debemos procesarlas para aumentar su biodisponibilidad en lugar de consumirlas en crudo.

Molidas o trituradas
Con un molinillo o un mortero.

Pasta de semillas
Como el tahini (semillas de sésamo trituradas) para untar tostadas o hacer hummus casero.

En remojo
En agua, leche o bebida vegetal (*pudding*), en yogur, queso batido, etcétera.

Deben ponerse en remojo varias horas antes (mínimo 1 hora las de chía, 2-4 horas las de lino; 4-6 horas las de sésamo; las de cáñamo no requieren remojo) o desde el día anterior, conservadas en el frigorífico.

¿Cómo podemos introducirlas en la alimentación?

Añadir a yogures y batidos mezcladas con frutas troceadas o frutos secos.

Espolvorear en ensaladas y tostadas para un toque crujiente.

Incorporar en galletas y panes para enriquecer la masa.

Utilizar en *puddings* y batidos para crear una textura gelatinosa.

Mezclar con cereales o frutos secos para tentempiés saludables.

Agregar a salsas y aliños para dar sabor y un impulso nutricional.

Espolvorear sobre platos cocinados, como guisos o sopas.

Usar pasta de semillas (como tahini) como untables o en salsas.

Hablando de huevos...

Vaya la que hay liada con el huevo. Caminamos sobre la fina línea que separa la idea de que comer huevo te puede matar de un infarto de miocardio y que comer 7-8 huevos al día es la panacea (según algunos no profesionales). Cómo nos gustan los radicalismos en redes. Parece que si no te posicionas en un extremo, es como si no dijeras nada. Y no es así. El huevo es de los mejores ejemplos, así que vamos a ver cuánto huevo se puede comer.

El huevo, para empezar, es mucho más que colesterol y grasa saturada. De hecho, solo 1/3 aproximadamente de su grasa es saturada, y el resto son mono y poliinsaturadas. Nutricionalmente aporta proteína de óptima calidad, vitamina A y D, fósforo, yodo, vitaminas del grupo B y antioxidantes varios. Una matriz bien densa en nutrientes. Contiene además colina, un nutriente esencial para el cerebro y para el hígado (para tu metabolismo); y antioxidantes claves para la salud de tus ojos (luteína y zeaxantina) que previenen del riesgo de cataratas. Así que podemos decir que es un alimento interesante y además completo. Por favor, si eres de los que desecha 1 yema por cada dos huevos que come, te pido encarecidamente que dejes de hacerlo.

Entonces, Andrea, ¿puedo comer 2 huevos todos los días o me quedo con la recomendación obsoleta de máximo 2 huevos a la semana? No hay un número redondo para responder, porque va a depender de cada persona, su contexto, si hace deporte, del resto de su dieta, etcétera.

Si indagas en la evidencia reciente, se hallan resultados «contradictorios», desde que el huevo puede aumentar tus niveles de colesterol en sangre, hasta que incluso puede actuar como protector de tu salud metabólica si se consume en un contexto saludable. Los resultados difieren mucho en función de la cantidad de huevo ingerido, la salud de los participantes en cada estudio y el contexto. ¿Y bien?

Algunos estudios recientes que han hecho mucho ruido y que concluían que comer 2-3 huevos a diario (14-21 a la semana) era neutral, son bastante cuestionables/financiados. Por ejemplo, uno de los estudios comparaba consumir 2-3 huevos con desayunar salchichas con queso. Su conclusión fue que el huevo no generaba más daño metabólico que las salchichas (Njike, V. *et al.*, 2010). Otro estudio similar, comparaba comer huevos por la mañana con tomar gofres/bollería/cereales de desayuno; y, de nuevo concluía que no eran peores los huevos (Katz, D. L. *et al.*, 2015). Obviamente, si desayunas galletas o embutidos y lo cambias por huevo, mejorarás tu salud. Pero si tomas, por ejemplo, fruta con frutos secos y un lácteo fermentado, sustituirlo por huevos no mejorará tu salud.

Esto te lo cuento, no para que dejes de creer en la ciencia, ya que la mayoría de los estudios sí que son de calidad, sino para que veas cómo los medios seleccionan estudios, les dan una vuelta enrevesada y ponen el titular del día, desinformando más que informando.

Tranquilidad, eso no significa que comer huevo sea como comer beicon con salchichas. En absoluto. Estudios de alta calidad, en general, concluyen que el huevo puede consumirse de forma habitual o no (aunque yo no te recomendaría que fuera diariamente). Pero lo que más claro y contundente nos dicen los estudios, es que sustituir huevos por vegetales como legumbres o frutos secos, reduce hasta un 18-20% el riesgo de mortalidad por cualquier causa. Así que yo lo tengo claro. Comer huevo es una buena alternativa, pero si el ratio de legumbres y frutos secos es más alto, salimos ganando.

De todas formas, como ya hemos hablado en la parte 1 del libro, posiblemente sea el menor de tus problemas en el caso de que tengas colesterol, ya que la principal subida se debe al colesterol que genera tu cuerpo en respuesta a malos hábitos. Pero si te pasas con los huevos y te tomas 2- 3 todos los días, cuando no sueles ni hacer ejercicio, pues seguro que el colesterol te va a subir, y tu salud metabólica se puede ver afectada.

Si tienes mejor salud y flexibilidad metabólica, tu hígado es más capaz de regular su síntesis de colesterol en función de la cantidad de colesterol que comas. Por lo que, a más flexibilidad metabólica, muy posiblemente menos te afectará el colesterol de la dieta.

Reducir grasas saturadas de la dieta ha mostrado un mayor efecto en la reducción del colesterol en sangre que limitar el propio colesterol dietético (como comer huevo). Aun así, reducir el colesterol de la dieta, en caso de que necesites mejorar tu LDL, reduce en torno a 10 mg/dl tus niveles de LDL-colesterol. Parece poco, pero bastante para un cambio.

Conclusión: consumir huevos habitualmente es una opción siempre que te gusten. Si llevas una vida sana o tienes buena salud metabólica, puedes comer huevo en tu comida o cena quizá dos o cuatro veces por semana, por darte un ejemplo de consumo. Lo que no te recomiendo es hacer como algunos personajes públicos (no digo nombres) que afirman con orgullo tomar 6-8 huevos cada día.

Recomendación
Compra huevos con el código 0 o 1; y evita los huevos con el código 2 o 3. Los huevos 0-1, además de asegurar un poco más el bienestar animal, se ha demostrado que contienen una mayor cantidad de ácidos grasos saludables que los de las gallinas 2-3, que son gallinas que viven enjauladas en peores condiciones de estrés.

¿Desayuno o mejor no?

Desayuna si quieres y si no, no, pero desayuna saludable. No como hacemos la mayoría de los españoles. Si vas a desayunar el típico desayuno de café con azúcar o cacao azucarado + galletas/bollo + zumo, puedes ahorrártelo. Si vas a desayunar cualquier cosa saludable, me da igual pan integral con queso fresco o aceite de oliva, que yogur con cosas, que frutas, que garbanzos o lentejas, genial, desayuna y disfrútalo.

La controversia no debería estar en si desayunamos o no, ya que puede ser indiferente para tu salud. Sino en si lo haces por obligación o no, y si aprovechas esa comida para incluir alimentos de calidad o productos de desayuno no recomendables.

Mención especial a los resultados obtenidos en relación con los escolares que desayunan o no. Generalmente, el desayuno se ha considerado la comida más importante para los escolares, por su supuesta importancia en el aporte nutricional desde el inicio del día para un mejor rendimiento físico y mental. Pero, ciertamente, cada vez hay más controversia sobre si tiene los efectos que se le han atribuido a la salud durante décadas, en gran medida por la pésima calidad de los productos que suele contener.

El desayuno se sopesa como la comida del día de peor calidad nutricional y con mayor margen de mejora, especialmente en los más jóvenes, y ya hay estudios científicos que lo afirman, como el de Cuadrado Soto (2020).

El informe *Estado de situación sobre el desayuno en España 2018* de la Fundación Española del Corazón (Ruiz Moreno *et al.*, 2018), refleja que de los escolares que desayunan (8-17 años), un 70 % incluye habitualmente chocolates azucarados, un 57,50 % bollería y pastelería, un 30 % barritas y cereales de desayuno, un 25,50 % añade azúcar extra y un 42 % consume pan blanco en lugar de integral. En cambio, el consumo de fruta fresca fue de tan solo un 10 %.

Más claro, agua, ¿no? Desayuna nada más levantarte, a media mañana, o no lo hagas si no quieres. Eso sí, desayuna saludable, que es un momento del día que podemos aprovechar para meter un buen cóctel de nutrientes que aportan energía y salud.

Entonces, el pan blanco y los cereales de desayuno mal, ¿no?

No. El problema no es el pan como tal, que ya lo hemos hablado antes. Lo primero que debemos hacer es reducir las harinas si comemos muchas; y lo segundo, escoger su versión integral de grano entero, que tiene el doble o triple de nutrientes. Doble de fibra, pero lo integral no solo es fibra, también duplica magnesio, zinc, hierro, vitaminas del grupo B, antioxidantes, etcétera. Y sacia más, por lo que terminas comiendo menos cantidad.

Pero ¿de verdad sabes qué diferencia un cereal blanco de uno integral? Cuando pregunto, la respuesta suele ser: «Claro, la fibra». Nooo. Es mucho más que eso.

Un cereal integral es un cereal completo, del que aprovechamos todo el grano: el endospermo (la pura harina blanca), el germen y el salvado (las dos partes más interesantes nutricionalmente). En cambio, el cereal blanco solo tiene el endospermo: energía y almidón, y poco más.

Partes del cereal

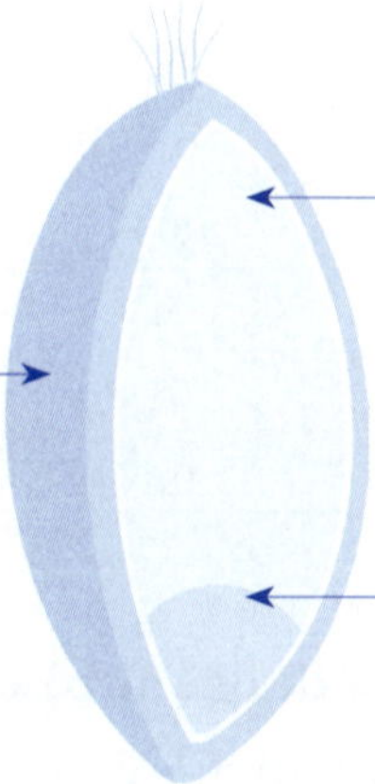

Nada que ver el aporte de nutrientes de 50 gramos de pan blanco de trigo, alimento más consumido en España, por cierto, a 50 g de pan 100 % integral de la misma harina. Te pongo una tabla para que lo veas:

Valor nutricional de la harina de trigo frente a la harina integral de trigo

Fuente: USDA Food Data Central (Base de Datos del Departamento de Agricultura de los Estados Unidos) y BEDCA (Tabla de Composición de Alimentos Española)

Aporte por 100 gramos de porción comestible	Harina blanca de trigo	Harina integral de trigo
Energía (kcal)	340	340
Fibra (g)	3,5	9
Proteína (g)	10	11,5
Zinc (mg)	0,6	2,9
Magnesio (mg)	20	120
Fósforo (mg)	120	330

Potasio (mg)	135	350
Calcio (mg)	16	37
Hierro (mg)	1,2	3,5
Vitamina E (mg)	0,3	1,5
Riboflavina (mg)	0,05	0,13
Ácido fólico (microgramos)	24	36
Tiamina (mg)	0,1	0,4
Niacina (mg)	0,6	5,5

¿Cómo me puedo asegurar de que mi cereal es integral?

Fácil. En la etiqueta, en concreto en la lista de ingredientes, debe indicar que es integral: «harina de X integral». Y esto aplica a todos los cereales: harina de trigo integral, harina de centeno integral, avena integral, etcétera. O sea, que un cereal más de moda en la actualidad, como podría ser el centeno o la espelta, no aportará esos nutrientes extras si no es además integral. Panes de trigo, centeno, cebada, avena, espelta, todos son iguales mientras no sean integrales. Esto aplica no solo al pan, sino a cualquier cereal, a la harina, la pasta, el arroz, etcétera.

Siempre hay que dejar un hueco especial para el café

El café es la bebida más consumida del mundo, y cabe añadir que mi favorita. El café reporta grandes beneficios para la salud, pese a que algunos profesionales, algo obsoletos a mi parecer, sigan insistiendo en sus perjuicios para el corazón y para la tensión. Vamos a ver qué hace el café por nuestra salud metabólica, cuántos y de qué tipo debemos tomarlos.

El café aporta beneficios debido a la multitud de antioxidantes que contiene, uno de ellos la cafeína, pero no el único. Contribuye a la prevención de la inflamación crónica, de fenómenos de oxidación y, por ende, de la obesidad, el síndrome metabólico y la diabetes tipo II. Inclúyelo en tu lista de imprescindibles (solo si te gusta), porque el café es amigo de la flexibilidad metabólica.

Hay un componente en nuestro organismo que se llama NRF-2 y que es CLAVE para que la mitocondria funcione de diez. Pero... necesita hormesis para activarse. Pues los componentes del café, y también los del té verde, ayudan a activarlo. Los polifenoles del café y el té inducen hormesis, es decir, son estresores biológicos de bajo grado, que fuerzan a las mitocondrias a reforzarse y mejorar.

¿Qué café tomar?

La mejor alternativa es el café de grano natural con tostado ligero. Es preferible alejarse de cafés que indiquen ser «mezcla» o «torrefacto», ya que merman su aporte nutricional, a menudo tienen azúcar, e incluso poseen una mayor cantidad de componentes no deseables, como la acrilamida.

Además, siempre que puedas, es mejor molerlo tú o, si lo compras molido (tampoco podemos hacerlo todo), escogerlo con tostado ligero.

¿Con cafeína o descafeinado?

Con cafeína, a no ser que te siente mal. Pero no, no tienes que quitarte el café con cafeína si tienes enfermedades cardiovasculares o la tensión alta. La cafeína es un activador, por lo que momentáneamente puede subirte un poco la tensión, pero a largo plazo es un protector frente a la hipertensión (igual que pasa con el deporte).

¿Y de cápsula?

Nos valen, pero las cápsulas de café suelen presentar un contenido más bajo en cafeína, antioxidantes en general y ácido clorogénico (uno de sus antioxidantes más reconocidos).

Y ya poniéndonos exquisitos del todo: ¿café arábica o robusta?

Depende lo que busques, ambos son buena opción. El arábica es el más común y más barato. Tiene algo menos de cafeína que el robusta, pero más antioxidantes. Tú eliges.

Si lo que buscas en un café es que te active y mejore tu concentración o estado de alerta, el café arábica es el tuyo.

Ahora que ya sé cuál tomar, ¿cuánto tomo?

Yo establecería el máximo en 3 cafés al día (aunque se pueden tomar hasta 4 para no superar la ingesta máxima establecida de cafeína). Entre 1 y 3 cafés, según tus preferencias, es adecuado.

Otro factor es cuándo tomarlo. Esto depende de lo rápido que metabolices tú en concreto la cafeína. La cafeína tarda unos 30-35 minutos en estar en el pico máximo en la sangre, esto es, en el punto de más efecto, el que te hace rendir mejor. Sin embargo, después, para metabolizarla, necesitamos unas enzimas determinadas, y la más útil para ello es la llamada CYP1A2 (metaboliza el 95% de la cafeína). Hay personas que, con esta enzima, metabolizan muy rápido la cafeína, otras que lo hacen de forma media y otras de forma más lenta. Así que podemos dividir a la población en metabolizadores lentos, medios o rápidos de la cafeína.

Esto depende de una mutación genética, en concreto en el gen CYP1A2 (que se llama igual que su enzima). Estaría muy guay hacerte la prueba genética en saliva o sangre y saber qué eres tú, pero tampoco es necesario. De hecho, puedes intuirlo haciendo esta prueba:

— Si cuando tomas café pasadas la seis de la tarde, te cuesta más dormir ese día, sin duda lo **metabolizas lento**. Deberías tomar tu último café a eso de las 16-17 h.

— Si eres como yo, y te tomas un café incluso antes de irte a dormir, y duermes como un tronco, **metabolizas rápido** el café. Puedes tomarlo a cualquier hora.

Si una persona que lo metaboliza lento se toma un café a las seis de la tarde, a las once de la noche seguirá teniendo la mitad de la cafeína en la sangre, lo que le puede dar problemas para dormir. En cambio, una persona que metaboliza rápido la cafeína, si se toma el café a las cuatro de la tarde, a la hora de la cena prácticamente no tiene ya cafeína en sangre.

El quinto elemento de tu despensa, el aceite de oliva

El aceite de oliva, sin duda, debería ser el rey de nuestros aliños y de nuestra cocina. Y es que ya hemos hablado de la calidad de sus grasas, pero, más allá de eso, contiene una altísima cantidad de antioxidantes como el oleocantal o el hidroxitirosol, que le aportan beneficios extras y, además, lo hacen más estable en la cocción, combatiendo la oxidación de la grasa.

Algunos se atreven a hablar del aceite de oliva como un «casi fármaco» por sus posibles efectos beneficiosos a todos los niveles. Un estudio destacado en este contexto es el estudio PREDIMED (Prevención con Dieta Mediterránea), que seleccionó a 7.447 voluntarios de entre 55 y 80 años con riesgo metabólico. Este estudio comparó los efectos de seguir una dieta mediterránea estándar con los de seguir una dieta mediterránea suplementada con aceite de oliva virgen extra. La sorpresa fue que, a pesar de que ambos grupos seguían un patrón dietético saludable, quienes consumían aceite de oliva a diario tenían un 30 % menos de riesgo de desarrollar enfermedades cardiovasculares (Estruch, R. *et al.*, 2018). Este hallazgo fue especialmente significativo, ya que el consumo diario de aceite de oliva suponía una adición calórica sin que esto se tradujera en un aumento de peso ni otros perjuicios para la salud.

Otro estudio centrado en el tema que nos atañe evaluó los efectos metabólicos de ingerir durante tan solo 100 días 30 ml de aceite de oliva virgen extra (una cantidad habitual en nuestro día a día: 3 cucharadas soperas en total). Concluyó que, sin cambios en el peso, se mejoró la hemoglobina glicosilada (resistencia a la insulina) y el colesterol LDL (Correia, M. *et al.*, 2023). Pues imagínate si se consume a diario durante toda la vida; es una píldora para la flexibilidad metabólica y la longevidad.

¿Y para cocinar?

La mayoría de los estudios son unánimes en que la mejor grasa para cocinar es el aceite de oliva virgen, porque es el más estable y el que menos se oxida, además de por su aporte en antioxidantes. El aceite de coco también sale bien parado por su gran rigidez y estabilidad (debido a su alto aporte en grasas saturadas, que recuerda que eran las más duras), sobre todo cuando es virgen, pero es menos recomendable (y menos sostenible, por cierto).

Un destacado estudio que hizo el CSIC en España en 2023 analizó 32 aceites para evaluar los más nutritivos y saludables, y que además aguantaran el calor sin oxidarse. El puesto número 1 fue para el aceite de oliva virgen, seguido del aceite de oliva refinado o de orujo, además del aceite de semillas de lino. En 6.º puesto quedó el aceite de girasol alto oleico, por su aporte más similar al de oliva, al haberse enriquecido en ácido oleico, como su nombre indica. En cambio, el aceite de girasol quedó ubicado en la mitad menos recomendable (García-González, A. *et al.*, 2023).

Clasificación de aceites

1.er puesto: aceite de oliva virgen/virgen extra (por igual)
2.º puesto: aceite de semillas de lino
3.er y 4.º puestos: aceite de oliva refinado y de orujo
5.º puesto: aceite de onagra

6.º puesto: aceite de girasol alto oleico	
7.º puesto: aceite de semillas de sésamo	
21.er puesto: aceite de girasol	
26.º puesto: aceite de palma	
29.º y 30.º puestos: mantecas de cerdo	
31.er puesto: margarina	

En cambio, los aceites vegetales refinados como el de girasol, al someterse a calor, generan mayor cantidad de lo que llamamos AGEs (productos finales de glicación avanzada), que son compuestos citotóxicos que generan especies reactivas de oxígeno (factores oxidantes y proinflamatorios). Estos componentes también aparecen cuando tomamos barbacoas y parrillas o muchas frituras, además de estar presentes en el tabaco. Así que intentemos cocinar (plancha, parrilla, fritura...) con aceite de oliva virgen, y si no es posible siempre por el precio, pues comemos menos frituras en lugar de hacerlas con peores aceites.

Vivan las especias, ¡a darle sabor al plato!

Todas las especias son buenas opciones para dar color, sabor, olor, antioxidantes y salud a tus platos. Sin embargo, yo me centraré en las que tienen más efectos en la salud metabólica. Es importante mencionar que la mayoría de los estudios que encuentran beneficios en las especias, así como en antioxidantes concretos, no se llevan a cabo observando el consumo de la especia en sí (por ejemplo, la cúrcuma), sino con el extracto del antioxidante en cuestión (curcumina) como suplemento en dosis mucho mayores y controladas.

Por ello, atribuir a una especia un beneficio metabólico directo no es del todo correcto. Sin embargo, podemos decir que consumir habitualmente especias que hayan mostrado dichos beneficios, alternándolas en diferentes días, puede crear sinergias que alcancen esos beneficios. Así, no es necesario optar por suplementos de antioxidantes concretos, sino tener una buena despensa llena de especias y aplicar la creatividad con ellas en tus preparaciones culinarias.

Dicho esto, voy a destacarte 5 especias:

— **Canela:** el toque dulce perfecto para yogures, kéfir o postres. Destaca sobre todo por su posible mejora en la sensibilidad a la insulina, en concreto por un compuesto llamado cinamaldehído. Con cantidades diarias de 1 a 1,5 gramos ya aporta dicho beneficio, por lo que es una dosis fácilmente alcanzable si acostumbras a añadir canela a tus fermentados, por ejemplo.

Dentro de los distintos tipos de canela del supermercado, debes fijarte en que sea canela Ceylán, y no, por ejemplo, canela cassia, que, aunque también sea buena opción, tiene menos antioxidantes y evidencia científica. Además, la Ceylán tiene menos cantidad de un compuesto que se llama coumarina que es oxidante a alta concentración.

— **Jengibre:** es una raíz que posee efectos antiinflamatorios, antioxidantes y a nivel metabólico, pero que no es del gusto de todos. O te encanta o te puede fastidiar un plato si te lo añaden sin avisar. Si te gusta, estás de suerte, porque contiene multitud de componentes asociados a la prevención del síndrome metabólico, y también ayuda a combatir los perjuicios digestivos de tanta pastilla antiinflamatoria, o si has pasado por la *Helycobacter pylori*. Sobre todo, se ha hallado evidencia en la mejora de la resistencia a la insulina y para bajar el colesterol LDL.

El jengibre contiene más de 14 moléculas positivas para tu salud metabólica, entre las que destacan dos, llamadas gingerol y gingerona. Estos componentes le dan el toque picante, por lo que cuanto más pique tu jengibre, mejor para ti. Un gramo de jengibre en seco aporta muchos más flavonoides antioxidantes y antiinflamatorios que otras especias o condimentos, como el ajo o la cebolla.

¿Cómo lo tomamos?

— Rallado en casa para añadirlo a ensaladas, tostadas, cremas de verduras, etcétera.

— Puedes usar un trozo entero pelado para triturar también en cremas y batidos.

— En infusiones: mejora mucho el sabor con limón y un toque de miel.

— Directamente en polvo y se lo añades a todo lo que se te ocurra.

— No es necesario tomarlo como suplemento.

— **Cúrcuma y pimienta negra:** la cúrcuma es una especia que proviene de la India, el oro indio, esencial en el curry y lo que le da el color amarillo anaranjado. Su principal acción es antiiflamatoria, al actuar sobre la molécula NF-KB, clave en la inflamación crónica. De hecho, el principio activo de la cúrcuma (curcumina) se ha extraído en suplementos y comparado con antiinflamatorios de uso común, como el ibuprofeno, con resultados muy alentadores. Un famoso estudio de 2014 comparó tomar un suplemento de curcumina con tomar ibuprofeno para el dolor de rodilla en personas con osteoartritis, y se halló que tenían el mismo efecto, pero ganaba la curcumina, porque genera menos problemas gastrointestinales (Kuptniratsaikul, V. *et al.*, 2014). Estudios posteriores la han comparado con el diclofenaco para el tratamiento de la artritis reumatoide, y con el omeprazol, y, ojo, que también salía mejor parada en ambos estudios (Yongwatana, K. *et al.*, 2022.

Como de forma aislada es poco biodisponible, para potenciar su absorción se combina con la piperina (principio activo de la pimienta negra). Gracias a la pimienta, incrementamos su absorción de solo un 10-15 a un 70-85 %, una pasada. Además, con un poco de calor, se potencia más todavía, por lo que es ideal para guisos y platos calientes.

La pimienta negra también es una interesante especia con potencial antioxidante que va a culminar la combinación perfecta para tus platos. Incluso tiene efectos similares que la cúrcuma en cuanto al metabolismo y la sensibilidad a la insulina, pero menos investigados. En casa, lo más fácil es que añadas ambos de forma conjunta a tus preparaciones, que además queda buenísimo. De hecho, la cúrcuma es mucho más que curcumina, así que te recomiendo que la consumas en especia y no necesariamente como suplemento.

Además, la cúrcuma es un colorante alimentario reconocido por la Unión Europea como el aditivo E-100, que puede que te encuentres en alguna sopa, queso aromatizado o tentempié.

— **Cayena:** la pimienta cayena tiene un componente que se llama capsaicina, que le da ese toque picante y que es muy probable que te suene porque lleva años vendiéndose en las farmacias como «quemagrasas». No es para ese supuesto efecto para el que vengo a hablarte de ella, pero sí es cierto que ese toque picante inhibe el apetito. Además, tiene un ligero efecto termogénico, que en algunos estudios muestra que las personas que la consumen tienen un gasto calórico un poco superior (pero solo alcanzable con suplementos a dosis altas, que no te recomiendo consumir especialmente). Su consumo habitual sí puede asociarse con mejoras en la sensibilidad a la insulina y en el perfil del colesterol y grasas en sangre. Además, en contra de lo que podemos pensar, por el ardor que produce tomarla, tiene efectos antiinflamatorios al inhibir moléculas proinflamatorias como la prostaglandina 2 (derivada de los omega-6).

Por ejemplo, en un estudio de intervención en 44 mujeres embarazadas con diabetes gestacional se suplementó su dieta con chile y se halló que tenían menos hiperglucemias y mejor sensibilidad a la insulina respecto al grupo placebo que no tomó nada (Yuan L. J. *et al.*, 2016). Quizá te gusta el picante o quizá no, pero, si te gusta, esto que te llevas. Aunque ahora no te pongas hasta arriba de picante, que puede no sentarte del todo bien.

Revisa tu despensa de especias, que seguro que es momento de reponer más de una. Piensa que el efecto de cada una de ellas es moderado, pero poco a poco vamos llenando el saco, así que recuérdalas en cada comida. ¿Cuáles son tus especias favoritas?

Consiente a tu microbiota con los fermentados

Yogur y kéfir, pero también chucrut (col fermentada), tempeh (soja o garbanzo fermentado), kimchi (col fermentada en la cocina coreana) o kombucha (té fermentado) son alimentos fermentados. Cuenta con ellos en tu dieta. Son nutricionalmente interesantes y, además, aportan microorganismos vivos que pueden alcanzar tu microbiota intestinal, colonizarla o simplemente pasar de largo, pero ya con eso interaccionan con tus microbios y ejercen su influencia.

Si cuidas tu microbiota, esta te cuidará a ti. Una microbiota saludable genera más ácidos grasos de cadena corta a partir de la fibra dietética que consumas (al fermentarla). Estos ácidos grasos de cadena corta, como el butirato, el propionato o el acetato, pasan a nivel sistémico y tienen efectos positivos para tu metabolismo a múltiples niveles, ayudando de nuevo a tu flexibilidad metabólica.

En concreto, el butirato es un ácido graso excelente que genera tu microbiota del colon para ti, sobre todo si comes buena cantidad de fibra (verduras, frutas, legumbres). El butirato es importantísimo para tus mitocondrias, las sirtuinas (longevidad), procesos antioxidantes, etcétera. Es alimento para tu flexibilidad metabólica.

El consumo de 2 yogures al día durante 2 meses mostró efectos positivos en 72 participantes con hígado graso, mejorando las enzimas hepáticas y el colesterol total en cifras de entre un 4 y un 6 % de reducción (Nabavi, S. *et al.*, 2014). Otro estudio que comparó el consumo de 180 g de kéfir al día con el de leche no fermentada halló mejoría significativa en la resistencia a la insulina, en las citocinas proinflamatorias (TNF-α e IFN-γ) y en la presión arterial en quienes tomaron el kéfir (Bellikci-Koyu, E. *et al.*, 2019).

Recuerda que la microbiota saludable es un primer paso para un metabolismo saludable, y viceversa.

Cerramos con el postre, el cacao

Qué mejor forma de cerrar las recomendaciones prácticas para tu flexibilidad metabólica que con el cacao puro. El cacao es alto en flavonoides como procianidinas, catequinas y antocianinas, de carácter antioxidante y antiinflamatorio. También aporta mucho magnesio, cobre, un poco de hierro y una mezcla de grasas monoinsaturadas y saturadas (que no deben preocuparnos ya que no todas son iguales, recuerda).

Estudios sugieren que el consumo de cacao está asociado con una mejor sensibilidad a la insulina y diversos procesos metabólicos. También apuntan a efectos positivos en la tensión arterial y la salud cardiovascular. Un estudio en 30 participantes sanos que tomaron 20 g de cacao al día durante 30 días demostró una mejora de la función vascular y tensión arterial (Pereira, T. *et al.* 2019). Otro estudio encontró que aquellos que consumían ≥ 5 porciones/semana de chocolate negro mostraron un riesgo un 21 % más bajo de tener resistencia a la insulina o Diabetes tipo II (Liu, B. *et al.*, 2024). ¿Qué más necesitas para tomar tu oncita diaria?

Y aunque no es el tema central, no está de más decir que pese a que todavía se encuentran en etapas preliminares, las investigaciones que relacionan cacao y cognición muestran mejoras dependientes de la dosis en la cognición general, la atención, la velocidad de procesamiento y la memoria de trabajo. Y, ya que estamos, ¿sirve de verdad para el estado de ánimo? Pues un poco sí. Puede modular hormonas como la serotonina, que influye en tu sensación de bienestar. Pues no era mentira eso de que sirve para el mal de amores o como sustituto del sexo.

Sin embargo, estos beneficios son muy moderados cuando se trata de consumir cacao en comparación con la suplementación de sus compuestos bioactivos. Aun así, siempre es bueno tener una excusa para disfrutar del cacao, ya que sabemos que es beneficioso para tu metabolismo. Yo ya no necesito más para convencerme.

Es común confundir «chocolate» con «cacao». El cacao es el grano como tal, que está formado por polvo de cacao y manteca de cacao. El chocolate es una mezcla del cacao puro, grasa de cacao, azúcar, aditivos, etcétera, y puede ser de muchos tipos: desde chocolate con un 85 o 90 % de cacao; hasta chocolates con un 35 % de cacao y un 65 % de azúcar, o chocolate blanco, que directamente, aunque por legislación también se llame chocolate, es cuestionable. El chocolate blanco solo lleva la manteca del cacao (su grasa) y azúcar, sin cacao como tal, ¿cómo te quedas?

¿Cómo y cuánto como?

Yo te recomiendo que consumas cacao puro en polvo añadido a tu vaso de leche, bebida vegetal o yogur, por ejemplo. Si te gusta tomarlo en tableta te propongo que sea con más del 85 % de cacao. Si no te gusta demasiado, intenta ir subiendo poco a poco el porcentaje de pureza. Y si sigue sin gustarte nada, pues no tienes que forzarte a tomarte el cacao puro, porque no es un medicamento obligado. Y si te gusta, tampoco es cuestión de tomarte una tableta al día, con 1-2 onzas te basta.

Los estudios muestran que porciones de 20-30 g/día (1-2 onzas) son suficientes para obtener sus beneficios a largo plazo. Ojo, que su ingesta sigue una curva en J, es decir, que si tomas mucho más, los efectos pueden ser inversos.

Sorpresa final: el cacao no produce acné. El acné se produce por un exceso de azúcares y grasas en la dieta, no por el cacao puro. De nada.

Y aquí cerramos los trucos prácticos para que tu alimentación se eleve a la máxima potencia y sea la mejor amiga de tu flexibilidad metabólica. ¿Quieres más? A continuación, te hablaré de los suplementos más interesantes para tu flexibilidad metabólica.

IDEAS CLAVE

— **Las verduras y frutas son ricas en fibra y nutrientes que favorecen un metabolismo activo:** no deben faltar en tu plato cada día, varias veces.

— **Las legumbres, como lentejas, garbanzos o alubias, son una fuente de carbohidratos complejos y proteínas vegetales:** su alto contenido en fibra favorece una digestión más lenta y estable, lo que evita picos de glucosa y mantiene altos los niveles de saciedad por más tiempo.

— **Los alimentos fermentados, como el kéfir, el yogur natural o el chucrut, son aliados para tu salud intestinal y metabólica:** favorecen una microbiota equilibrada, lo que puede mejorar la digestión y la absorción de nutrientes, lo que ayuda a optimizar el metabolismo.

— **Las especias no solo dan sabor, también ayudan a tu salud metabólica:** cúrcuma, canela, jengibre, etcétera, son potentes antiinflamatorios que pueden mejorar la sensibilidad a la insulina y facilitar el uso eficiente de la energía.

— **Añadir grasas saludables a tu dieta, como el aceite de oliva virgen extra, los frutos secos o el aguacate, es clave.**

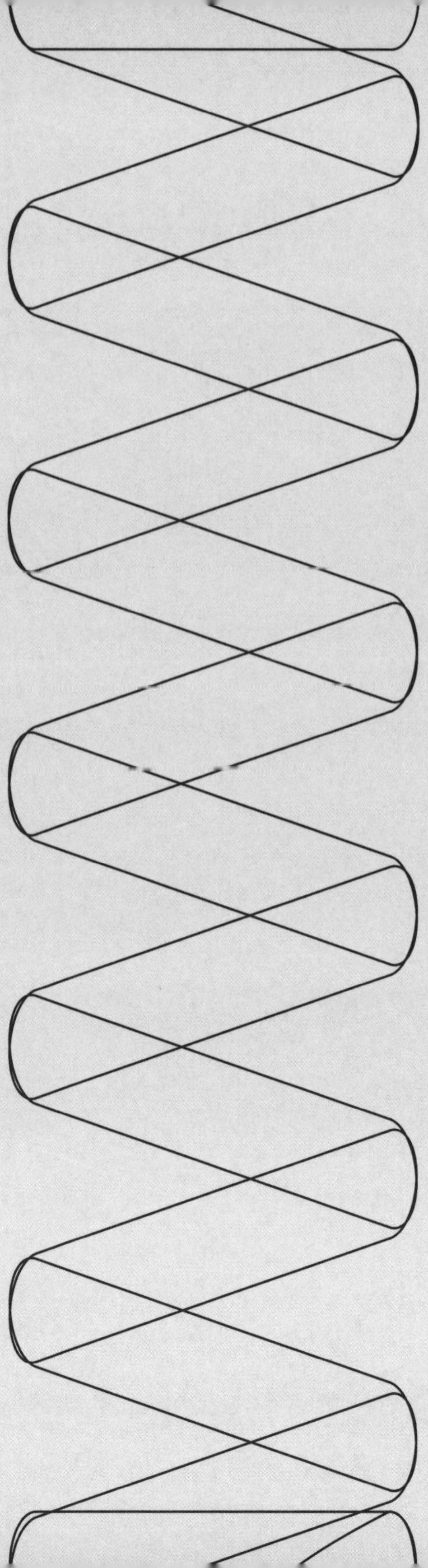

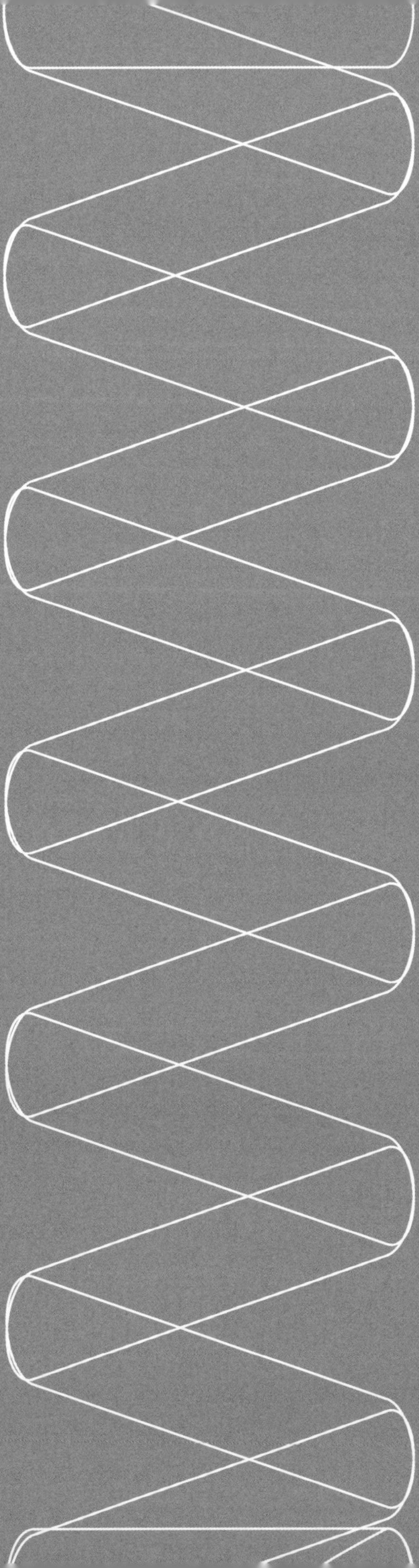

Capítulo 13

Suplementación para ir a por el 200 %

En este capítulo hablaré de suplementos para tu flexibilidad metabólica. Esto no significa que recomiende siempre la suplementación, (porque no lo hago), ni estoy diciendo que todo suplemento sea útil y bueno para todo el mundo. Solo voy a intentar seleccionar, dentro de un mundo en el que encontramos nuevos suplementos que te curan hasta el alma en cada esquina, cuáles pueden valer de verdad la pena en determinadas circunstancias. Y también te hablaré de otros que tienen una eficacia más limitada, pero que se venden como si fueran ATP para tu metabolismo, vamos, como si fuesen la panacea. Por eso es importante darte la información.

Nota: siempre es fundamental informarse con un profesional sanitario sobre posibles contraindicaciones o efectos negativos de los suplementos, ya que cada persona es única.

No intentes sustituir la naturaleza con cápsulas. Igual que un fármaco no debería ser jamás la única solución, sino un complemento al cambio de estilo de vida. El objetivo del suplemento no es: «Si no tomo el sol, tomo vitamina D. Si no tomo fibra para mi microbiota, me compro un probiótico». Son complementos, no sustitutivos de lo que te aporta la naturaleza, los alimentos y el movimiento.

Suplementos de vitaminas, minerales y antioxidantes ¿cuáles merecen de verdad la pena?

De entrada, te recomiendo evitar todos los multivitamínicos. De nada sirve tomar por tomar un cóctel de vitaminas y minerales de los que no necesitas el 80 %. Mi sugerencia es que tomes solo los que necesites por deficiencia o por recomendación profesional de algún suplemento que puede ser interesante para ti.

Con este punto de partida, los más útiles a nivel general son los suplementos de vitamina D, magnesio y omega-3. Otros suplementos, como folatos o hierro, solo los recomendaría en caso de deficiencia diagnosticada por analítica, y el zinc o el selenio también en situaciones de carencia o contexto concretos.

Vitamina D: el suplemento de moda, y con razón

Ya te lo he dicho en el capítulo sobre vitaminas y minerales, pero te recuerdo que siempre debes elegir vitamina D3 (no D2), de la que tienes ya la opción vegana.

— Si tus niveles son bajos (< 30 ng/ml) o muy bajos (< 20 ng/ml) es posible que tu médico de cabecera comience con una megadosis farmacológica de unas 15.000 UI durante unos meses (no se puede comprar sin receta médica).

— Si buscas mejorar niveles o mantener, se recomiendan dosis diarias de 1.000-2.000 UI/día entre los meses de octubre-abril/mayo.

Recuerda que, si tus niveles no mejoran, posiblemente se deba a deficiencia de magnesio, o a situaciones como inflamación crónica y obesidad, que dificultan que suba a ritmos más rápidos. Ya ves, la suplementación no soluciona todo.

Suplementos de magnesio, el mineral que transforma tu salud metabólica

Recuerda que la deficiencia de magnesio puede ser la causa de que no mejores tus niveles de vitamina D o que tengas falta de energía, ya que es un nutriente clave e imprescindible para el ATP y las mitocondrias. Por eso lo utilizan mucho los deportistas, aparte de para aliviar calambres musculares, aunque la evidencia en este último aspecto es limitada.

Actualmente, la deficiencia de magnesio se suele evaluar mediante niveles sanguíneos, pero estos no son del todo fiables, ya que no estiman con total certeza la cantidad de magnesio a nivel intracelular (dentro de las células, que es lo que realmente nos interesa). Si el magnesio en sangre está bajo, no hay más que hablar. Pero si está en niveles normales, no se puede asegurar que tengas bien los niveles celulares.

La mejor prueba para conocer tus niveles de magnesio es medir la cantidad de magnesio en los glóbulos rojos o eritrocitos.

En caso de que decidas suplementarte, es importante conocer las distintas opciones, ya que muchos de los suplementos baratos que se venden en supermercados suelen contener magnesio poco disponible o aprovechable por el organismo, es decir, no son eficaces.

El suplemento más común es el carbonato de magnesio, que es el más barato y el más vendido en supermercados. Sin embargo, este magnesio se absorbe muy poco y, de hecho, se ha constatado que puede tener un efecto laxante si se consume a diario (signo de que no se absorbe). El óxido de magnesio también es barato y habitual en tiendas de supermercado, pero su biodisponibilidad es extremadamente baja, porque es insoluble en agua, por lo que desaprovechamos la mayoría.

El cloruro de magnesio tiene una mejor disponibilidad y es un poco más caro. Sin embargo, puede causar problemas gastrointestinales en algunas personas, lo que limita su recomendación.

Los mejores suplementos son el bisglicinato, el malato y el citrato de magnesio, que, aunque son más caros, realmente valen la pena. Los tres tienen menor contenido en magnesio que otros suplementos más baratos, lo que puede generar confusión en quienes valoran comprarlos, pero esto se debe a su alta biodisponibilidad, que permite obtener una mayor cantidad de magnesio final.

Los suplementos de magnesio son interesantes tanto por sí solos como combinados con vitamina D (se pueden comprar juntos o separados):

— **Magnesio:** preferiblemente en forma de bisglicinato de magnesio, malato de magnesio o citrato de magnesio, por su mayor biodisponibilidad. Si buscas mejoría del sueño y ayuda ante situaciones de estrés, el bisglicinato es el tuyo. Por otro lado, el que más se ha relacionado con la mejoría mitocondrial es el malato de magnesio, junto al bisglicinato.

— **Vitamina D3 + magnesio.**

— **Vitamina D3 + magnesio + vitamina K2**, sobre todo cuando te centras en mejoría de huesos y articulaciones, o en mejorar niveles de calcio (recuerda que la vitamina K2 ayuda a que el calcio se fije en el hueso y no en las arterias).

Suplementos de zinc, chute de energía e inmunidad

Solamente lo recomiendo en caso de deficiencia diagnosticada de zinc. Si partes de buenos niveles de este mineral, más no será mejor. Ahora bien, en personas con resistencia a la insulina sí que insisto en valorar e incrementar los niveles de zinc, habitualmente mediante la dieta y a veces con suplementos.

La resistencia a la insulina, como ya te mencioné en el apartado del zinc, reduce los niveles de este mineral, así como la situación de inflamación crónica. Esto también puede ocurrir, aunque en menor medida, con el selenio. La solución a largo plazo es mejorar el problema metabólico subyacente, pero temporalmente puede ser necesario un empujón.

Suplementos de ácidos grasos omega-3, corazón saludable, mejor metabolismo

Este es otro suplemento interesante que cuenta con gran respaldo científico, aunque, de nuevo, no es necesario para todo el mundo y debes informarte bien previamente. Este suplemento lo recomiendo cuando hay una alteración metabólica, pero no necesariamente en personas sanas porque aunque sí aporta efectos positivos, no tiene tantos beneficios probados.

Es importante que conozcas que su principal promesa es mejorar tu salud cardiometabólica, sobre todo los triglicéridos en sangre, la sensibilidad a la insulina y, en menor medida, el colesterol. Pero es que la dosis para alcanzar estos beneficios de forma significativa es de en torno a 2-3 gramos, cantidad que muchos suplementos no alcanzan ni en un 30-40 % (suelen tener 300 mg, como mucho).

Por lo tanto, si decides suplementarte, te sugiero que al menos sea de 1 gramo por cápsula (o 500 mg, y te tomas dos), y que consultes a un profesional experto para que te indique la mejor pauta. No obstante, si tomas dosis menores, no significa que sea inútil, ya que contribuirás a mejorar tus niveles de omega-3 en sangre de forma más sutil a largo plazo. Si eres una persona sana, sin alteraciones metabólicas, con una dieta equilibrada será suficiente, teniendo en cuenta también tu consumo de omega-6 para mantener un buen equilibrio.

La mayor parte de suplementos de omega-3 son marinos y proceden de aceite de pescado, pero tenemos alternativas veganas procedentes de algas marinas.

En caso de tomarlo, te recomiendo elegir un suplemento combinado de los dos ácidos grasos más funcionales: EPA + DHA.

Además, es importante que tenga el sello IFOS (International Fish Oil Standards) que certifica que el suplemento de omega-3 está libre de toxinas, no está oxidado y contiene las dosis correctas de EPA y DHA.

Y mejor todavía si indica que el omega 3 se encuentra en forma de triglicéridos reesterificados (rTG) o fosfolípidos (mejor absorción que los ésteres etílicos). Esto puedes buscarlo en sus indicaciones nutricionales y siempre está indicado. Para conocer si tienes niveles inferiores a los recomendados de grasas omega-3, la mejor prueba es el **índice de omega-3 eritrocitario** (la cantidad contenida dentro de los glóbulos rojos en relación con otros ácidos grasos).

Melatonina, mucho más que un suplemento para dormir mejor

La melatonina es mundialmente conocida como la hormona del sueño, y no es para menos. Pero la melatonina es mucho más que eso. Es una hormona muy antigua ya sintetizada por formas de vida muy primitivas, como los protozoos, además de estar presente en todos los vertebrados.

La melatonina ayuda a cuidar la salud de tus mitocondrias, ya sabes: más grandes y eficaces, con más capacidad de regeneración, menos estrés oxidativo, en resumen, más flexibilidad metabólica. Esto es porque entra dentro de las mitocondrias e interacciona con ellas, maravilloso. Si duermes poco, generas menos melatonina, y esto podría asociarse a alteraciones en el metabolismo, que aumentan el riesgo de ganar peso.

También es un potente antiinflamatorio y antioxidante; para ser exactos, es de las hormonas más antioxidantes que tenemos en el organismo. Y no solo lo es por sí misma, sino que también potencia la síntesis de otros antioxidantes. Por ello, los estudios la asocian a menos enfermedades degenerativas, como problemas cognitivos asociados a la edad, incluso en el alzhéimer. Como ves, regula muchos más mecanismos que el ciclo de vigilia-sueño.

Actualmente se está investigando su potencial en el rendimiento deportivo, pero, aunque hay estudios interesantes, no son concluyentes por el momento.

¿Dónde se obtiene?

La sintetizamos nosotros, en concreto, nuestra glándula pineal (en el cerebro) en respuesta a la oscuridad. A medida que se acerca la noche, si vivimos acorde a nuestros ritmos biológicos o ciclos circadianos, empieza a aumentar su síntesis entre las 8 y las 10 de la noche, y alcanza su máximo sobre las 2 o las 3 de la madrugada, momento a partir del cual desciende hasta que amanece. Pero, sorpresa, nuevos estudios han hallado que también puede sintetizarse dentro de las mitocondrias de la mayoría de tus células. La melatonina que genera la mitocondria no sale a circulación, por lo que no induce al sueño. Se queda ahí haciendo funciones como la regeneración de la mitocondria, reparando daños o combatiendo su estrés oxidativo.

Con la edad, a partir de los 45-50 años, desciende su síntesis levemente. Pero esto se acusa más en respuesta a malos hábitos, situaciones inflamatorias, peor salud metabólica, etcétera. También debido al uso abusivo de pantallas por la noche, que generan cronodisrupción (no permiten que el cuerpo se regule con ciclos de luz y oscuridad, porque lo expones a luces potentes hasta altas horas de la noche).

¿Cómo podemos potenciar la síntesis de melatonina?

— **Limitando la luz artificial** por la noche: menos pantallas. Si es inevitable, las gafas y cristales bloqueadores de la luz azul pueden ayudar.

— También podemos **ingerir alimentos que contienen melatonina**, aunque en cantidades muy pequeñas: cerezas, pistachos o avena, por ejemplo. El pistacho es el alimento con más melatonina, ya que en solo un puñado de 30 g aporta entre 5 y 6 miligramos, cantidad que no dista de la de algunos suplementos. También la leche, ¿quizá por eso tenemos la costumbre del vasito de leche calentita antes de dormir? El calor y la asociación de tomar leche y dormir también influyen (más que la propia melatonina).

— Es más eficaz **consumir su precursor: el aminoácido triptófano**. El triptófano se transforma en serotonina (hormona del bienestar), y, en condiciones de oscuridad, esta se transforma en melatonina. Así que, al ingerir alimentos ricos en este nutriente promovemos la síntesis de melatonina. En realidad, si tomas una dieta con suficiente proteína estás tomando suficiente triptófano, pero podemos destacar algunas fuentes como: huevos, pollo y pavo, soja y derivados, nueces, queso, y semillas de girasol y de calabaza.

Triptófano → Serotonina → Melatonina

La deficiencia de magnesio reduce la producción de melatonina. Por eso es importante tener buenos niveles de magnesio, para que la melatonina sea eficaz. Muchos suplementos combinan melatonina y magnesio por esta razón.

Por último, tenemos la opción del suplemento. Suplementarse con melatonina es cien por cien seguro para todo el mundo, no tiene efectos secundarios y tampoco genera resistencia. Es decir, que si tomas melatonina y empiezas a conciliar mejor el sueño, pero luego decides dejar de tomarla, no vas a volver a tener insomnio. No funciona como un fármaco y no induce al sueño el primer día que la tomas, necesitas un margen de adaptación.

La mejor alternativa en mi opinión es la melatonina de liberación sostenida o acción prolongada, para que dure más tiempo su efecto durante la noche y descanses mejor, sea o no tu objetivo principal. Se recomienda tomarla 30-60 minutos antes de irte a la cama empezando con 1 mg/día y aumentando hasta 4-5 mg hasta obtener el efecto deseado, o incluso hasta 10 mg/día, una dosis que también es segura. Existen dosis mucho más altas de 20-25 mg que son igual de seguras, pero no necesarias para todo el mundo.

Un estudio en 26 participantes que tomaron 25 mg de melatonina durante 3 meses halló beneficios en varias funciones mitocondriales además de en la reducción del estrés oxidativo (Jiménez-Delgado, A. *et al.*, 2021). Otro estudio en 84 mujeres con ovario poliquístico demostró que 20 mg de melatonina durante 2 meses redujo niveles de marcadores inflamatorios y aumentó la capacidad antioxidante de las mitocondrias (Mousavi, R. *et al.*, 2022). Un último estudio en pacientes con hígado graso también observó mejoría de este órgano, director de orquesta del metabolismo, y en el metabolismo de las grasas (Celinski, K. *et al.*, 2014). Y así podríamos continuar con cientos de estudios que crecen cada mes en las bases de datos científicas. La melatonina es de los pocos suplementos con evidencia tan robusta, seguida de la creatina, siguiente compuesto que vamos a analizar.

Creatina, más allá que para ganar músculo

La creatina es un compuesto natural formado por tres aminoácidos: metionina, arginina y glicina. Diariamente sintetizamos una pequeña cantidad de creatina que está en torno a 1 gramo; y el resto lo obtenemos de la dieta, o de la suplementación.

El principal objetivo de los consumidores de creatina es la mejora de la masa muscular, pero tiene muchos más posibles beneficios para tu flexibilidad metabólica y longevidad. Se está llegando a hablar de la creatina como un alargavidas, pese a que muchos siguen siendo reacios reconocer estos hallazgos porque la consideran un suplemento para los musculitos del gym. Sin embargo, yo creo que pronto se usará ampliamente en clínicas y hospitales.

¿Por qué la creatina es tan valiosa para el metabolismo?

La creatina se almacena en los músculos en forma de fosfocreatina (creatina + fosfatos) y se utiliza para producir ATP. Cuando queremos energía rápida, la fosfocreatina dona su fosfato al ATP (adenosin-trifosfato). ¡O sea, que se necesita para producir energía eficiente! Ya hemos hablado al principio del libro de la vía de los fosfágenos, la vía energética que era la más rápida y corta. Es la principal fuente de energía en situaciones de alta intensidad y corta duración, como ejercicios de fuerza (dura de 20 a 30 segundos nada más, pero nos permite dar ese último empujón a la serie de ejercicios). Por ello, puede mejorar el rendimiento deportivo, porque ayuda a la fuerza y la potencia, por ejemplo, en levantamientos de pesas o un esprint.

Además de todo eso, hay estudios pioneros que la relacionan con mayor biogénesis mitocondrial o generación de más mitocondrias y, por si fuera poco, ayuda a regular la insulina, la inflamación, mejora la salud del hígado y también de las coronarias. En definitiva, le sirve a tu flexibilidad metabólica. Y, cada vez se hallan más beneficios a nivel cognitivo, por lo que puede ser especialmente interesante en situaciones de insomnio y estrés. Esto es porque la creatina no solo es útil para el músculo, ya que una pequeña parte se almacena en el cerebro y es importante para el funcionamiento de tus neuronas. Se ha puesto el foco en la creatina como suplemento para la mejora de la memoria en personas mayores, e incluso en la prevención de enfermedades neurodegenerativas, como el alzhéimer, no te digo más. Actualmente ha emergido como una herramienta clave en el envejecimiento saludable, con expectativas de que se amplíe su uso más allá que en población deportista.

La síntesis propia de creatina se reduce con los años, y sobre todo con la pérdida de masa muscular. Este es el motivo por el que cada vez se evalúa más su utilidad como suplemento en tercera edad y menopausia, sin que el motivo central sea la actividad física, aunque yo solo la suelo recomendar a personas activas. Además, es un suplemento del que no cabe duda su seguridad e inocuidad.

Fuentes alimentarias y suplemento de creatina

La creatina de la dieta procede fundamentalmente de carne y pescado. Razón por la cual, aunque es útil para todo el mundo, lo es más en personas vegetarianas que hagan deporte.

Como suplemento, la mejor forma de tomarla es como monohidrato de creatina, con el sello «Creapure», que asegura más garantías de pureza y seguridad.

¿Cuánta y cómo?

Depende de tus características y de tu peso. Normalmente se toman en torno a 5-7 g al día, da igual el momento (por la mañana, después de entrenar, cuando mejor te venga). Si quieres afinar más o buscas mejorar el rendimiento, es preferible que tomes la cantidad indicada en la posología en función de tus kilogramos de peso.

La ingesta de creatina incluso en adultos mayores (más de 65 años) mejora la fuerza muscular y potencia la ganancia de músculo (si haces fuerza, claro). Pero es más, es que también mejora la memoria (Prokopidis, K. *et al.,* 2023). Recuerda que el órgano que más energía gasta acorde a su tamaño es el cerebro (20 % del total diario), por lo que darle creatina, es ofrecerle energía, especialmente útil en el envejecimiento.

Mito

La creatina es perjudicial para el riñón. La creatina que se libera al producir energía se expulsa como creatinina en la orina. A más músculo y mayor consumo de creatina, más creatinina en la orina, lo que originó el mito del daño renal. Sin embargo, decenas de estudios posteriores han desmentido esta idea y han demostrado que la suplementación con creatina a largo plazo es segura.

Suplementos antioxidantes, ¿valen la pena si llevas una alimentación saludable?

No te recomiendo suplementos antioxidantes en general. Así de claro y simple. Hay una gran variedad de suplementos antioxidantes que extraen los principios activos de los alimentos y los incluyen en dosis altas: alicina del ajo, curcumina de la cúrcuma, licopeno del tomate, etcétera. Si investigas bien, todos tienen estudios científicos que respaldan su uso para algo relacionado con el metabolismo y, al mismo tiempo, todos tienen estudios que concluyen que no hay efectos claros.

A mis pacientes nunca les recomiendo suplementos antioxidantes, excepto uno que tiene más evidencia y que, a mi parecer, puede ser el más interesante para casos concretos: la curcumina, el principio activo de la cúrcuma.

Ya hemos hablado de la **curcumina** en el apartado de especias, pero te recuerdo que sus principales efectos son a nivel antiinflamatorio. Un suplemento medio de curcumina suele contener unos 300-600 mg, dependiendo de si va sola o acompañada de otros como omega-3, jengibre, vitamina D, etcétera. Para consumir esa cantidad de curcumina mediante la especia cúrcuma, deberíamos ingerir 7-10 gramos diarios.

Prefiero la ingesta de curcumina en altas cantidades como especia (no necesariamente 10 gramos), combinada con otras como jengibre, frutos rojos, canela, etcétera. Sin embargo, en algunos casos, ese extra en suplemento, combinado con otros como el omega-3, puede ser interesante. Además, siempre verás que se acompaña de piperina (pimienta negra) porque, como ya te he explicado, potencia mucho su aprovechamiento.

Ten cuidado con el exceso de antioxidantes, que puede ser contraproducente. Abusar de antioxidantes puede inhibir algunas rutas metabólicas necesarias para tu flexibilidad metabólica y el buen funcionamiento de tu organismo. Incluso el exceso de algunos antioxidantes como la vitamina C puede convertirse en prooxidante (lo contrario). Tomar suplementos de vitamina E sin control o altas dosis de betacarotenos (antioxidante provitamina A vegetal) puede incrementar la probabilidad de algunos cánceres, especialmente en fumadores.

Epigalactocatequinas (EGCG) y té verde, no sirven para perder peso, pero son aliados de tu salud metabólica

El té verde o *Camellia sinensis* (su nombre técnico) ha sido muy estudiado en la comunidad científica. Es una bebida ancestral que se sitúa como la más consumida en el mundo, detrás del agua y el café.

Las EGCG son el principal tipo de catequina presente en el té verde y han sido ampliamente investigadas por sus posibles beneficios para la salud metabólica. Como siempre, se han exagerado algunos de sus efectos, como la pérdida de peso, cuando es modesto y prácticamente nulo. Tomar mucho té verde no adelgaza y tomar cápsulas de EGCG no hace que quemes más grasa. Lo siento, pero es la noticia que venía a traerte.

Es más, no voy a recomendártelo como suplemento, sino como alimento, ya que así te aporta más compuestos interesantes que las EGCG: si te gusta el té verde consúmelo en tu rutina. Si no te gusta (como es mi caso), no pasa nada (no intentes incluirlo con azúcar, para eso no lo tomes). Puedes obviar este apartado o puedes intentar incorporarlo en otras formas como el té matcha (polvo de té verde), en batidos y *smoothies*, o también puedes tomar el famoso *matcha latte* con leche o bebida vegetal sin azúcar. Con un toque de canela Ceylán es una delicia.

A nivel metabólico, el té verde contribuye a reducir la hormona grelina (conocida como la hormona del hambre) y aumenta hormonas que mejoran la sensibilidad a la insulina, como la adiponectina, así como la vía AMPK, que favorece la oxidación de sustratos, como grasas, (ayuda a la quema de grasas). Además, induce efectos horméticos en las mitocondrias, fortaleciéndolas.

¿Pero cuánto té verde me tengo que tomar para que tenga algún efecto?

El té verde es una bebida antioxidante más que debes tomar, en primer lugar, por disfrute. Si te gusta, y encima estás en una racha de estrés, duermes peor o tienes alteraciones metabólicas, un extra que te llevas por su ingesta habitual.

Unas dos tazas al día ya tienen beneficios moderados. Evidentemente no es lo mismo que tomarte el concentrado de EGCG en suplemento, pero es que no es necesario. Yo incluiría té verde estándar (no fermentado, el convencional), o alternaría con el té verde matcha (fermentado) si te gusta, aunque es más caro.

Tomar un suplemento equivalente a 2 tazas de té verde al día durante 2 meses en mujeres con sobrepeso en menopausia mejoró el uso de las grasas y la sensibilidad a la insulina, lo que significa que tuvo efectos positivos en su flexibilidad metabólica (Rondanelli, M. *et al.*, 2022). Estudios a mayor largo plazo en personas japonesas, que pueden llegar a tomar entre 3-5 tazas de té verde al día, han hallado efectos similares, y especialmente asociados a la longevidad. Es curioso que cuando viajé a Japón todos los restaurantes sin excepción ofrecían té matcha como bebida gratuita siempre a tu disposición en la mesa. De esa forma, la gente pedía muchísimos menos refrescos, cervezas... y se llevaba su dosis antioxidante. Japón siempre por delante.

¿Cuándo lo tomo?

Mejor en el desayuno o entre horas, no en las comidas principales. Así evitas reducir la absorción del hierro que te hayas tomado en esa comida (lentejas, otras legumbres, etcétera).

A dosis normales la L-teína que contiene te ayuda a relajarte e incluso a concentrarte mejor porque actúa como nootrópico (¿nootro qué?, te lo explico más adelante). Ahora bien, si te excedes, puede activarte de más o generar taquicardia.

Truco: si te gusta darle un toque de limón es muy buena idea, ya que el limón aumenta la absorción de EGCG.

Si te gustan otros tés como el negro o el rojo, cuenta con ellos también. Todo son buenas opciones en una dieta saludable, pero no da tiempo a hablar de todos.

NAC o N-acetilcisteína, frente al estrés y para un envejecimiento saludable

Si eres un poco friqui de la nutrición, seguro que te suena. Últimamente se ha empezado a hablar más de él en redes y medios de comunicación por su importante papel en tu salud metabólica. Es uno de los suplementos más eficaces actualmente. También podría sonarte porque es mucolítico, y seguro que en más de un constipado lo has tenido por casa para ver si te curabas antes.

Es un componente que tenemos de forma natural en el organismo, y cuyo papel principal es ser precursor de la síntesis de glutatión (NAC+

glicina (un aminoácido)). Recuerda que el glutatión es el antioxidante más potente, el rey de los antioxidantes, y el cuidador estrella de nuestras mitocondrias, pero que va descendiendo con los años. También el propio NAC va reduciéndose con el paso del tiempo a partir de los 40-50 años. Este glutatión combate los oxidantes que aumentan a medida que envejecemos. Además, activa a otros antioxidantes y genera un efecto amplificador.

En resumen, NAC tiene efecto positivos para tu metabolismo porque:

— Combate el estrés oxidativo gracias a la síntesis de glutatión.

— Mejora biomarcardores del envejecimiento. Este suplemento se postula como un posible *well-aging* para mantener esos niveles de glutatión más altos con la edad.

— Efecto antifatiga.

— Contribuye a mejorar el estrés y la ansiedad por acción en neurotransmisores del sistema nervioso como el glutamato (un excitador que se aumenta en situaciones de estrés).

Que los principales efectos sean para edades avanzadas no significa que solo sirva para el adulto mayor, ya que, recuerda, para llegar joven a la tercera edad, hay que empezar ya.

Tampoco significa que tomar NAC vaya a tener grandes efectos para todo el mundo, ya que se observa que, si partes de buenos niveles de NAC y glutatión en tu organismo, el suplemento tendrá efectos más leves que si tienes niveles bajos.

Un ensayo clínico analizó a 24 adultos mayores y 12 jóvenes suplementados con NAC durante 4 meses. El punto de partida, como era de esperar, es que los más mayores tenían menos glutatión y más disfunción mitocondrial. Pasadas las 16 semanas, todos mejoraron sus parámetros, pero sobre todo los adultos mayores, además de estabilizar factores de inflamación (Kumar, P. *et al.*, 2023). Este estudio es un claro ejemplo de las posibilidades del NAC. Otra forma de consumirlo es NAC+glicina en forma de *GlyNAC*, para dar directamente el cóctel completo al cuerpo.

Por cierto, tomar directamente glutatión no sirve, porque se degrada (que seguro que te lo estabas planteando). Ya existe un tipo de glutatión llamado «liposomado» que sí puede absorberse íntegro, pero no merece la pena. Si te suplementas, es preferible darle al cuerpo las materias primas para que genere los antioxidantes que necesite, y no sobrecargarle de antioxidantes por tu cuenta.

Si te animas a incluirlo en tu día a día, infórmate bien sobre él. La dosis habitual es de 600-1.000 mg por cápsula. Es una molécula totalmente segura, porque a fin de cuentas no es más que un aminoácido (cisteína) que además consumes en la dieta de forma habitual. Y si te tomas *GlyNAC*, pues dos aminoácidos.

Nitratos para tu eficiencia mitocondrial

No sé si habrás oído hablar o no de los nitratos, pero del zumo de remolacha seguro que sí, y más estos últimos años, en los que ha ganado popularidad en el mundo deportivo y a nivel cardiovascular. Pero ojo que, para el metabolismo, y, sobre todo, para mejorar tu eficiencia mitocondrial (tu flexibilidad metabólica) son fetén.

Los nitratos son compuestos químicos que se encuentran de forma natural en alimentos vegetales. Casi todos tienen un poco, pero las mayores fuentes son:

- La remolacha: ganadora por excelencia.
- Acelgas y espinacas.
- Rúcula, rábano, pepino, lechuga o nabo.
- Coles, como las de Bruselas.

Seguro que si tienes hijos ya lo sabías, porque te restringieron darles estos alimentos durante los primeros meses de vida, ya que los bebés carecen de las enzimas para metabolizarlos correctamente. De adultos, no hay problema.

Los nitratos se convierten en el organismo en **óxido nítrico**, molécula clave para la vasodilatación (mejora de la circulación y la tensión arterial), pero también para el músculo y la salud de las mitocondrias. Aparte, es antioxidante y antiinflamatorio por excelencia.

Un consumo habitual de nitratos se ha asociado a mayor biogénesis y eficacia mitocondrial en la obtención de ATP, y a mayor flexibilidad metabólica. Además, consigue que hagas el mismo ejercicio gastando menos oxígeno (aguantas más y te fatigas más tarde). Por eso se usa mucho en deportes aeróbicos como carreras, ciclismo, natación, pero también crossfit o fútbol.

¿Cuánto me tengo que tomar?

Aunque existe el suplemento como tal, yo a nivel general te recomiendo beneficiarte de los alimentos que te he comentado y, si quieres un extra, aprovecha el alimento con mayor concentración de nitratos que puedes tomar, que es el zumo de remolacha. Para el rendimiento deportivo, la dosis recomendada es más alta, de en torno a medio litro de zumo de remolacha (500 mg de nitratos) antes de un entrenamiento duro (2-3 horas previas), por ejemplo.

Para la población general que quiera obtener los beneficios de los nitratos, basta con cantidades más bajas, que puedes alcanzar incluyendo diariamente alimentos fuente en nitratos en una ración decente (algunos días serán 250 g y otros 100 g, pero acuérdate de ellos). De todas formas, es muy difícil medir cuántos nitratos comes, porque dependiendo del suelo de cultivo se estima, por ejemplo, que la remolacha tiene 650-1.800 mg/kg y las espinacas entre 70 y 4.200 mg. Igualito. Un zumo de remolacha medio puede aportarte en 250-300 ml unos 350-400 mg de nitratos.

En definitiva, puedes tomar estas verduras de forma habitual para mejorar hábitos en un contexto de dieta saludable, aunque no alcances altas cantidades. Y si buscas algo más concreto, puedes plantearte llevarlo más a rajatabla y tomar zumo de remolacha, o el suplemento, durante un tiempo si eres deportista.

No confundir el consumo natural de nitratos en vegetales con los aditivos nitratos de las carnes procesadas. Los segundos se añaden como conservantes, pero al calentarse se convierten en nitrosaminas, potencialmente carcinógenas. Nada que ver.

Otras moléculas y suplementos que pueden ser interesantes para tu flexibilidad metabólica

Coenzima Q_{10}

La **coenzima Q_{10}** es otro elemento esencial para la salud mitocondrial. Tener buenos niveles de coenzima Q_{10} reduce los riesgos asociados a la disfunción mitocondrial, como enfermedades metabólicas.

Sin Co-Q_{10}, que, por cierto, se sitúa dentro de las mitocondrias, estas no podrían obtener correctamente ATP, y mucho menos tener flexibilidad metabólica. Poniéndonos técnicos, es un componente vital de la cadena de transporte de electrones de la membrana interna de la mitocondria, gracias al cual obtenemos ATP a partir de nutrientes como grasa y carbohidratos.

La Co-Q_{10} se puede consumir en vísceras como hígado y corazón (menos recomendable), y en la ternera o el pescado. También en plantas como espinacas y brócoli, y en las nueces y la soja. Por último, puedes tomar suplementos, pero no son de los que mayor evidencia científica tienen, por lo que *a priori* no te lo recomendaría.

Los estudios que, como siempre, se hacen con suplementos a dosis más altas (en torno a 100-300 mg de esta coenzima), sí hallan reducciones importantes en el estrés oxidativo, mejoras de sensibilidad a la insulina e inflamación. Aparte de su función metabólica, parece clave para el cuidado del corazón: tienen más riesgo de mortalidad por insuficiencia cardíaca los pacientes con menos Co-Q_{10}.

La Co-Q_{10} como suplemento parece atractiva especialmente para personas con patologías metabólicas y cardiovasculares, mientras que la evidencia en población sana es mucho más limitada.

Por otro lado, la Co-Q_{10} se reduce naturalmente con la edad, pero, siendo sinceros, con la dieta no se remonta. Sería interesante estudiar más su importancia pasados los 50 años, cuando tenemos menos de forma natural, ya que no se encuentran efectos secundarios en su consumo. Pero, como siempre, no queremos gastar el dinero a lo tonto, ni tener una despensa con 20 suplementos en casa para los por si acaso como con la maleta cuando te vas de viaje.

Adaptógenos o nootrópicos para tu mente

Terminamos con los adaptógenos, también conocidos como nootrópicos. Ya hemos dicho que las hormesis, o pequeñas inducciones a estrés, son positivas para que las mitocondrias refuercen su acción y mejorar la flexibilidad metabólica. Pero someterse constantemente a estrés es contraproducente.

Los adaptógenos son sustancias que promueven la resiliencia fisiológica, es decir, contribuyen a la resistencia al estrés y al mantenimiento de la función fisiológica en situaciones de desequilibrio: contribuyen a reducir la fatiga y la ansiedad, o a un mejor descanso.

Como ves, no tienen un efecto tan directo en el metabolismo, pero creo que es importante incluirlos, porque el estrés crónico sí que interfiere negativamente en nuestra flexibilidad metabólica.

Algunos de los más conocidos son:

— Ashwagandha.
— Rhodiola rosea.
— Cafeína, que mejora la atención y el estado de alerta.
— L-teína, que se encuentra sobre todo en el té verde.
— Creatina, por su asociación positiva con la cognición y posiblemente con la memoria.
— Ginseng, maca, etcétera.

La **ashwagandha** es la que cuenta con más respaldo científico en la reducción del estrés y la ansiedad, y como neuroprotector; además de contribuir a mejorar la sensibilidad a la insulina y los niveles de glucemia, lo que afecta positivamente al metabolismo. Dosis de 300-500 mg/día son las que tienen efectos en diversos ensayos clínicos. Un ensayo en 52 personas que tomaron 300 mg de este nootrópico durante 2 meses halló una reducción significativa del nivel percibido de estrés, y también un mejor control de la alimentación emocional, lo que puede ser útil en recomposición corporal (Choudhary, D. *et al.*, 2017). Otro estudio en 60 participantes que tomaron Ashwagandha durante 2 meses halló mejoría en los niveles séricos de hormonas del estrés, como el cortisol (Majeed, M. *et al.*, 2023). Incluso otro estudio en 50 adultos sanos, que tomaron 600 mg al día, halló mejorías en la capacidad cardiorrespiratoria evaluada por el VO_2máx, prueba que te expliqué en la parte 1 del libro (Tiwari, S. *et al.*, 2023).

La **rhodiola rosea** es una planta floral conocida como: raíz de rosa o raíz ártica, y su larga historia se remonta a los vikingos, que la utilizaban para dar energía a sus guerreros. Aunque su uso medicinal proviene de la medicina tradicional, contamos con descripciones sobre sus beneficios ya en los primeros libros de medicina de la antigua Grecia, últimamente ha ganado popularidad por su alto contenido en potentes bioactivos antioxidantes que han demostrado diversos beneficios asociados a la salud metabólica, y como adaptógeno, en concreto por algunas sustancias, como la salidrosida y la rosavina.

En este sentido, la rhodiola se relaciona con mejoras del rendimiento mental y la concentración en épocas de exámenes o de trabajo más intensas, e incluso para reducir la fatiga. También para el estrés y la fatiga mental cuando se toma en dosis de entre 200-400 mg/día (1-2 cápsulas según posología).

C'est fini. Hasta aquí el recorrido por los principales suplementos, con más o menos evidencia, y más o menos útiles en función de cada caso concreto. Yo te doy la información y con ella el poder para que, si te interesa alguno en concreto, indagues más y preguntes a profesionales.

Ahora, pasemos al último capítulo, donde te cuento los extras que puedes aplicar en tu día a día para mejorar el metabolismo, alimentación aparte.

IDEAS CLAVE

— Los suplementos son complementos, no la base: asegúrate de que tu dieta sea sólida antes de añadir extras.

— Omega-3, magnesio, y vitamina D son los tres grandes que pueden darte ese extra en tu flexibilidad metabólica, aunque siempre es mejor consultar con un profesional.

— Otros suplementos tienen evidencia científica demostrada, pero debes valorar si son o no para ti, ya que no consiste en convertir la despensa en una farmacia por si sirven para algo. Consulta siempre antes de tomar nada nuevo.

— Ahorra tu dinero en suplementos antioxidantes o mezclas que tengan muchas vitaminas y minerales varios. En general no son útiles.

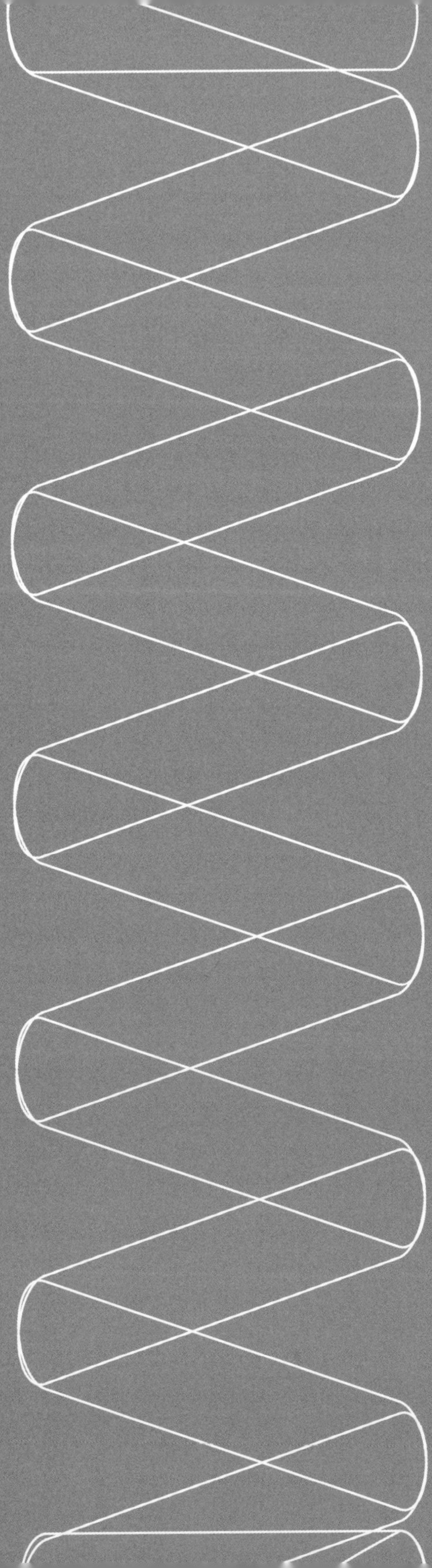

Capítulo 14

El estilo de vida que marca la diferencia

¿Quieres ir a por la matrícula de honor? Pues además de mejorar tus hábitos alimentarios, que no dudo de que ya te has puesto a trabajarlos, tienes que cuidar el resto del estilo de vida. Así que vamos con los hábitos que te harán marcar la diferencia.

No pares de moverte y haz fuerza

No he podido repetir más la importancia de llevar una vida activa y hacer ejercicio físico programado. Pero no me importa, creo que es crucial que este mensaje cale hondo, porque, sin ejercicio, no hay flexibilidad metabólica que valga. Ejercicio es sinónimo de calidad mitocondrial, flexibilidad metabólica y longevidad. El ejercicio físico puede ser más potente que muchos fármacos, más barato (gratis si quieres) y sin efectos secundarios. Aun así, no es un tratamiento, es una necesidad humana.

Una persona sedentaria reduce la actividad de sus mitocondrias en hasta un 25-30 %, porque, en definitiva, ¿para qué queremos energía si apenas nos movemos?

Consejos para una vida activa

— **Muévete todo lo que puedas y todos los días.** Llevar una vida activa puede marcar la diferencia entre gastar entre 200 y 500 kcal más o menos y para mejorar paulatinamente tu flexibilidad metabólica.

— Hay estudios que muestran que solo con dedicar los descansos en el trabajo a levantarte y moverte un poco, en lugar de quedarte en la silla viendo las últimas actualizaciones de Instagram, sumas salud metabólica. Basta con levantarse y pasear, o hacer una serie de movimientos cada rato que estás en posición sentada, para mejorar tu sensibilidad a la insulina y otros parámetros metabólicos diversos (Larsen, R. *et al.*, 2019). Imagínate si además subes y bajas escaleras, intentas ir andando a los sitios y, en general, no te quedas con el culo pegado a la silla todo el día. De hecho, creo que puede ser muy interesante que te mencione que los *snacks* de movimiento, aunque sean de 2-4 minutos, repercuten en tu salud. No tienes que hacer todo el ejercicio de golpe, de forma que, si te resulta más fácil así, los pequeños *snacks* de movimiento se suman y acabas teniendo un resultado final potente.

El *fidgeting* como antídoto del veneno de la silla

¿El qué? *Fidgeting* es un térmico curioso que se refiere a los beneficios de ser inquieto o inquieta.

Técnicamente, se refiere a los pequeños movimientos que hacemos de manera involuntaria cuando sentimos inquietud o nervios, como mover todo el rato una pierna, dar golpecitos en la mesa con los dedos, etcétera. Aunque pueden parecer insignificantes, estos movimientos pueden suponer un extra diario de calorías, y lo que es más importante, tienen efectos beneficiosos para tu salud metabólica, que contrarrestan los perjuicios de pasarse el día en la silla.

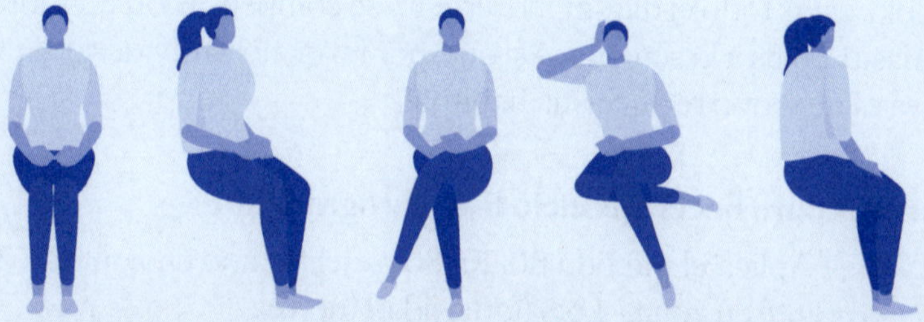

Hay estudios que sugieren que las personas más inquietas (como yo), podemos llegar a gastar hasta 200-400 kcal más al día en el mejor de los casos. Yo era de las que ponía nerviosos a los compañeros en el colegio, porque no dejaba la pierna quietecita en toda la clase. Y ahora soy igual, todo el mundo me dice que no paro quieta, aunque esté sentada, y me levanto a menudo cuando trabajo en casa. ¿Y tú? ¿Eres de mi equipo o de los que cuando se sienta, se sienta de verdad?

Un estudio en ni más ni menos que 12.778 mujeres de 37 a 78 años evaluó datos sobre el tiempo promedio que pasaban sentadas y sobre su *fidgeting*. Después, las siguieron durante 12 años para evaluar qué pasaba. Pues se observó que las que hacían más *fidgeting* sufrieron menos los efectos negativos de la silla respecto a quienes se sentaban y no se movían. Y es que estar en posición sentada durante 7 horas o más al día (frente a menos de 5 horas al día) se asoció con un aumento del 30 % en el riesgo de mortalidad por todas las causas (Hagger-Johnson, G. *et al.*, 2016). Estudios posteriores han encontrado que el *fidgeting* también ayuda a mejorar la sensibilidad a la glucosa y a tolerar mejor los carbohidratos (Pettit-Mee, R. J. *et al.*, 2021).

Y si crees que el *fidgeting* no es lo tuyo, no es cuestión de que ahora intentes forzarlo constantemente. Pero sí que existen truquitos como balancines para apoyar los pies mientras trabajas. O, más fácil, ejercicios muy sencillos para hacer cada hora de trabajo sedentario, que pueden marcar tu diferencia si los adquieres como rutina.

Los *snacks* de movimiento inhiben el efecto nocivo de la silla. En cambio, estar todo el día sin moverte no se compensa con un ratito de gimnasio 2 días a la semana. Así que, por favor, no te olvides de la vida activa ni de moverte de forma habitual.

Consejos para hacer ejercicio físico programado

— Aplica el método 80-20 (80 % del tiempo en zona 2 y 20 % restante en zonas 4 o 5 (intensidad fuerte).

— **Practica ejercicio en zona 2.** Haz ejercicio físico aeróbico o de «cardio». Es fundamental para que tu metabolismo funcione de forma óptima y para entrenarlo a optimizar su flexibilidad metabólica a esta intensidad moderada. Además, es el tipo de ejercicio que más ayuda a mejorar la capacidad cardiorrespiratoria, o VO_2máx, y también en el que posiblemente gastes más grasa. Las recomendaciones oficiales son en torno a 3-4 horas a la semana de este tipo de ejercicio: correr, nadar, ir en bicicleta, bailar, etcétera. Recuerda que la mayoría de la población no pasa ni la mitad del tiempo recomendado haciendo ejercicio de esta intensidad, y que con andar no basta.

— **Mete intensidad al ejercicio (zona 4 y zona 5).** También es importante hacer ejercicios a intensidades más altas, en las que entrenas al máximo tu flexibilidad metabólica y haces trabajar a tus mitocondrias en condiciones diferentes. Las adaptaciones metabólicas que consigues con este tipo de entreno dan años de vida de calidad. Aproximadamente un 20 % de tu ejercicio debería orientarse a niveles de intensidad más altos, en función de tus posibilidades.

— **Entrena fuerza.** Sin músculo no hay flexibilidad metabólica. Y el músculo se entrena con ejercicios de fuerza que le supongan una sobrecarga. La recomendación oficial de la OMS es que todo el mundo haga ejercicio de fuerza un mínimo de

2 días o más a la semana, que puede combinarse con actividades aeróbicas.

En mi opinión como no experta en deporte, te diré que creo que la mayoría entrenamos mal. Todos sabemos cansarnos o hacernos sentir agujetas, pero ¿entrenar en condiciones? Eso creo que muy pocos saben. Si entrenamos por nuestra cuenta es importante acudir a un buen profesional de ciencias de la actividad física y el deporte que nos ayude a planificar nuestros entrenamientos para conseguir resultados de verdad.

Sucede igual que con la nutrición, que todos pensamos que sabemos y que los consejos generales se los sabe cualquiera, y luego pasa lo que pasa. Nos creemos expertos por seguir unos vídeos de YouTube o un impreso con un plan de entrenamiento que es igual para el señor de 70 años y la chica de 25. Y por eso también pienso que muchas veces, cuando buscamos perder grasa, ganar músculo o mejorar cualquier parámetro metabólico con el deporte, el resultado es menos eficaz de lo que esperamos. Ojo, que los resultados en el ejercicio requieren mucha paciencia y no por llevar 2 semanas o 1 mes entrenando ya te transformas en otra persona por fuera o por dentro. Pero, si no tienes idea de entrenar y te has animado con este libro a darle caña, te recomiendo empezar bien.

El sueño es literalmente un reparador

Dormir es saludable, ¡una alegría que nos llevamos!

Ya hemos hablado de que el sueño afecta a nuestro gasto calórico, y de que dormir poco o mal reduce las calorías que consumimos y empeora la sensibilidad a la insulina, lo que incrementa el riesgo de todas las patologías metabólicas, obesidad incluida.

Simplemente te recuerdo la pauta final: duerme entre 7 y 8 horas al día. Dormir menos de 6 horas de manera habitual se asocia a riesgos metabólicos, aunque abusar de las horas de sueño en edad adulta (más de 9 horas/noche) también puede ser perjudicial a largo plazo.

La forma de procesar los alimentos de nuestro cuerpo está influida por los ritmos circadianos, es decir, los ciclos de 24 horas que regulan nuestras funciones fisiológicas. Estos ritmos afectan a nuestra utilización de la energía de los alimentos y nuestro manejo del azúcar y las grasas.

¿Y qué hay de los ritmos circadianos y la crononutrición en la flexibilidad metabólica?

También importan y más de lo que pensábamos. Esto se sabe desde hace mucho tiempo, pero más desde 2017, cuando Jeffrey C. Hall, Michael Rosbash y Michael W. Young ganaron el premio Nobel por sus descubrimientos sobre el reloj biológico y sus mecanismos moleculares y metabólicos.

Nuestro metabolismo sigue los ritmos de un reloj interno que tenemos situado en el núcleo supraquiasmático (en el hipotálamo) influido por las horas de luz y oscuridad. Este, a su vez, está conectado a muchos relojes periféricos en distintos órganos y tejidos. Por ejemplo, nuestras mitocondrias, que producen energía en las células, tienen sus propios ciclos circadianos.

La cronobiología es la ciencia que estudia la regulación de nuestros sistemas fisiológicos, metabólicos y hormonales, como patrones de sueño y alimentación, liberación de algunas hormonas o temperatura corporal. Y es que nuestro organismo y nuestro metabolismo son cíclicos, y todo fluctúa a lo largo de un día, de 24 horas. No tenemos activos los mismos procesos metabólicos y hormonales a unas horas que a otras del día, por eso comer o tomar ciertos fármacos puede ser más eficiente a unas u otras horas. Y, por tanto, la crononutrición se refiere concretamente a las horas de ingesta basadas en la cronobiología.

Y es que este fenómeno tan maravilloso no solo nos pasa a los humanos, también a otros seres vivos, como los girasoles. Llevamos toda la vida pensando que se mueven y giran en torno al sol, pero realmente lo hacen siguiendo las directrices de sus propios relojes internos, por lo que, incluso sin sol, seguirían moviéndose igual.

Por ejemplo, al levantarnos tenemos un pico de cortisol (hormona de activación, conocida como la hormona del estrés); y durante la primera mitad del día tenemos más sensibilidad a la insulina, por lo que metabolizamos de forma más eficiente los hidratos de carbono. En cambio, cuando se acercan las horas de oscuridad, esta eficiencia va bajando y nos preparamos para dormir, por lo que aumentan hormonas como la melatonina. Durante la noche, el cuerpo busca optimizar la autofagia, regeneración y reparación de tejidos, y la activación del sistema inmune, por eso es importante ayudarlo descansando.

Estos ciclos circadianos regulan a su vez hormonas como la melatonina, de la que ya hemos hablado, y que se produce por la noche, reduciendo la secreción de insulina, lo que puede afectar al manejo de la glucosa si comemos tarde por la noche. Por eso, para que no compitan entre ellas y se dejen su espacio, se recomienda cenar pronto y dejar unas dos horas antes de irse a dormir. Tiene un sentido hormonal además de digestivo (te vas a dormir con menos hinchazón). Ojo, no confundas eso con que cenar hidratos es malo. Hay muchos más factores que influyen y no es perjudicial, menos aún en personas sanas con buena flexibilidad metabólica.

Y tampoco escuches mensajes falsos sobre cronobiología que dicen cosas de este estilo: «Hay que desayunar para aumentar el metabolismo», «Comer hidratos pasadas las seis de la tarde, engorda» o «Para activar el metabolismo hay que comer 5 veces al día».

Las desalineaciones en estos ritmos, como las causadas por hábitos nocturnos (trabajar de noche, trabajar a turnos, trasnochar demasiado), pueden desincronizar estos relojes y afectar a la salud metabólica. Estas desalineaciones pueden dar problemas como obesidad, diabetes y enfermedades del corazón.

No son pocos los estudios que concluyen que, a mismo patrón dietético, comer tarde y desorganizado puede empeorar los resultados, ya sea en pérdida de grasa o en mejora de parámetros metabólicos. Un estudio muy famoso de Marta Garaulet *et al.*, pionera en España en crononutrición, concluyó que comer la mayor carga calórica en la primera mitad del día (pusieron el punto de corte en las 15:00 h) ayudaba a mayor pérdida de grasa corporal que comer después de esa hora (Garaulet, M. *et al.*, 2013). Otro estudio en trabajadores a turnos demostró que la misma comida, ingerida a horas tardías, presentaba mayor pico de glucemia posprandrial y que la insulina tardaba más tiempo en recoger esa glucosa de la sangre (menor sensibilidad a la insulina) (Morgan, L. M. *et al.*, 2017).

Ahora bien, lo primero es comer saludable, y lo segundo regular horarios. Si vas a comer a base de azúcar, precocinados y ultraprocesados, da igual que te alinees con tus ritmos circadianos y la luz solar, que los efectos metabólicos de esos bollos y las pizzas van a ser los mismos a las diez de la mañana que a las diez de la noche.

Aunque la evidencia es controvertida, y no a todo el mundo le funciona exactamente igual, la pauta general es que comer más temprano en el día podría estar asociado con un mejor control del metabolismo y un menor riesgo de problemas de salud asociados. De hecho, hay determinados genes que podrían influir en que nos afecte más o menos a nivel metabólico comer según los ritmos circadianos, entre los que destacan las variantes del gen CLOCK (reloj, en inglés).

Cronobiología o cómo funciona nuestro metabolismo a lo largo de las 24 horas de un día

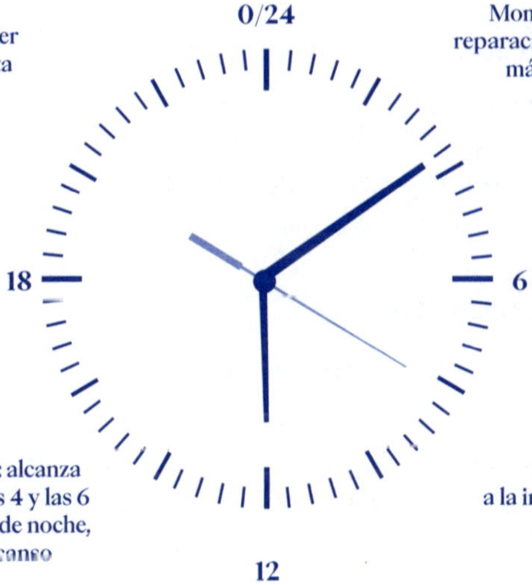

¿Cómo podemos ayudar a nuestra cronobiología?

Haciendo actividad de día, con luz, y descansando de noche. Y también con nuestros hábitos alimentarios, intentando regular más los horarios de comidas y no picoteando a todas horas.

Podemos resumir nuestra aportación en este aspecto en cuatro acciones:

— **Vivir en conexión con los ritmos naturales de luz y la oscuridad:** actividad por el día y desconexión por la noche. Dejar el móvil un rato antes de acostarnos y no exponernos a demasiadas luces artificiales en horas nocturnas (televisión, móvil, ordenador).

— **Alimentación:** no estar todo el día comiendo, regular horarios de comidas y permitir el ayuno nocturno. También es beneficioso adelantar la cena y comer la mayor parte de calorías durante el día, ya sea en 3, 4 o 5 comidas, tú decides.

— **Temperatura:** la reducción de nuestra temperatura corporal por la noche nos ayuda a dormir. Permite al cuerpo sentir esa variación evitando poner la calefacción a tope en casa.

— **Actividad física:** hazla cuando puedas, que es lo más importante. Pero, puestos a elegir, hacerla de noche o muy tarde puede alterar ligeramente tus patrones circadianos (que se lo digan a algunas personas que les cuesta dormirse después de hacer ejercicio).

Mima tu microbiota

Aunque no hemos hablado apenas de microbiota, he ido lanzándote algunas ideas sobre su papel. La microbiota afecta literalmente a todo, pero no determina nada o prácticamente nada. Y aunque apenas hay estudios que la relacionen directamente con la flexibilidad metabólica, sí hemos ido conociendo cada vez más la relación entre ambas.

La microbiota intestinal es un ecosistema complejo formado por un conjunto de microorganismos (bacterias, virus, hongos y otros microbios) que habitan en el tracto gastrointestinal humano. Estos microorganismos viven en una relación simbiótica con el huésped y tienen un papel crucial, no solo en la digestión, sino que también tienen un gran impacto sistémico. Destaca su importancia en el metabolismo y en la posible prevención del exceso de grasa corporal o enfermedades metabólicas, como la diabetes. Además, los microorganismos que habitan en nuestro intestino son capaces de sintetizar algunas vitaminas como la K, y otras del grupo B (como B9 y B12); además de producir ácidos grasos de cadena corta a partir de la fibra que ingieres, tal y como te conté en apartados anteriores. Estos nutrientes y metabolitos no solo alimentan a las células intestinales, sino que también pasan a circulación sanguínea, recorren todo el cuerpo e influyen en la sensibilidad a la insulina, la inflamación, y, por ende, a tu flexibilidad metabólica.

Su importancia es reseñable teniendo en cuenta que se compone de al menos 100 billones de microorganismos y supone, como mínimo, en torno a 200-400 g de nuestro peso corporal, según distintas fuentes. O sea, que tenemos más microbios que células en nuestro cuerpo. Además, contiene entre 3 y 10 millones de genes, en comparación con los aproximadamente 20.000 genes estimados en el genoma humano.

Hoy en día no tenemos una definición consensuada de lo que significa tener una microbiota saludable, aunque se suele decir que es «la que hace lo que debe hacer, donde debe hacerlo». Lo que sí sabemos con seguridad es que debe ser diversa y abundante. Cuanto más, mejor para nuestro metabolismo. Por lo que cuidarla también es cuidar indirectamente nuestra salud metabólica. El problema es que cada vez la población tiene menor diversidad microbiana por culpa de sus hábitos.

De hecho, cuando se estudian las diferencias entre la microbiota de personas con obesidad o enfermedades metabólicas y personas sanas se encuentran grandes diferencias en el perfil de microorganismos que viven en sus respectivos intestinos. Por ejemplo, las personas con obesidad tienden a tener mayor proporción de bacterias del filo *Firmicutes* en comparación con las *Bacteroidetes,* lo que podría asociarse a una mayor capacidad de extracción de energía de la dieta, que favorece un mayor aprovechamiento de las calorías consumidas y podría repercutir, por tanto, en el almacenamiento de grasa.

Fíjate si es importante la microbiota, que se está llegando a investigar sobre si los trasplantes de microbiota de individuos centenarios podrían ser una buena estrategia para rejuvenecer la edad biológica en personas más jóvenes según el DNI, pero no tanto por dentro. La idea es que la microbiota de personas que han vivido largas vidas saludables podría transferir ciertos beneficios a individuos más jóvenes y ayudar a mejorar su salud metabólica, inmunológica, y a reducir el envejecimiento celular.

El punto positivo es que todos los cambios que puedes hacer para mejorar tu flexibilidad metabólica tienen también un impacto positivo en tu microbiota. Lo negativo es que todos los ingredientes que hemos comentado que tomamos en gran cantidad (azúcares, grasas refinadas) son asesinos de la microbiota a medio-largo plazo.

Entonces, ¿qué puedes hacer en el día a día para que tu alimentación alimente a la microbiota?

— **Consume muchos vegetales** (fruta, verdura, legumbres) e incluye suficiente cantidad de fibra.

— **Incorpora fermentados** como yogur, kéfir, skyr, chucrut, kimchi y tempeh de forma habitual.

— **Cuida tu vitamina D**, cuando es deficiente, aumenta la disbiosis o alteración de tu microbiota.

— **Reduce la ingesta de carne roja**, y sobre todo procesada, que puede fomentar diferentes daños en tu microbiota.

— Para ir a máximos, hay evidencia que sugiere el beneficio de ciertos alimentos y compuestos naturales. **La quercetina**, presente en cebollas, brócoli, manzanas, cítricos y otras frutas y verduras, contribuye a la salud intestinal, al igual que **el resveratrol** de las uvas tintas y **el hidroxitirosol** del aceite de oliva virgen extra. También destacan especias como la cúrcuma, el jengibre, la canela y el picante, además del té, el cacao y el café. Los alimentos fermentados, ya citados, y la avena, como cereal altamente recomendable.

— **Haz ejercicio físico aeróbico y de fuerza.** Las personas físicamente activas tienden a tener una mayor diversidad microbiana en comparación con las sedentarias, además de que son capaces de sintetizar microorganismos saludables como los del género *Akkermansia*, que se relacionan con la reducción de la inflamación y la mejora en la sensibilidad a la insulina.

— Reduce la presencia de los asesinos de la microbiota: **disminuye la presencia de alcohol, azúcares, grasas de baja calidad y aditivos innecesarios** en tu dieta (repasa los capítulos anteriores).

— El estrés crónico es un conocido disruptor de la microbiota intestinal. Y, aunque es más fácil de decir que de aplicar, hay que intentar **reducir nuestros niveles de estrés crónico**, que están por las nubes.

— **No tomes antibióticos de forma indiscriminada** o sin receta. Los antibióticos son una de las principales causas de desequilibrios en la microbiota intestinal. Aunque son esenciales para tratar infecciones bacterianas, su uso indiscriminado o prolongado puede matar tanto a las bacterias dañinas como a las beneficiosas.

Hormesis y estrés

Ya hemos hablado de que la hormesis puede ser un factor interesante que nuestro metabolismo demanda. Recordemos que significa dar al cuerpo pequeñas dosis de estrés, en su justa medida, que no es lo mismo que vivir estresados. Podemos llamarlos también pequeñas dificultades o estímulos que te fortalecen.

Trucos para mejorar la hormesis y ayudar a la flexibilidad metabólica:

— No picotear a todas horas, dejar períodos de ayuno (no necesariamente ayuno intermitente).

— Hacer ejercicio a distintas intensidades y en diferentes formatos y espacios (gimnasio, naturaleza, con palos y piedras igual que con pesas, etcétera).

— Reducir la climatización del ambiente. Está bien pasar un poquito de frío y calor. No es necesario vivir en la sauna si no la aguantas (aunque, si te gusta, es bueno ir de vez en cuando), ni hacer el método Wim Hof de bañarse en hielo. Duchas frías, no poner enseguida la calefacción ni el aire acondicionado, y poco más. Todo en su medida.

La hormesis puede mejorar tu flexibilidad metabólica, cuidar tus mitocondrias, e incluso hay estudios que la asocian a mayor longevidad y envejecimiento más lento y saludable. Pero, evidentemente, si pasas una mala racha, con mucho estrés mental, problemas en el trabajo, dos hijos y apenas tiempo para ti, quizá no es el mejor momento para añadir más estresores. Hay que tener sensatez y ser razonable con la situación propia.

Al igual que la hormesis es positiva, el estrés crónico son todo desventajas, también para nuestra flexibilidad metabólica. El estrés crónico promueve la inflamación y la resistencia al cortisol. Seguro que has oído hablar del cortisol como una hormona inflamatoria. Pues error. El cortisol es antiinflamatorio, no es una hormona negativa. Lo que pasa es que sube de más ante situaciones de estrés y, cuando esto se cronifica, podemos generar resistencia al cortisol, al igual que pasa con la insulina. Entonces generamos mucho más cortisol, lo que da lugar a una situación clínica que puede ser inflamatoria y aumentar las alteraciones metabólicas.

Además, el estrés puede volver un poco loco al metabolismo, afectando a la adecuada gestión de la glucosa y a la resistencia a la insulina o al metabolismo de las grasas, lo que fomenta que haga cosas absurdas no eficientes, es decir, reduciendo la flexibilidad metabólica.

Por último, las situaciones de estrés y ansiedad son un obstáculo para mejorar tus hábitos: se come peor o se hace menos ejercicio, se duerme peor y aumentan los antojos, incluso sin hambre, por lo que, si gestionas tus emociones con comida, es posible que consumas mayor cantidad de procesados de baja calidad que empeoran tu flexibilidad metabólica.

¿Y qué hacemos?

El ejercicio físico tanto aeróbico como de fuerza reduce los niveles de estrés y ansiedad cuando se practica de forma rutinaria. Los días que más te cuesta ir a entrenar porque sientes estrés y agotamiento, son los días que mejor te va a ir. Por supuesto, cuidar tu alimentación y alejarte de los ultraprocesados contribuye positivamente para muchas personas a la hora de mejorar su situación de estrés, e incluir algunos suplementos, como los adaptógenos, de los que ya hemos hablado, también.

Por otra parte, cuidar tu microbiota ayuda a mejorar el eje intestino-cerebro, clave en tu salud mental y en el manejo del estrés. Además, la meditación, el yoga, el autocuidado y la naturaleza pueden ser positivos. Y, por último, si es necesario, siempre puedes acudir a un profesional de la psicología para que te ayude a gestionarlo todo mejor.

Salud social, conexión con la naturaleza, reír y disfrutar

Cuando hablamos de salud física y metabolismo, la parte mental y emocional es la gran olvidada. Pero es que, además de ser bueno para todo, tener vida social y disfrutar de la vida es especialmente positivo para tu salud metabólica.

Solo recibir la luz del día y la oscuridad de la noche, alejándote de disruptores, como las pantallas, antes de dormir ya es una forma de cuidar tu metabolismo. ¿Sabías que la luz solar del amanecer y la luz roja del atardecer sin cristal de por medio (ventana, cristal del coche) es positiva para tus mitocondrias? Se llama fotobiomodulación y ayuda a activar el citocromo C oxidasa, que se beneficia de esta luz infrarroja y mejora su eficiencia. Por eso hay gente que se compra luz infrarroja para tener en casa, pero eso ya es otro tema, y su evidencia es muy limitada. Yo me quedaría con que sepas que la luz solar en su justa medida es positiva para tus mitocondrias, y especialmente la luz roja y la infrarroja, que recibimos más cuando amanece y atardece.

La ciencia nos dice que reírse y conectar con otras personas tiene beneficios mucho más allá de la salud mental, y entre ellos destaca su papel en la salud metabólica. Un estilo de vida social y en contacto con la naturaleza reduce el riesgo de síndrome metabólico.

Un programa de intervención japonés de solo 12 semanas con risoterapia en 235 participantes halló beneficios en la salud metabólica, además de en el bienestar y la reducción del estrés de los participantes (Funakubo, N. *et al.*, 2022). Es un estudio sencillo y con limitaciones, pero a mí me ha convencido. ¿Y a ti?

IDEAS CLAVE

— El ejercicio regular es una de las herramientas más eficaces para mejorar tu metabolismo: combina ejercicios de fuerza con cardio moderado para optimizar tanto la quema de grasa como la preservación muscular.

— El entrenamiento de fuerza aumenta tu masa muscular, lo que eleva tu tasa metabólica en reposo. Esto significa que quemas más calorías incluso cuando no estás haciendo ejercicio.

— Incorporar actividad física constante durante todo el día (no solo en el gimnasio) es clave: vida activa, caminar más, subir escaleras o levantarte cada hora aumentan tu gasto energético sin que te des cuenta.

— La microbiota intestinal tiene un papel central en tu metabolismo: no solo mejora la digestión, sino que también regula la inflamación y la sensibilidad a la insulina. Incluir alimentos fermentados como kéfir, chucrut o yogur, y fibra de legumbres y verduras, fortalece esta conexión.

— El estrés es uno de los mayores enemigos de tu flexibilidad metabólica: el estrés crónico eleva los niveles de cortisol, lo que no solo aumenta el almacenamiento de grasa, especialmente en la zona abdominal, sino que también afecta a la regulación del azúcar en sangre.

— Pequeñas dosis de estrés controlado, conocido como hormesis, como el ejercicio intenso o la exposición a temperaturas frías o calientes sí puede ser beneficioso para tu flexibilidad metabólica. Estos pequeños picos de estrés hacen que tu cuerpo se adapte y se vuelva más eficiente.

Lista de la compra

Aprendida la teoría, pasamos a la práctica. Y qué mejor para empezar que ir al mercado o supermercado a llenar la cesta de la compra de las alternativas saludables que has ido viendo en este libro. Para facilitarte el proceso, te dejo por aquí una lista de la compra general con los básicos que no deben faltar y los extras de los que no debes abusar. Adáptala a tu menú de esa semana y ¡a cuidar tu metabolismo con una buena compra!

Fruta: 3-4 variedades diferentes para tomar unas 15-18 piezas a la semana (2-3 al día).

Verduras y hortalizas: para consumo diario en comidas y cenas, tanto en ensaladas como para cocinar (6-7 variedades distintas al menos). Prioriza las frescas.
Recuerda las verduras verdes para la vitamina K: rúcula, canónigos, espinacas y acelgas.
Crucíferas: incluye semanalmente brócoli, coliflor, kale, coles de Bruselas o repollo.
Verduras y hortalizas crudas para ensalada: ensalada verde, tomate, zanahoria, pepino, pimientos, rábano, cebolla, ajo, etcétera.
Setas.
Alimentos que puedes comprar congelados: pimientos, menestra, cebolla y ajo.
Conservas que puedes comprar: espárragos blancos, menestra, judías verdes, etcétera.
También puedes comprar verdura refrigerada para microondas o mezclas para ensalada, además de procesados saludables, como cremas de verdura y gazpacho (lee las etiquetas).

Legumbres (ten siempre 2 o 3 variedades en casa):
Secas: garbanzos, judías blancas y pintas, lentejas, habas, guisantes, habas de soja.
En conserva y congeladas, como opción: guisantes, judías verdes, habas baby.
Pasta de legumbres, por ejemplo, de lentejas (como alternativa a la de trigo).
Derivados: tofu, tempeh, hummus, etcétera.

Frutos secos (2 o 3 variedades): crudos o tostados, no fritos.

Semillas (1 o 2 variedades): semillas de chía, lino o sésamo.

Cereales integrales:
Copos de avena integral 100%.
Harinas: harina de avena integral, de arroz, de trigo integral, etcétera.
Pan 100 % integral (mejor hecho en panadería en el día, y no precocinado)
Arroz y arroz integral.
Pasta 100 % integral, fideos integrales, quinoa, etcétera.

Tubérculos: patata, boniato.

Huevos: código 0 o 1 (opcionales).

Pescado: para tres o cinco veces/semana.
1-2 opciones frescas a la semana, al menos.
Ultracongelado, como sustituto del fresco de vez en cuando.
En conservas al natural: atún, caballa, sardinillas, etc.
Marisco: gambas congeladas, calamares y sepia sin rebozar, berberechos, mejillones al natural, etcétera.

Carne: para 3-5 veces/semana (opcional).
Carne fresca magra: pollo, pavo, conejo, solomillo de cerdo, ternera.
Jamón cocido extra, pavo al natural > 90 %, o pollo en lonchas al natural > 90 %.

Lácteos (opcional):
Leche entera o bebida de soja o bebidas vegetales sin azúcar, enriquecidas con calcio.
Yogur natural.
Queso batido, queso fresco o ambos, para alternar (opcional elegir 0 % grasa).
Kéfir: opcional (sin azúcar añadido).
Skyr: opcional (sin azúcar añadido).

Aceite de oliva virgen extra, aceitunas y aguacate (opcional).

Vinagre.

Sal yodada.

Especias al gusto: cúrcuma, pimienta negra, jengibre, canela Ceylán, nuez moscada, ajo y cebolla en polvo, etcétera.

Otros/opcionales:
Cacao puro en polvo desgrasado.
Tableta de chocolate 85 % de cacao.
Café natural tostado: molido, en grano o en cápsula.
Té o infusiones al gusto.

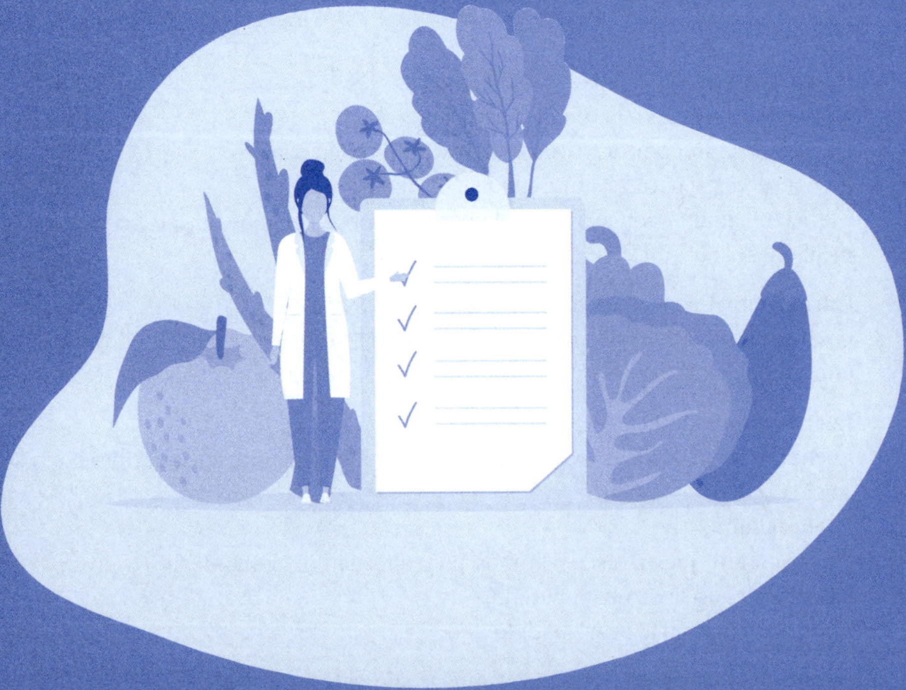

Plan de menú semanal saludable

Aunque cada persona es un mundo, y hay miles de alternativas saludables de menús, como has podido comprobar a lo largo de tu lectura, te voy a regalar un ejemplo de un menú saludable estándar de dos semanas para que tomes nota y te sea más fácil llevar a la práctica todos los consejos. Además, te dejo un listado de ideas de desayunos y tentempiés entre horas nutritivos y saludables para ti.

Lunes

Comida	Cena
Ensalada de garbanzos estilo Waldorf (versionada): ensalada de garbanzos con manzana verde en cubos, apio en rodajas finas, nueces o almendras troceadas, uvas pasas o arándanos secos, aderezada con yogur griego, jugo de limón, sal y pimienta al gusto o... **Garbanzos al curry con espinacas y leche de coco, y huevos cocidos**	**Brócoli al horno** con ajo, limón y aceite de oliva y filetes de pollo/pavo o... **Coliflor asada** con especias de comino y pimentón, y filetes de pollo/pavo o... **Pizza fit** (base de harina integral de avena o de coliflor) y tomate triturado, mozzarella, pesto casero y pollo

Martes

Comida	Cena
Caballa marinada en cítricos con ensalada de col lombarda con manzana o... **Crema de puerro** a la cúrcuma **Gallo/lenguado a la plancha** con ensalada verde y patata asada	**Tostadas de boniato con aguacate, queso feta y huevo poché** espolvoreadas con semillas de chía o... **Tacos integrales de atún/jurel/trucha** con salsa de yogur casera y maíz, pico de gallo y cebolla morada

Miércoles

Comida	Cena
Empedrado de judías blancas con pimiento rojo, pimiento verde, tomate, cebolla, aceitunas negras y bacalao desmigado y desalado (de bolsa congelado, como opción) o... **Lentejas con cúrcuma, espinacas y arroz basmati**, semillas de calabaza laurel y jengibre	**Crema de calabaza y zanahoria** con jengibre y queso *cottage* o... **Berenjena rellena con carne picada** (o soja texturizada) y tomate triturado, no frito, cebolleta y pimiento verde

Jueves

Comida	Cena
Guiso de choco o sepia con patatas, verduras y vino blanco o... **Salmón al horno** con costra de pistachos con puré de boniato y calabaza asada o... **Judiones con salsa de calabaza** casera (con anacardos y queso parmesano opcional)	**Ensalada verde con queso fresco y gambas** con opción de aliño de naranja y cúrcuma, mostaza Dijon y aceite de oliva virgen o... **Ensalada de mezcla con cebolleta, manzana roja en cubitos, puñadito de nueces y queso fresco de cabra**

Viernes

Comida	Cena
Ensalada de pavo a la parrilla y arándanos frescos con espinacas, nueces tostadas, cebolla morada y vinagreta de balsámico o... **Timbal de berenjenas y calabacín con carne picada** y setas al tomillo y romero	**Ensalada de col rizada o lombarda** con manzana y almendras **Tostadas de sardinillas** al natural con pimiento de piquillo y tomate troceado en pan integral o... **Revuelto de espinacas y champiñones** con queso feta y nueces + pan integral

Sábado

Comida	Cena
Poke bowl casero de arroz o quinoa con edamames, pepino, aguacate y salmón fresco troceado al limón con salsa de soja o... **Wok de fideos con setas shiitake** con brócoli, pimientos tricolor, una cucharada de semillas de sésamo salteadas, tempeh* y salsa de soja ** Puedes sustituir el tempeh por ternera o pollo*	**Col a la parrilla** con con aderezo de mostaza y miel, y cacahuetes y **dorada al horno** con sofrito de alcaparras, ajo y un puñadito de aceitunas verdes sin hueso

Domingo

Comida	Cena
Lentejas con cúrcuma, espinacas y arroz basmati o... **Ensalada templada de arroz integral** con huevo duro, lentejas y pimientos asados	**Tofu a la plancha** con salsa de soja y con una cama de champiñones y cebolleta (o pavo) y puré de patata o batata o... **Tacos de lechuga con pavo/tofu** y guacamole con lima y pepinillos + ensalada de rúcula y tomates cherry

Postre opcional: fruta o yogur natural o de soja/café/infusión. **Bebida:** agua

Ideas de desayunos y tentempiés

Acompañar con café/infusión si se desea

Yogur/kéfir/yogur de soja/queso batido
+ fruta + puñadito de frutos secos y semillas

1. Yogur con piña y almendras.
2. Skyr con arándanos y semillas de chía hidratadas.
3. Kéfir con fresas, nueces y canela Ceylán.
4. Yogur con plátano, avellanas y semillas de sésamo molidas.
5. Kéfir con melocotón y pistachos.
6. Skyr con kiwi y copos de avena.
7. Yogur con pera, nueces y canela Ceylán.
8. Kéfir con mango y semillas de lino molidas.
9. Skyr con frambuesas y granola sin azúcar.
10. Yogur con frutos rojos y copos de espelta.
11. Queso batido con plátano, semillas de chía hidratadas y nueces.
12. Yogur con uvas, pipas de calabaza y copos de trigo integral.
13. Skyr con trozos de naranja, avellanas y muesli integral.
14. Kéfir con melón, almendras y copos de centeno.

Tostada integral de pan

1. Tostada integral con hummus, tomate y espinacas.
2. Tostada integral con aguacate, huevo duro y semillas de girasol.
3. Tostada integral con hummus y pimiento rojo.
4. Tostada integral con hummus, zanahoria rallada y almendras.
5. Tostada integral con hummus, pepino y pipas de calabaza.
6. Tostada integral con queso fresco, aguacate y tomate.
7. Tostada integral con queso batido, nueces y miel (opcional).
8. Tostada integral con aguacate, salmón ahumado y semillas de sésamo.
9. Huevos revueltos con espinacas y aguacate.

10. Tostada integral con huevo poché, aguacate y semillas de chía.

11. Tortilla francesa con queso/jamón con champiñones y cebolla, acompañada de tomate fresco.

Otros

1. 1 o 2 piezas de fruta.
2. *Pudding* de chía con frutos rojos o fruta cortada.
3. Frutos secos variados con frutas deshidratadas.
4. Batido de frutas con yogur o queso batido y avena molida.
5. Porridge de avena con plátano y nueces.
6. Helado casero de queso batido/yogur natural con frutas congeladas (yogur con frutos rojos, fresas o de plátano).
7. Tortitas caseras de avena integral con huevo, plátano y canela Ceylán.
8. Tarta de queso: huevo + queso batido + queso de untar 0 % + pizca de edulcorante al gusto.
9. Y de capricho 1: palmeritas con clara de huevo, almendra molida y chocolate > 80% para fundir.
10. O de capricho 2: mugcake (bizcocho a la taza) de: harina de avena integral, cacao en polvo, 1 huevo (o 1 cucharada de semillas de chía o lino molidas con 2-3 cucharadas de agua como sustituto), un chorro de leche o bebida vegetal, 1 plátano y canela (2 minutos al microondas y listo).

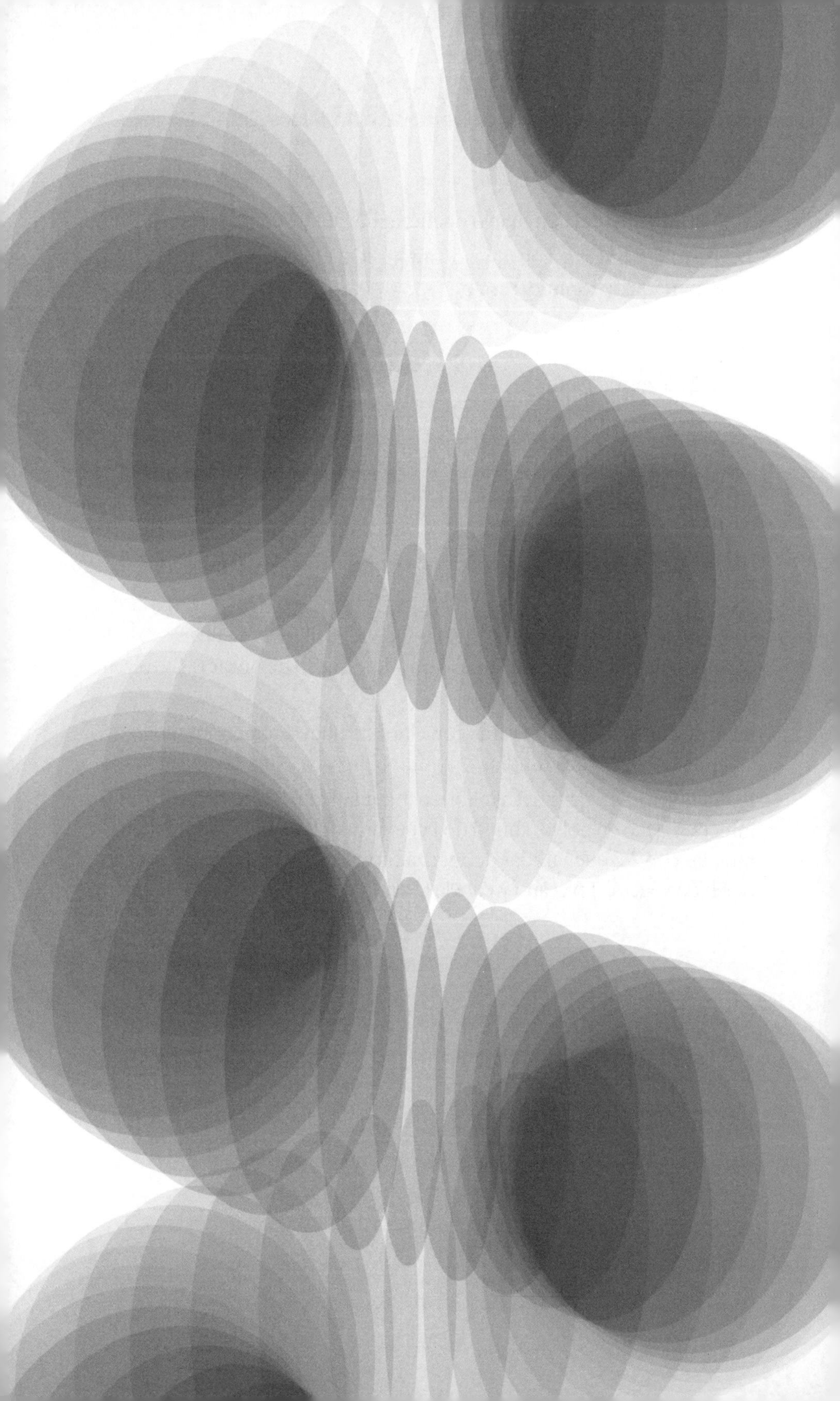

Epílogo

Hemos llegado al final de esta maravillosa aventura de adentrarnos en tu metabolismo y conocer la importancia de la flexibilidad metabólica, un concepto que quizá no habías escuchado antes de leer este libro, pero que ahora sabes que es fundamental para tu salud.

Espero y confío en que te hayas llevado conocimientos muy valiosos y herramientas prácticas para tu día a día. Hemos hablado de hábitos que a mí personalmente me gustan más que me disgustan:

— Es mejor comer más y moverse más, es decir, mantenernos en flujos energéticos más altos.

— La carbofobia debe desterrarse. Comer carbohidratos junto a grasas y proteínas es saludable.

— No necesitas hacer malabares para comer saludable, ni tener un máster en nutrición, ni contar calorías o gramos de todo lo que comes, y mucho menos irte al Himalaya a por la sal o hacer la compra en herbolarios. Todo es sentido común y, por supuesto, disfrutar al comer.

— Hay mil maneras y opciones de comer saludable y mejorar tu flexibilidad metabólica. No tienes que sentir la obligación de ayunar, hacer dieta cetogénica, comer superalimentos (que no existen), ni llevar hábitos que para ti sean un martirio.

— Dormir más es esencial para cuidar tu flexibilidad metabólica, y también reír más, estresarte menos, salir a la naturaleza y tener tiempo para el autocuidado, el ocio y las relaciones sociales.

No es por nada, pero creo que estos consejos finales no se parecen a una dieta milagro ni a pautas amargavidas. Cuidar tu flexibilidad metabólica es cuidarte a ti en toda tu esencia, tanto física como mentalmente. El metabolismo es muy agradecido y, si lo cuidas, él hará todo lo posible por optimizarse y dar lo mejor de sí en cada momento: eso es la flexibilidad metabólica.

Enhorabuena, ya has dado el primer paso. Ahora toca aplicarlo en tu vida de la forma que más te guste, más fácil te resulte y más lo disfrutes. La flexibilidad metabólica también requiere de tu flexibilidad mental, flexibilidad a la hora de comer y adaptabilidad a las distintas circunstancias. Sé flexible, come bien y rico, muévete más, entrena fuerza, y obtén la mejor versión de tu metabolismo.

Gracias de verdad por haber compartido este espacio conmigo. Te deseo mucha flexibilidad metabólica y mucha salud.

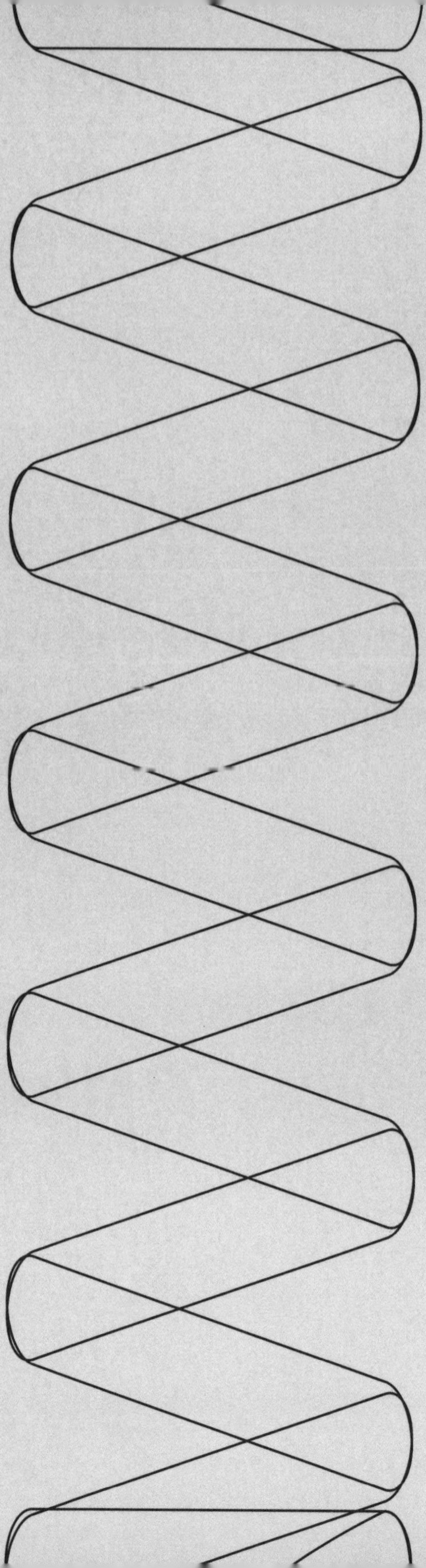

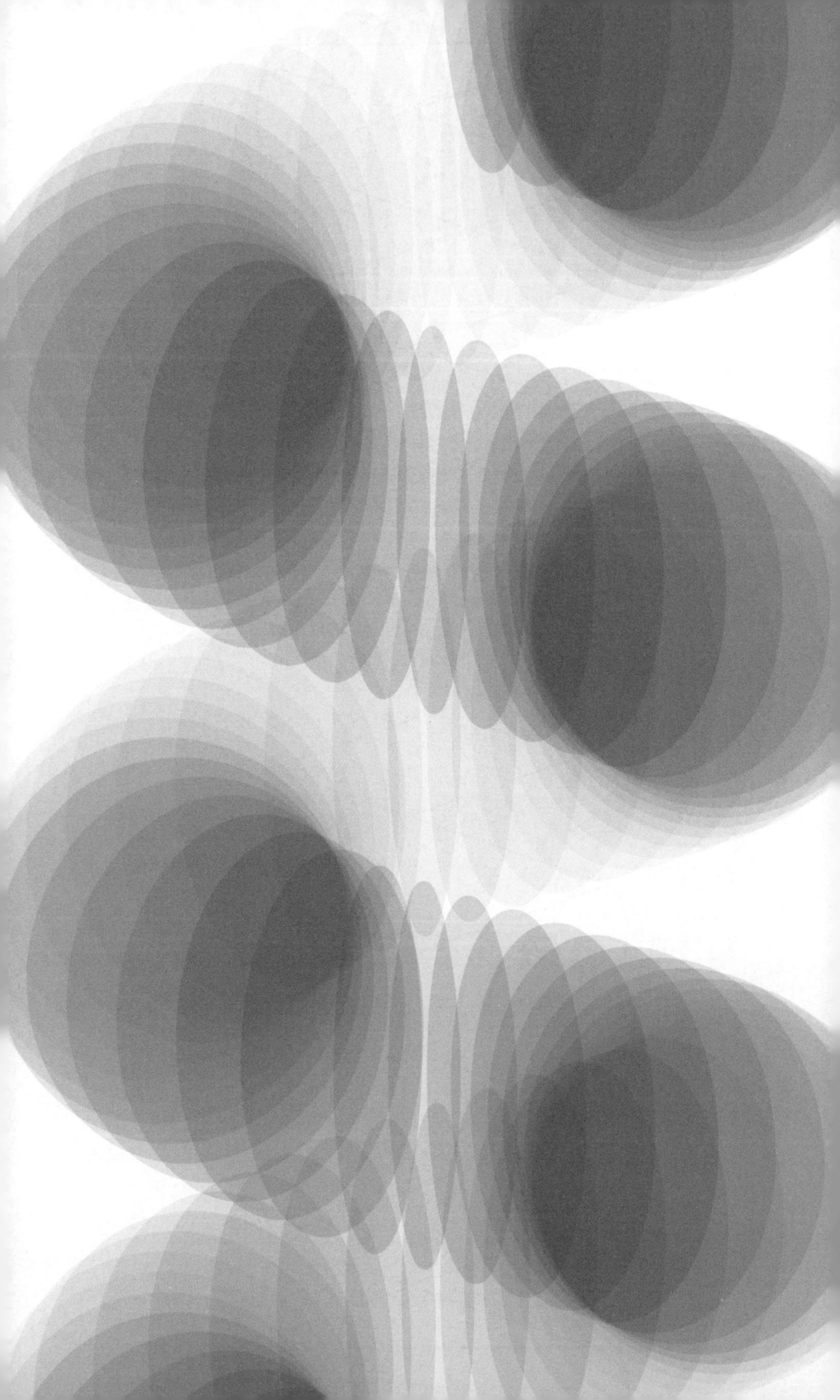

Referencias

Aragon, A. A., Tipton, K. D. *et al.* Age-related muscle anabolic resistance: inevitable or preventable? *Nutrition Reviews,* 81 (4), 2023, pp. 441-454. <https://doi.org/10.1093/nutrit/nuac062>.

Bahíllo-Curieses, M. P., Hermoso-López, F. *et al.* Prevalence of insulin resistance and impaired glucose tolerance in a sample of obese Spanish children and adolescents. *Endocrine,* 41 (2), 2012, pp. 289-295. <https://doi.org/10.1007/s12020-011-9540-8>.

Bellikci-Koyu, E., Sarer-Yurekli, B. P. *et al.* Effects of Regular Kefir Consumption on Gut Microbiota in Patients with Metabolic Syndrome: A Parallel-Group, Randomized, Controlled Study. *Nutrients,* 11 (9), 2019, p. 2089. <https://doi.org/10.3390/nu11092089>.

Bustamante-Sánchez, A., Villegas-Mora, B. E. *et al.* Physical Activity and Nutritional Pattern Related to Maturation and Development. *Sustainability,* 14 (24), 2022, p. 16958. <https://doi.org/10.3390/su142416958>.

Caleyachetty, R., Thomas, G. N. *et al.* Metabolically Healthy Obese and Incident Cardiovascular Disease Events Among 3.5 Million Men and Women. *Journal of the American College of Cardiology,* 70 (12), 2017, pp. 1429-1437. <https://doi.org/10.1016/j.jacc.2017.07.763>.

Canhada, S. L., Vigo, Á. *et al.* Ultra-Processed Food Consumption and Increased Risk of Metabolic Syndrome in Adults: The ELSA-Brasil. *Diabetes Care,* 46 (2), 2023, pp. 369-376. <https://doi.org/10.2337/dc22-1505>.

Celinski, K., Konturek, P. C. *et al.* Effects of treatment with melatonin and tryptophan on liver enzymes, parameters of fat metabolism and plasma levels of cytokines in patients with non-alcoholic fatty liver disease-14 months follow up. *Journal of Physiology and Pharmacology: an Official Journal of the Polish Physiological Society,* 65 (1), 2014, pp. 75-82.

Cespedes Feliciano, E. M., Rifas-Shiman, S. L. *et al.* Chronotype, Social Jet Lag, and Cardiometabolic Risk Factors in Early Adolescence. *JAMA Pediatrics,* 173 (11), 2019, pp. 1049-1057. <https://doi.org/10.1001/jamapediatrics.2019.3089>.

Choudhary, D., Bhattacharyya, S. *et al.* Body Weight Management in Adults Under Chronic Stress Through Treatment With Ashwagandha Root Extract: A Double-Blind, Randomized, Placebo-Controlled Trial. *Journal of Evidence-based Complementary & Alternative Medicine,* 22 (1), 2017, pp. 96-106. <https://doi.org/10.1177/2156587216641830>.

Correia, M., Moreira, I. *et al.* The Metabolic and Analytical Changes of Healthy Volunteers upon Intake of Portuguese Extra Virgin Olive Oil: A Comparison Study between Pre- and Post-Intervention. *Nutrients,* 15 (15), 2023, p. 3351. <https://doi.org/10.3390/nu15153351>.

Cuadrado-Soto, E., López-Sobaler, A. M. *et al.* Breakfast Habits of a Representative Sample of the Spanish Child and Adolescent Population (The ENALIA Study): Association with Diet Quality. *Nutrients,* 12 (12), 2020, p. 3772. <https://doi.org/10.3390/nu1212377272>.

Das, J. K., Banskota, N. *et al.* Calorie restriction modulates the transcription of genes related to stress response and longevity in human muscle: The CALERIE study. *Aging cell,* 22 (12), 2023, p. e13963. <https://doi.org/10.1111/acel.13963>.

Deng, X., Song, Y. *et al.* Magnesium, vitamin D status and mortality: results from US National Health and Nutrition Examination Survey (NHANES) 2001 to 2006 and NHANES III. *BMC medicine,* 11, 2013, p. 187. <https://doi.org/10.1186/1741-7015-11-187>.

Díaz-López A., Paz-Graniel, I. *et al.* Vitamin D deficiency in primary health care users at risk in Spain. Nutr Hosp. 2021 Oct 13; 38 (5): 1058-1067. English. doi: 10.20960/nh.03565.

Djuricic, I. y Calder, P. C. Beneficial Outcomes of Omega-6 and Omega-3 Polyunsaturated Fatty Acids on Human Health: An Update for 2021. *Nutrients,* 13 (7), 2021, p. 2421. <https://doi.org/10.3390/nu13072421>.

Duarte, A. C., Spiazzi, B. F. *et al.* The effects of coconut oil on the cardiometabolic profile: a systematic review and meta-analysis of randomized clinical trials. *Lipids in Health and Disease,* 21 (1), 2022, p. 83. <https://doi.org/10.1186/s12944-022-01685-z>.

Eaton, S. B., Eaton, S. B., 3rd. *et al.* Dietary intake of long-chain polyunsaturated fatty acids during the paleolithic. *World Review of Nutrition and Dietetics,* 83, 1998, pp. 12-23. <https://doi.org/10.1159/000059672>.

Estruch, R., Ros, E. *et al.* Primary Prevention of Cardiovascular Disease with a Mediterranean Diet Supplemented with Extra-Virgin Olive Oil or Nuts. *The New England Journal of Medicine,* 378 (25), 2018, p. e34. <https://doi.org/10.1056/NEJMoa1800389>.

Fiatarone, M. A., Marks, E. C. *et al.* High-intensity strength training in nonagenarians. Effects on skeletal muscle. *JAMA,* 263 (22), 1990, pp. 3029-3034.

Funakubo, N., Eguchi, E. *et al.* Effects of a laughter program on body weight and mental health among Japanese people with metabolic syndrome risk factors: a randomized controlled trial. *BMC Geriatrics,* 22 (1), 2022, p. 361. <https://doi.org/10.1186/s12877-022-03038-y>.

García-González, A., Quintero-Flórez, A. *et al.* Virgin Olive Oil Ranks First in a New Nutritional Quality Score Due to Its Compositional Profile. *Nutrients,* 15 (9), p. 2127. <https://doi.org/10.3390/nu15092127>.

Garriguet D. Under-reporting of energy intake in the Canadian Community Health Survey. *Health Reports,* 19 (4), 2008, pp. 37-45.

Hagger-Johnson, G., Gow, A. J. *et al.* Sitting Time, Fidgeting, and All-Cause Mortality in the UK Women's Cohort Study. *American Journal of Preventive Medicine,* 50 (2), 2016, pp. 154-160. <https://doi.org/10.1016/j.amepre.2015.06.025>.

Hajj-Boutros, G., Landry-Duval, M. A. *et al.* Wrist-worn devices for the measurement of heart rate and energy expenditure: A validation study for the Apple Watch 6, Polar Vantage V and Fitbit Sense. *European Journal of Sport Science,* 23 (2), 2023, pp. 165-177. <https://doi.org/10.1080/17461391.2021.2023656>.

Hamedifard, Z., Farrokhian, A. *et al.* The effects of combined magnesium and zinc supplementation on metabolic status in patients with type 2 diabetes mellitus and coronary heart disease. *Lipids in Health and Disease,* 19 (1), 2020, p. 112. <https://doi.org/10.1186/s12944-020-01298-4>.

Harb, E., Kheder, O. *et al.* Brown adipose tissue and regulation of human body weight. *Diabetes/Metabolism Research and Reviews,* 39 (1), 2023, p. e3594. <https://doi.org/10.1002/dmrr.3594>.

Jiménez-Delgado, A., Ortiz, G. G. *et al.* Effect of Melatonin Administration on Mitochondrial Activity and Oxidative Stress Markers in Patients with Parkinson's Disease. *Oxidative Medicine and Cellular Longevity,* 2021, p. 5577541. <https://doi.org/10.1155/2021/5577541>.

Jones, K. S., Collins, D. *et al.* National Diet and Nutrition Survey data reveal a decline in folate status in the United Kingdom population between 2008 and 2019. *The American Journal of Clinical Nutrition,* 118 (6), 2023, pp. 1182-1191. <https://doi.org/10.1016/j.ajcnut.2023.10.006>.

Jurkovičová, J., Hirošová, K. *et al.* The Prevalence of Insulin Resistance and the Associated Risk Factors in a Sample of 14-18-Year-Old Slovak Adolescents. *International Journal of Environmental Research and Public Health,* 18 (3), 2021, p. 909. <https://doi.org/10.3390/ijerph18030909>.

Kaminsky, L. A., Arena, R. *et al.* Updated Reference Standards for Cardiorespiratory Fitness Measured with Cardiopulmonary Exercise Testing: Data from the Fitness Registry and the Importance of Exercise National Database (FRIEND). Mayo Clin Proc. 2022 Feb; 97 (2): p. 285-293. doi: 10.1016/j.mayocp.2021.08.020.

Kliemann, N., Rauber, F. *et al.* Food processing and cancer risk in Europe: results from the prospective EPIC cohort study. *The Lancet. Planetary Health*, 7 (3), 2023, pp. e219-e232. <https://doi.org/10.1016/S2542-5196(23)00021-9>.

Kumar, P., Liu, C. *et al.* Supplementing Glycine and N-Acetylcysteine (GlyNAC) in Older Adults Improves Glutathione Deficiency, Oxidative Stress, Mitochondrial Dysfunction, Inflammation, Physical Function, and Aging Hallmarks: A Randomized Clinical Trial. *The Journals of Gerontology. Series A, Biological Sciences and Medical Sciences*, 78 (1), 2023, pp. 75-89. <https://doi.org/10.1093/gerona/glac135>.

Kuptniratsaikul, V., Dajpratham, P. *et al.* Efficacy and safety of Curcuma domestica extracts compared with ibuprofen in patients with knee osteoarthritis: a multicenter study. *Clinical Interventions in Aging*, 9, 2014, pp. 451-458. <https://doi.org/10.2147/CIA.S58535>.

Kwong, E. J. L., Whiting, S. *et al.* Population-level salt intake in the WHO European Region in 2022: a systematic review. *Public Health Nutrition*, 26 (S1), 2023, p. s6–s19. <https://doi.org/10.1017/S136898002200218X>.

Laing, B. Y., Mangione, C. M. *et al.* Effectiveness of a smartphone application for weight loss compared with usual care in overweight primary care patients: a randomized, controlled trial. *Annals of Internal Medicine*, 161 (10 Suppl), 2014, pp. S5-S12. <https://doi.org/10.7326/M13-3005>.

Larsen, R., Ali, H. *et al.* Interrupting Sitting Time with Simple Resistance Activities Lowers Postprandial Insulinemia in Adults with Overweight or Obesity. *Obesity (Silver Spring, Md.)*, 27 (9), 2019, pp. 1428-1433. <https://doi.org/10.1002/oby.22554>.

Latasa, P., Louzada, M. L. D. C. *et al.* Added sugars and ultra-processed foods in Spanish households (1990-2010). *European Journal of Clinical Nutrition*, 72 (10), 2018, pp. 1404-1412. <https://doi.org/10.1038/s41430-017-0039-0>.

Lean, M. E. J., Leslie, W. S. et al. Durability of a primary care-led weight-management intervention for remission of type 2 diabetes: 2-year results of the DiRECT open-label, cluster-randomised trial. *The lancet. Diabetes & Endocrinology*, 7 (5), 2019, pp. 344-355. <https://doi.org/10.1016/S2213-8587(19)30068-3>.

Lee, S. J., Lee, E. Y. *et al.* Associations of serum 25-hydroxyvitamin D with metabolic syndrome and its components in elderly men and women: the Korean Urban Rural Elderly cohort study. *BMC Geriatrics*, 19 (1), 2019, p. 102. <https://doi.org/10.1186/s12877-019-1118-y>.

Lemieux, P., Weisnagel, S. J. *et al.* Effects of 6-month vitamin D supplementation on insulin sensitivity and secretion: a randomised, placebo-controlled trial. *European Journal of Endocrinology*, 181 (3), 2019, pp. 287-299. <https://doi.org/10.1530/EJE-19-0156>.

Levine, M. E., Lu, A. T. *et al.* An epigenetic biomarker of aging for lifespan and healthspan. Aging (Albany NY). 2018 Apr 18;10 (4): p. 573-591. doi: 10.18632/aging.101414.

Liu, X., Zhang, Z. *et al.* An update on brown adipose tissue and obesity intervention: Function, regulation and therapeutic implications. *Frontiers in Endocrinology*, 13, 2023, p. 1065263. <https://doi.org/10.3389/fendo.2022.1065263>.

Liu, B., Zong, G. *et al.* Chocolate intake and risk of type 2 diabetes: prospective cohort studies. BMJ. 2024 Dec 4; 387: e078386. doi: 10.1136/bmj-2023-078386.

López-Sobaler, A. M., Aparicio, A. *et al.* Adequacy of usual macronutrient intake and macronutrient distribution in children and adolescents in Spain: A National Dietary Survey on the Child and Adolescent Population, ENALIA 2013-2014. *European Journal of Nutrition*, 58 (2), 2019, pp. 705-719. <https://doi.org/10.1007/s00394-018-1676-3>.

Kuptniratsaikul, V., Dajpratham, P. *et al.* Efficacy and safety of Curcuma domestica extracts compared with ibuprofen in patients with knee osteoarthritis: a multicenter study. *Clin Interv Aging*. 2014 Mar 20; 9: pp. 451-458. doi: 10.2147/CIA.S58535.

Majeed, M., Nagabhushanam, K. *et al.* A standardized Ashwagandha root extract alleviates stress, anxiety, and improves quality of life in healthy adults by modulating stress hormones: Results from a randomized, double-blind, placebo-controlled study. *Medicine*, 102 (41), 2023, p. e35521. <https://doi.org/10.1097/MD.0000000000035521>.

Mancini, A., Imperlini, E. *et al.* Biological and Nutritional Properties of Palm Oil and Palmitic Acid: Effects on Health. *Molecules* (Basel, Switzerland), 20 (9), 2015, pp. 17339-17361. <https://doi.org/10.3390/molecules200917339>.

Montes-de-Oca-García, A., Perez-Bey, A. *et al.* Maximal fat oxidation capacity is associated with cardiometabolic risk factors in healthy young adults. *Eur J Sport Sci.* 2021 Jun; 21 (6): pp 907-917. doi: 10.1080/17461391.2020.1788650.

Mousavi, R., Alizadeh, M. *et al.* Effects of Melatonin and/or Magnesium Supplementation on Biomarkers of Inflammation and Oxidative Stress in Women with Polycystic Ovary Syndrome: a Randomized, Double-Blind, Placebo-Controlled Trial. *Biological Trace Element Research*, 200 (3), 2022, pp. 1010-1019. <https://doi.org/10.1007/s12011-021-02725-y>.

Nabavi, S., Rafraf, M. *et al.* Effects of probiotic yogurt consumption on metabolic factors in individuals with nonalcoholic fatty liver disease. *Journal of Dairy Science*, 97 (12), 2014, pp. 7386-7393. <https://doi.org/10.3168/jds.2014-8500>.

Nault, D., Machingo, T. A. *et al.* Zinc for prevention and treatment of the common cold. Cochrane Database Syst Rev. 2024; (5): CD014914. doi: 10.1002/14651858.CD014914.pub2.

Nedeltcheva, A. V., Kilkus, J. M. *et al.* Insufficient sleep undermines dietary efforts to reduce adiposity. *Annals of Internal Medicine,* 153(7), 2010, pp. 435-441. <https://doi.org/10.7326/0003-4819-153-7-201010050-00006>.

Njike, V., Faridi, Z. *et al.* Daily egg consumption in hyperlipidemic adults--effects on endothelial function and cardiovascular risk. *Nutrition Journal,* 9, 2010, p. 28. <https://doi.org/10.1186/1475-2891-9-28>.

Olza, J., Aranceta-Bartrina, J. *et al.* Reported Dietary Intake, Disparity between the Reported Consumption and the Level Needed for Adequacy and Food Sources of Calcium, Phosphorus, Magnesium and Vitamin D in the Spanish Population: Findings from the ANIBES Study. *Nutrients,* 9 (2), 2017, p. 168. <https://doi.org/10.3390/nu9020168>.

Organización Mundial de la Salud. European Food and Nutrition Action Plan 2015-2020. Oficina regional europea de la OMS, Copenhagen, Dinamarca, 2014.

Pereira, T., Bergqvist, J. *et al.* Randomized study of the effects of cocoa-rich chocolate on the ventricle-arterial coupling and vascular function of young, healthy adults. *Nutrition* (Burbank, Los Angeles County, Calif.), 63-64, 2019, pp. 175-183.

Pettit-Mee, R. J., Ready, S. T. *et al.* Leg Fidgeting During Prolonged Sitting Improves Postprandial Glycemic Control in People with Obesity. *Obesity* (Silver Spring, Md.), 29(7), 2021, pp. 1146-1154. <https://doi.org/10.1002/oby.23173>.

Phillips, S. M., Chevalier, S. *et al.* Correction: Protein "requirements" beyond the RDA: implications for optimizing health. Applied physiology, nutrition, and metabolism. *Physiologie Appliquee, Nutrition et Metabolisme,* 47 (5), 2022, p. 615. <https://doi.org/10.1139/apnm-2022-0131>.

Pontzer, H., Yamada, Y. *et al.* IAEA DLW Database Consortium. Daily energy expenditure through the human life course. Science (New York, N.Y.), 373 (6556), 2021, pp. 808-812. <https://doi.org/10.1126/science.abe5017>.

Prokopidis, K., Giannos, P. *et al.* Effects of creatine supplementation on memory in healthy individuals: a systematic review and meta-analysis of randomized controlled trials. *Nutr. Rev.* 2023 Mar 10; 81 (4): pp. 416-427. doi: 10.1093/nutrit/nuac064.

Romero Ferreiro, C., Martín-Arriscado Arroba, C. *et al.* Ultra-processed food intake and all-cause mortality: DRECE cohort study. *Public Health Nutrition,* 25 (7), 2022, pp. 1854-1863. <https://doi.org/10.1017/S1368980021003256>.

Rondanelli, M., Gasparri, C. *et al.* A 60-Day Green Tea Extract Supplementation Counteracts the Dysfunction of Adipose Tissue in Overweight Post-Menopausal and Class I Obese Women. *Nutrients,* 14 (24), 2022, p. 5209. <https://doi.org/10.3390/nu14245209>.

Rosique-Esteban, N., Papandreou, C. *et al.* Cross-sectional associations of objectively-measured sleep characteristics with obesity and type 2 diabetes in the PREDIMED-Plus trial. *Sleep,* 41 (12), 2018, p. 10.1093/sleep/zsy190. <https://doi.org/10.1093/sleep/zsy190>.

Ruiz Moreno, E., Valero Gaspar, T. *et al.* Estado de situación sobre el desayuno en España. Fundación Española de la Nutrición (FEN), 2018.

Schnurr, T. M., Jakupović, H. *et al.* Obesity, unfavourable lifestyle and genetic risk of type 2 diabetes: a case-cohort study. *Diabetologia,* 63 (7), 2020, pp. 1324–1332. <https://doi.org/10.1007/s00125-020-05140-5>.

Sharma, S. P., Chung, H. J. *et al.* Paradoxical Effects of Fruit on Obesity. *Nutrients,* 8 (10), 2016, p. 633. <https://doi.org/10.3390/nu8100633>.

Shin, S., Lee, H. W. *et al.* Egg Consumption and Risk of Metabolic Syndrome in Korean Adults: Results from the Health Examinees Study. *Nutrients,* 9 (7), 2017, p. 687. <https://doi.org/10.3390/nu9070687>.

Tiwari, S., Gupta, S. K. *et al.* A double-blind, randomized, placebo-controlled trial on the effect of Ashwagandha (Withania somnifera dunal.) root extract in improving cardiorespiratory endurance and recovery in healthy athletic adults. *Journal of Ethnopharmacology,* 272, 2021, p. 113929. <https://doi.org/10.1016/j.jep.2021.113929>.

Tsochantaridou, A., Sergentanis, T. N. *et al.* Food Advertisement and Dietary Choices in Adolescents: An Overview of Recent Studies. Children (Basel, Switzerland), 10(3), 2023, p. 442. <https://doi.org/10.3390/children10030442>.

Vázquez-Lorente, H., Herrera-Quintana, L. *et al.* Response of Vitamin D after Magnesium Intervention in a Postmenopausal Population from the Province of Granada, Spain. *Nutrients,* 12 (8), 2020, p. 2283. <https://doi.org/10.3390/nu12082283>.

Vechetti, I. J., Jr, Valentino, T. *et al.* The role of extracellular vesicles in skeletal muscle and systematic adaptation to exercise. *The Journal of Physiology,* 599 (3), 2021, pp. 845-861. <https://doi.org/10.1113/JP278929>.

Wang, X., Sparks, J. R. *et al.* Influence of sleep restriction on weight loss outcomes associated with caloric restriction. *Sleep,* 41 (5), 2018, p. 10.1093/sleep/zsy027. <https://doi.org/10.1093/sleep/zsy027>.

Wang, Z., Ying, Z. *et al.* Evaluation of specific metabolic rates of major organs and tissues: comparison between nonobese and obese women. *Obesity (Silver Spring, Md.),* 20 (1), 2012, pp. 95-100. <https://doi.org/10.1038/oby.2011.256>.

Wei, Y., Hägg, S. *et al.* Metabolic profiling of smoking, associations with type 2 diabetes and interaction with genetic susceptibility. *European Journal of Epidemiology,* 39 (6), 2024, pp. 667-678. <https://doi.org/10.1007/s10654-024-01117-5>.

Workinger, J. L., Doyle, R. P. *et al.* Challenges in the Diagnosis of Magnesium Status. *Nutrients*, 10 (9), 2018, p. 1202. <https://doi.org/10.3390/nu10091202>.

Wroblewski, A. P., Amati, F. *et al.* Chronic exercise preserves lean muscle mass in masters athletes. *The Physician and Sports Medicine*, 39 (3), 2011, p. 172-178. <https://doi.org/10.3810/psm.2011.09.1933>.

Yongwatana, K., Harinwan, K. *et al.* Curcuma longa Linn versus omeprazole in treatment of functional dyspepsia: A randomized, double-blind, placebo-controlled trial. *J Gastroenterol Hepatol.*, 2022 Feb; 37(2): pp. 335-341. doi: 10.1111/jgh.15705.

Younossi, Z. M., Golabi, P. *et al.* The global epidemiology of nonalcoholic fatty liver disease (NAFLD) and nonalcoholic steatohepatitis (NASH): a systematic review. *Hepatology.*, 2023 Apr 1; 77 (4): pp. 1335-1347. doi: 10.1097/HEP.0000000000000004.

Yuan, L. J., Qin, Y. *et al.* Capsaicin-containing chili improved postprandial hyperglycemia, hyperinsulinemia, and fasting lipid disorders in women with gestational diabetes mellitus and lowered the incidence of large-for-gestational-age newborns. *Clinical Nutrition* (Edinburgh, Scotland), 35 (2), 2016, pp. 388-393. <https://doi.org/10.1016/j.clnu.2015.02.011>.

Zhou, Y., Wang, A. *et al.* Folate and vitamin B12 usual intake and biomarker status by intake source in United States adults aged ≥19 y: NHANES 2007-2018. *The American Journal of Clinical Nutrition*, 118 (1), 2023, pp. 241–254. <https://doi.org/10.1016/j.ajcnut.2023.05.016>.

Zhu, W. y Heil, D. P. Associations of vitamin D status with markers of metabolic health: A community-based study in Shanghai, China. *Diabetes & metabolic syndrome*, 12 (5), 2018, pp. 727-732. <https://doi.org/10.1016/j.dsx.2018.04.010>.

Zuo Y., Chen S. *et al.* Association of Vascular Aging With Cardiovascular Disease in Middle-Aged Chinese People: A Prospective Cohort Study. *JACC Asia.* 2023 Oct 10; 3 (6): 895-904. doi: 10.1016/j.jacasi.2023.07.014.

Notas